古丝绸之路对中医药传播与发展的影响

孙士江　曹东义　主编

世界图书出版公司

广州·上海·西安·北京

图书在版编目（CIP）数据

古丝绸之路对中医药传播与发展的影响/孙士江，曹东义主编.--广州：世界图书出版广东有限公司，2020.6

ISBN 978-7-5192-5971-6

Ⅰ.①古… Ⅱ.①孙…②曹… Ⅲ.①丝绸之路－影响－中国医药学－文化传播－研究 Ⅳ.① R2-05

中国版本图书馆 CIP 数据核字（2020）第 082287 号

书　　名	古丝绸之路对中医药传播与发展的影响 GU SICHOU ZHI LU DUI ZHONGYIYAO CHUANBO YU FAZHAN DE YINGXIANG
主　　编	孙士江　曹东义
责任编辑	曹桔方
装帧设计	王　斌
责任技编	刘上锦
出版发行	世界图书出版广东有限公司
地　　址	广州市新港西路大江冲 25 号
邮　　编	510300
电　　话	020-84460408
网　　址	http：//www.gdst.com.cn
邮　　箱	wpc-gdst@163.com
经　　销	各地新华书店
印　　刷	涿州军迪印刷有限公司
开　　本	787mm×1092mm　1/16
印　　张	16.25
字　　数	310 千字
版　　次	2020 年 6 月第 1 版　2020 年 6 月第 1 次印刷
国际书号	ISBN 978-7-5192-5971-6
定　　价	88.00 元

主　编　孙士江　曹东义

副主编　赵亚伟　王贺飞　赵志峰　孙晗冰

前　言

习近平总书记曾明确提出："中医药学是打开中华文明宝库的钥匙。"中医药学深深地植根于我国传统文化土壤之中，是中华民族的宝贵财富，是古丝绸之路上中外交流的重要组成部分，更是中华民族得以绵延五千年历史的法宝。在当今国家综合国力不断增强、医药卫生体系建设不断完善、人民生活水平不断提高、保健疗养意识不断增强的时代背景下，作为盛世医学的传统中医药学也迎来了新的发展机遇。临床上中医药因其疗效好，副作用小，深受国内外患者的信赖。

中医药已有两千多年的历史文化积淀，为中华民族及世界各国医疗健康事业的发展做出了突出的贡献。回望古丝绸之路的发展历程，中医药是丝绸古道上进行贸易交流、文化交流的重要组成部分，它伴随着丝绸之路的开辟而不断丰富与发展。近些年来，随着人们医疗保健意识的不断提高和国家医学管理模式的转变，国家将中医药发展摆在国家发展战略的重要位置，从古丝绸之路上升至"一带一路"伟大构想，中医药始终是二者实现对外文化交流的重要载体和主要内容。

中医药凭借对生命活动规律的科学把握及灵活丰富的治疗手段的独特优势，在中华民族的发展史上历经千年之久而不衰。为了更好地发挥中医药在现今医疗事业中的作用，我们编写了本书，回顾古丝绸之路的开辟与发展，整理归纳陆上及海上丝绸之路上药物的输入与中药的输出和丝绸之路上的文化交流，是对我国中医理论的提升和中药理论的扩充。

由于本书是一部涉及多领域、多学科的著作，因此我们编写这本书时抽调了来自历史学、中医学、文献学、中药学、政治学等来自不同学科的专业人员组成专职的编写团队。编写过程中查阅来自不同领域的文献资料，从历史、输入、输出等多个视角来描写古丝绸之路的发展史，向读者展现出中医的博采众长、源远流长的文化特色。本书内容丰富，资料新颖，可读性强，可供中医药爱好者、历史学研究者、医史文献学研究者阅读，也可供中医药学专业的本科生、研究生学习之用。

为了表示对参考资料原作者的尊重和感谢，将主要参考文献列于文后，也便于读者进一步查阅。由于水平有限，书中存在不足之处，恳请各位专家、读者批评指正。

目　录

第一章　古丝绸之路上的中医药之旅

第一节　古丝绸之路的开辟和发展

古代，中国地处一种具有极大转圜余地特征的半隔绝地理机制。就空间网络范畴而言，东部临海，西部漫漫黄沙、戈壁众多，南部是广阔的太平洋，自北而南分布的帕米尔高原和喜马拉雅山将中国与西亚分隔，外界沟通条件极为不便。但古代中国克服重重困难，通过开通海、陆丝绸之路与外部世界建立广泛的联系，为世界古文明间的交汇与融合开辟了前进的道路。丝绸之路作为中外交流的情感纽带，是中华传统文化赖以附载的传播载体，她以其浓厚的传奇魅力和古老的风韵散逸着隐秘的馥郁，在东西方医药文化交流的进程中发挥着重要作用。

丝绸之路的文化源远流长。其作为一种正式的范畴被提出则需追溯至19世纪70年代。这一表达方式的确立也经历了颇为漫长的演进及定型阶段。"丝绸之路"概念首次产生于德国地质地理学家裴迪南·冯·李希霍芬的著作《中国——亲身旅行的成果和以之为依据的研究》（China：Ergebnisse eigener Reisen und darauf gegründeter Studien），之后逐渐获得学界的赞同和认可，日本著名丝绸之路研究学家长泽和俊曾在《丝绸之路研究的回顾与展望》中提到"给这条道路命名的，是德国享有盛名的地质地理学家李希霍芬"，并将"从公元前114年到公元127年间中国与河间地区（指中亚的阿姆河与锡尔河之间的地带），以及中国与印度之间将丝绸贸易为媒介的这条西域交通路线称作Seidenstrassen"，中文译为丝绸之路。

20世纪初期，德国历史学家阿尔伯特·赫尔曼（Herrmann）在《中国与叙利亚间的古代丝绸之路》（Die alten Seidenstrassen zwischen China und Syrien）将丝绸之路的内涵与外延进一步扩大，提出从中国到中亚的河间区域，延伸至叙利亚西部。20世纪20年代，法、德两国的考古学家在叙利亚的巴尔米拉（Palmyra，叙利亚中部地区的重要商业中心，商队到达叙利亚沙漠的中转站）发掘了汉锦，至此阿尔伯特·赫尔曼的这一观点得以证实。随后，以拥有"欧洲汉学泰斗"称誉的沙畹（Edouard Chavannes）为代表的法国汉学家们进一步阐述了丝路有陆、海两道的理论见解，之后在《丝绸之路》（*The Silk Road*）（［瑞典］斯文·赫定）、《西域探险考察大系——重返喀什噶尔》（贡纳尔·雅林）、《在中国漫长的古道上》（［美］兰登·华尔纳）及《我的探险生涯》（斯文·赫定）等书中详尽阐明了丝绸之路上的发展状况。《丝绸之路》一书中谈到："可以毫不夸张地说，这条交通干线是穿越整个旧世界的最长的路，从文化历史视角，这是连接地球上存在过的各民族和各大陆的最重要的纽带。"在此之后，学者们将这一国外概念的传入途径、传播媒介，以及详细的传播进程为研究重点展开持续不断的研究。丝绸之路也因此成为沟通东西方交往路线的普遍称谓。

古丝绸之路从广义而言，包括陆上丝绸之路和海上丝绸之路，狭义而言主要是指陆上丝绸之路。它是连接欧亚和非洲的贸易和文化交流道路，也是东西方历史互动道路的总称。伴随着学者对丝绸之路研究的深入以及考古挖掘结果的进一步表明，在汉王朝建立之前丝绸之路便已存在，丝绸因其精美别致的花色和独具东方文化内涵的特质，基本上已成为丝绸之路上古代世界进行人类文明沟通互动的重要媒介和物质依托。伴随着世界各国间商贸规模的逐渐扩大，除丝绸外增添了大量以植物、药物和动物为典型代表的自由贸易品，促进了世界文明间的交流与融合。

在这条具有几千年绵延不断历史的丝绸古道上，不同的国家与民族之间开展贸易活动、进行异质文化间的交流，由此衍生出茶叶之路、香料之路、陶瓷之路等一系列的丝路文明及异质文化间碰撞产生的新特质文化。丝绸之路正如丝绸的纹理一般，时而是清晰的线条，时而是散布的星点，时而则形成巨大的轮廓。在这条逾7000千米的交流通道上，丝绸之路在不同发展时期走出了各具时代风格的丝绸之路。

丝绸之路是东西方进行技术交流、贸易往来不可或缺的重要途径。近些年来，学者们得出世界东西方间的交流远远早于丝绸之路开辟时间的结论，将张骞出使西域作为分界点划分为两阶段，张骞作为使者出使西域前的系列交流活动为开创丝绸之路奠定了稳固的基石，在这一背景下，"史前的丝绸之路"的概念应运而生。

一、史前的丝绸之路

"史前丝绸之路"的概念最早源于俄罗斯叶莲娜·伊菲莫夫纳·库兹米娜（Elena Efimovna Kuzmi-na）撰写的《丝绸之路史前史》，该著作从历史、地理、考古等多角度综合分析了古丝绸之路沿线地区人类的迁徙活动、商品贸易的运输现状，以及欧亚草原地区不同时期下游牧经济的发展概况，这一概念的提出为史前考古研究提供了重要的借鉴。随后，考古学家在新疆天山、帕米尔高原，以及阿尔泰山区等地发掘了大量西汉以前的丝织物，这表明丝绸贸易的开始时间较早于张骞出使西域。丹麦著名的考古学家Christian Jürgensen Thomsen于1836年提出的三时代系统（Three-age System）共分为石器时代、青铜器时代与铁器时代。东西方文化交流最早始于旧石器时代晚期。

旧石器时代，东西方世界首次进行文化交流主要以石器技术为现实载体。1923年，法国生物学家德日进和桑志华发掘出甘肃宁夏水洞沟旧石器后期遗迹中亦有同属于西方莫斯特文化的勒瓦娄哇石器，这一考古学的关键性发现弥补了我国旧石器时代文化的空缺。2003年在国内出版发行的《水洞沟——1980年发掘报告书》证实了以勒瓦娄哇石器和石叶的水洞沟文化是"中国最具有欧洲旧石器时代文化传统的单独类型"。水洞沟遗址主要出现在中国新疆、内蒙古、宁夏和甘肃等地，这成为考古学界旧石器时代研究工作的关键性基点。

新石器时代（距今一万多年前）的东西文化沟通体现在东方彩陶文化的传播交流。1921年瑞典研究学者安特生在河南渑池仰韶村遗址的挖掘过程中发现了彩陶，彩陶西传远至中亚南部和克什米尔地区（青藏高原西部与南亚北部交界的过渡区域），而彩陶文化的东进则延伸至中国的西北地区。距今五千多年前，彩陶文化在中国西北部的甘肃省初步形成。因此，学界将彩陶广泛传播的路径形象地称作"彩陶之路"。

青铜时代又称青铜器时代（约从公元前4000年至公元初年）的东西方文化交流呈蓬勃发展之势，主要体现在铜器技术的东传。青铜技术最初起源于西亚，以器物与技术的双重传播形式远传东方。距今五千年前，铜器技术在西方继续沿着欧亚大陆南部的绿洲和北部的草原继续向东扩展。公元5世纪后半叶，铜器技术在新疆和河西地区开始出现。公元前2000年左右，带有西方特质的青铜文化与兼具东方浓厚血缘的彩陶文化邂逅，两种具有不同特质的非对称文化实现了相撞与交融，创造性地形成了具有我国西北地区萨满文化属性的青铜器群。据史料记载，新疆东天山地区孕育出青铜器群，其后在中国甘青地区得到传播发展。青铜技术在中国的发展过程，简而概括为，在西北地区最早出现并形成青铜冶铸文化，经黄河沿线迅速蔓延至北部其他地区，后向东蔓延至黄河中下游平原中原腹地，走出了一条青铜之路。

青铜之路展示了丝绸之路大交通的基本轮廓。不同地区、不同种族的人们，尤其是欧亚大草原地区的游牧部落居民的迁徙活动，使得欧亚大陆桥上的文化交流日益频繁。中国的青铜文明发源于黄河流域，这一时期的交流以青铜技术的传入为主，其中也伴随着小麦的东传。据史料记载，夏代甚至更早时期，中国的黄河流域中下游地区已进行小麦的种植。距今两千年左右，在中国新疆天山地区的居民已开始大规模的种植。在东西方技术与器物交流的背后，实质上是社会人群的迁徙所产生的深层反映。因此，学术界普遍认为，青铜之路是丝绸之路的前奏曲，为追溯丝绸之路的源头和确立其基本轮廓提供了重要的参考。因此，人类文明迎来了一个更广阔的全球青铜时代。

公元前3世纪，秦汉时期我国步入铁器时代。东西方之间的文化交流就成为东西方互动发展的基础，并且变得更加频繁和牢固。据史料记载，公元前1000年左右，中亚西部似乎是一个早期的铁时代，欧亚大陆北部的草场开始从事游牧经济生产，导致出现了游牧文化牧场。随着游牧经济生产方式逐渐发展成熟，游牧民族的交往活动日益频繁，人类互动区域和互动速度发生了深刻变化。炼铁技术最早是在西方，并沿中亚北部草原和南部绿洲开放路线引入东方。距今一千年左右，包括新疆在内的中亚前居民学会了制作和使用铁器，并在中国迅速传播，约公元前7世纪，很快在中国北方流行起来。

二、丝绸之路的开辟

公元前138年，汉朝在实行休养生息的政策后经济社会逐渐恢复和发展，汉武帝欲与大月氏合力夹击匈奴，因此，张骞奉汉武帝之命，两次出使西域，开辟了著名的丝绸之路，有效地加强了中原与西域地区的联系。

丝绸之路上，塑造出了众多顶天立地的英雄形象。西汉时期的张骞两次出使西域，司马迁将其出使西域的不朽功勋形象地称为"凿空"，据《史记·大宛列传》记载："因分遣副使大宛、康居、大月氏、大夏、安息、身毒、于寘、扜鰛及旁诸国。乌孙发导译送骞还，骞与乌孙遣使数十人，马数十匹报谢。因令窥汉，知其广大。……乌孙使既见汉人众富厚，归报其国，其国乃益中汉。其后岁余，骞所遣使通大夏之属者皆颇与其人俱来，于是西北国始通于汉矣。然张骞凿空，其后使往者皆称博望侯，以为质于外国，外国由此信之。"东汉时期的班超继张骞之后奉命治理西域，进一步促进了丝绸之路的发展。

公元前2世纪左右，西域地区分为三十六国，据《汉书·西域传》记载，西域诸国"各有君长，兵众分弱，无所统一"。匈奴在占领西域后，对西汉进行持续的进攻，在汉代建立早期，战争不断严重影响了经济的发展，在政权尚不稳固的境况下，汉武帝不得不接受娄敬"和亲"的要求，同时送去大量丝绸、粮食等，并把汉室公主嫁给单于，以此缓解与匈奴之间的关系。

汉武帝统治期间，中央集权进一步增强，国家的经济文化发展迅速，为抗击匈奴提供了坚实的政治基础和经济基础。汉武帝得知住在河西走廊的大月氏人被匈奴单于打败，月氏王被杀死了，故大月氏人憎恶匈奴单于。借此之机，刘邦为抵抗匈奴，欲招募贤士前往大月氏之地联合大月氏共同夹击匈奴。张骞在武帝的宫中担任"郎"的官职（皇帝的侍从官），因守信、谋略出众，加之他十分关注匈奴之事，故被派遣出使西域。

公元前138年，张骞及其随行军队开始了长达十多年的西行之路，当他们进入长城外匈奴的管辖区域时被匈奴的士兵抓捕，单于要求张骞投降并答应在匈奴做官，张骞拒绝后便开始了在匈奴漫长的囚犯生活。几年后，单于为张骞指配一名匈奴女子为妻，放松了对他们的监管。张骞及其随员趁机逃出匈奴的本土地区进入了西域。公元前119年，汉朝向漠北地区进军，匈奴凭借阿尔泰山各国的实力，与汉朝进行对抗。公元前115年，汉武帝任命张骞为中郎将（皇帝侍卫统领），率领大规模的使臣队伍，带着六百匹战马，珍贵稀奇的礼物及大批牛羊，前来联络乌孙国共同抗击匈奴，这是张骞历史上第二次出使西域。

张骞及其随员们在去往乌孙国的路上，穿过广阔的草原和巍巍的祁连山脉，跨过终年积雪的北山，克服重重困难，最终抵达山地牧场广阔的乌孙国。这时的乌孙国，正处于争夺太子位的内乱之际，乌孙昆莫不同意共同抗击匈奴的主张，张骞虽未达到预期的政治目标，但它与中亚的大宛国、康居国、安息国、身毒国、大月氏国、大夏国等国家相互馈赠礼物，进一步增强了汉朝的影响力，促进了汉朝与其他国家的交流。张骞两次出使西域，打开了中原与边疆地区进行经济文化交流的大门，天山南北正式成为中西贯通的桥梁，自此，"丝绸之路"得以开辟。

近年来，国内外的历史学、人类学等不同领域的专家、学者对丝绸之路的基本内容进行了大量积极、有益的探索和研究，其中，由英国著名历史学家、牛津大学教授、拜占庭史专家彼得·弗兰克潘撰写的《丝绸之路：一部新的世界历史》，在国际学术界产生了巨大的影响，受到主流历史学家的广泛关注。这部著作试图摒弃前人以欧洲为中心的研究视角，转而将丝绸之路作为主线，明确地阐明丝绸之路在两千多年来人类文明进程中发挥的重要推动作用，实现了世界上不同文化背景、信仰和种族的人们，在这一古道上所进行的艺术、宗教等方面的文化交流，以及辩证地认识到由此所衍生的杀戮、疾病和灾难对人类社会历史的推动作用。

（一）陆上丝绸之路

古老的陆上丝绸之路是一条东西方文化交流、贸易运输的重要道路。据史料记载，商代时期，殷王武丁之妻妇好墓是中国20世纪以来出土随葬品数量最多的一座殷墟大中型墓葬，其中有大量产自于新疆精美的和田软玉。

《史记·周本纪》中记载："穆王十七年，西巡狩，见西王母。"这一时期，周穆王姬满（西周的第五代君王）携带丝绸远赴西域进行丝路贸易，到了汉代时期，汉武帝命张骞（西汉汉中郡城固县人，今陕西城固县人）两次出使西域，东汉时期的官方使节甘英出使大秦（古代罗马帝国），以及东汉时期班超、班勇父子再通西域，到唐代初期高僧玄奘西游圣地印度求取真经。这就是所谓的陆上丝绸之路。

陆上丝绸之路有北方丝路和西南丝路两条路线。北方丝路主要指汉朝至唐朝年间自洛阳、长安出发，向西展开的交通路线，主要分为东段、中段、西段。东段从洛阳、长安经河西走廊到玉门关、阳关；中段主要分为南道、中道和北道；西段为葱岭（帕米尔高原）以西至欧洲的路线。西南丝路由四川成都、宜宾出发，越过岷江（及其支流大渡河）、金沙江（及其支流雅砻江）、澜沧江、怒江及横断山脉（高黎贡山为其一），出腾冲，进入缅甸（掸国）、印度（身毒）的商路，称"西南丝路"，云南地处其十字交叉路口，将中原与东南亚、南亚有机联系起来。

（二）海上丝绸之路

1903年法国学者沙畹在其著作《西突厥史料》中提出了"丝路有海、陆两道"的重要观点，自此海上丝绸之路作为一个正式概念被人们普遍接受。海上丝绸之路是古代中国与西方国家进行交通贸易和文化交往的海上通道，该路主要以南海为中心，又称南海丝绸之路。海上丝绸之路的发展主要经历了四个阶段：形成于秦汉时期，发展于魏晋南北朝至隋唐时期，繁盛于宋元时期，在明清时期呈现出了由盛转衰的变化。

丝绸之路的两大重要通道，即海上丝绸之路与陆上丝绸之路。从二者的开通时间来看，海上丝绸之路明显晚于陆上丝绸之路，但因陆上丝绸之路受到军事战乱及朝代频繁更迭的影响，在运行的长期性上远逊于海上丝绸之路。海上丝绸之路主要有东海和南海两条航线。东海航线由山东的登州出发，经过黄海、朝鲜，最终到达日本。南海航线由中国的泉州、扬州、广州等港口，经过东南亚、马六甲海峡，到达天竺（今印度半岛各国），越印度洋、阿拉伯海，最后到达大食（今阿拉伯国家）。

海上丝绸之路作为一条古老的商道，明永乐三年（1405年）至宣德八年（1433年）的28年间，郑和七下西洋，与当时印度洋周边30多个国家和地区建立了友好的贸易合作关系。海上丝绸之路沿线的国家因丝绸贸易而有机地联合在一起，对国家间物质与精神文化的交流起到重要的桥梁作用。

三、丝绸之路上中医药的传播和发展

中华民族是一个具有悠久历史的伟大民族。中医药是古代灿烂文化的重要组成部分，具有系统、完善的理论体系和经验丰富的实践总结。两千多年来，中医药学经历了由积累、完善到丰富的漫长发展过程，不同的历史时期都赋予中医药理论以新的内容和特征。丝绸之路的开辟推动了世界上不同国家间的中医药文化交流，促进了世界医学的发展，对整个中华民族的繁衍昌盛具有重要的历史意义。

（一）西周时期

春秋战国分为春秋和战国时期（公元前770年—公元前221年），这是由奴隶制瓦解逐渐向封建社会转变的过渡时期。春秋时期，秦国著名的医生医和已对中医学理论中病源学进行了初次探究。据《左传昭公元年》记载："天有'六气'（阴、阳、风、雨、晦、明），人体要顺应'六气'而有节奏地生活，过头了就会给人造成疾病。"此时，他对疾病的病源学已进行初步的研究。

战国时期，据《战国策》记载，这一时期有方士向荆王进献"不死之药"，我国开始创制和运用将药物加温升华的制药方法，首次出现了炼丹术，炼丹是古代方士普遍使用的术语，是我国古代传统的一种炼丹技术，主要通过熔炼某些矿物来获取"长生不老之药"或所需的珍贵物质，是近代化学的先驱，是世界上最早的化学原始方式。炼丹术的产生为现今药物化学的发展奠定了重要基础。

（二）汉代

汉代（公元前206年—公元220年）是古代封建社会中统治疆域辽阔、国力强盛的重要历史阶段。这一时期的农业、手工业、商业等方面得到进一步发展。同时，在天文、数学、化学和农学等方面取得了重大的成就。

对外交流方面，汉武帝在位期间，汉王朝的统治疆域已从中原扩展至西域，并派遣张骞两次前往西域地区，开辟了东西方经济文化交流的丝绸之路，冲击了长期以来游牧部落对丝绸之路经贸交流的独占地位，张骞等人带回的信息，使古代中国实现了对外部世界的认知，司马迁和班固分别将其写入《史记·大宛传》和《汉书·西域传》，从此结束了我国古代对西方神话般传闻的认识。

张骞出使西域这一历史上的伟大创举，被人们形象地称之为"凿空"。史学家司马迁将为生活奔波追求财富的世情描述为："天下熙熙，皆为利来；天下攘攘，皆为利往。"这一时期由汉朝前往西域的使臣呈现出"相望于道"引人注目的场景。与此同时，从西域慕名前往的汉城使臣也不计其数。随着东西方交流的深入，尼泊尔、印度的佛教也传入了中国，首先是在我国新疆，之后逐步扩展中国大部分地区。

在医学方面，《黄帝八十一难经》《神农本草经》《黄帝内经》和《伤寒杂病论》等中医现存的早期经典著作在这一时期进行了充实和编定，这标志着我国中医学术体系的正式确立。《黄帝内经》是中国传统医学四大典籍之首，亦称《内经》，成书于西汉，相传系黄帝所做，因已得名。该书在黄老道家理论的基础上建立了中医学上的"阴阳五行学说""脉象学说""经络学说""病因学说"等学说，从整体观来论述医学，呈现了自然、生物、心理、社会的"整体医学模式"。该书最早出现于《汉书·艺文志·方技略》，被收录于该志的《医经》中。《医经》主要是指人体生理、病理、诊断、治疗和预防等一系列医学理论的著作，将其称之为"经"，体现了其重要的历史地位。《黄帝内经》的"内"与"外"是一对相对应的范畴，与《春秋内传》《春秋外传》的意味相同，只是《黄帝外经》已散佚不传。

该书对中医学的基本问题进行了全面系统的阐述，主要分为《素问》与《灵枢》两大部分。其中，《素问》主要对人的生理、心理及对疾病的诊断、治疗等方面进行论述，《灵枢》重点论述针具、刺法、经络等治疗原则。《黄帝内经》一书在阐述生命与疾病的过程中，将整体性原则贯穿始终。其中主要包括人与天地自然是统一的。《内经》中提出，人处于自然界之中必然要受到制约，同时人又具备主动适应自然的能力，即当外界的客观条件超出人可承受变化的正常范围时，自然会产生疾病。但人作为可适应自然的现实主体，在适应自然的同时也发挥主动性、创造性来实现驾驭自然的基本目标。中医学领域的"治未病"理念则根源于这一思想。

人体自身是统一的。《内经》指出人体是一个各部分有机联系的系统，经络将五官七窍、内部脏腑等互相协调起来，脏腑之间具有特定的脏属。正因如此，体内的局部可能会影响全身，体表在一定程度反映脏腑。由此形成了中医学四诊合参的诊断学内容，人的心身是统一的。《内经》一书中着重论述了形神关系。首先，形体决定情志精神。如"心藏神""肝藏魂""脾藏意"的论述都是对这一方面的生动体现。其次，情志精神反作用于形体。如"喜伤心""思伤脾"。最后，因情与志之间进行有规律的相互作用，将情志调整为较为适度的状态，有利于将病理状态转变为生理状态。正是基于这一原则，产生了中医学的七情病因学和情志疗法。这一内容对现今的心理卫生学和精神治疗学等具有重要的借鉴意义。

《黄帝八十一难经》简称《难经》或《八十一难》。《难经》这一书名首次出现于东汉张仲景（150—219年）的《伤寒杂病论》的自序，历史上对该部著作的编订者仍需进一步考证。目前，学者大多认为该书形成于西汉末期至东汉之间。《难经》论述《内经》要义主要采取问答的形式，"举黄帝岐伯之要旨而推明之"，阐述了八十一个"理趣深远"的医学问题，故称"八十一难"。

本书主要分为六部分，分别为论脉学、论经络、论脏腑、论疾病、论腧穴和论针法。在一至二十二难论的脉学中阐述了脉诊的基本知识和如何鉴别正常脉象、病脉等各类脉象。在二十三至二十九难论的经络部分中，主要论述了经脉的长度，奇经八脉、十五络脉及其有关的病证，《难经》进一步丰富了经络学说。在三十至四十七难论的脏腑部分中，主要阐述了脏腑的解剖形态、生理功能，以及与组织器官的关系。在四十八至六十一难论的疾病部分，重点论述了病因的内容，一方面，引起疾病是由风、寒、暑、湿、燥、火等六淫，另一方面，忧愁、思虑和饮食因素也是引起疾病的重要原因。

其中《难经》在此部分中提出了伤寒有五的理论，即以伤寒为广义，包括中风、伤寒、热病、湿病、湿温五种，这一理论的提出对后世伤寒学说和温病学说的发展具有一定的影响。在六十二至六十八难论的腧穴部分，主要论述了狭义腧穴，并对一些特定的穴位与经气的具体运行关系进行了阐述。在六十九至八十一难论的针法部分，主要论述了针刺的补法和泻法，明确了在运用这些方法中具体应坚持的步骤、手法、临床运用、注意事项等。

随着丝绸之路的开辟，从西域各国向我国输入了大量的药材，丰富了中药学的理论内涵，我国著名的医药书籍《本草纲目》收录的胡蒜，《开宝本草》《图经本草》中记载的胡桃，据史料《后汉书·马援列传》记载："援在交趾（越南）尝饵薏苡实，云能轻身资欲，以胜瘴气也。"进一步扩充了我国药物学知识。

《神农本草经》是目前我国存在最早的药物学巨著。首载于梁代阮孝绪的《七录》。对成书的时间及编纂的作者尚无定论，在搜集材料的过程中发现了《本草经》并非出自一人之手，而是自秦汉以来直至东汉，由众多医药学家搜集、丰富药物学资料，最终加以整理汇编成书，因受当时尊古之风思潮影响，以及"神农尝百草"发现药物的传说，将其最终命名为《神农本草经》。目前这一著作的原版已在唐代失传，现今在市面上流行的版本则是后人从《证类本草》及《本草纲目》等著作中辑录下来的。

《神农本草经》这一巨著记录了东汉时期以前我国丰富的药物学理论以及药物学建设取得的经验成果。据《神农本草经·序录》（日本森立之辑）记载："上药一百二十种为君，主养命以应天，无毒，多服久服不伤人，欲轻身益气不老延年者，本上经。中药一百二十种为臣，主养性以应人，无毒有毒，斟酌其宜，欲遏病补虚羸者，本中经。下药一百二十五种为佐使，主治病以应地，多毒，不可久服，欲除寒热邪气破积愈疾者，本下经。"药物的三品分类法是迄今我国最古老、最原始的药物分类方法，对指导临床应用发挥了重要的作用。同时，这一分类法也凸显出不可避免的局限性，存在着如分类过于笼统、药物三品界限模糊不清及尚未确立严格的划分标准等缺陷。

该书在《序录》中提出了药物七情和合的理论。指出不同的药物具有自身特殊的属性，不同种类的药物在进行组合搭配的过程中出现了"有单行者，有相须者，有相使者。有相畏者，有相反者，有相杀者"的合用情况。该书论述了在组合方剂的过程中，要准确把握药物之间配合使用的基本情况，充分发挥药物七情和合的理论在方剂制作的指导性作用。《神农本草经》中记录了众多药物的功效和主治。所记药物的功效基本是正确的，对于有关植物的记载较为准确。

《伤寒杂病论》问世正值战乱时期，导致原著已散佚。直到北宋时期，在馆阁内翰林学士王洙才发现了《伤寒杂病论》的节略本，名为《金匮玉函要方》。此节略本共分三卷，其中上卷为伤寒论，中卷为杂病论，下卷为方剂及妇科治疗的理论和处方。晋代王叔和将遗存的与伤寒相关的理论经充实整理成《伤寒论》并流传至今，由于《伤寒论》已出现，因此在修订时将上卷的内容删除，仅保存了中卷及下卷妇科治疗理论等内容，将下卷的方剂分别列在各科证候之下，分编为上、中、下三卷。当时人们在长期的生活与医学研究过程中总结了较为深厚、丰富的实践经验，同时张仲景充分汲取了《黄帝内经》等系列医学经典著作的基本理论。以六经论伤寒，以脏腑论杂病，创造性地阐释了涵盖理法方药在内的辨证论治原则，进一步促进了中华民族医学基本原理与临证实践的紧密联系。

（三）魏晋南北朝

魏晋南北朝时期是我国历史上政权更迭较为频繁的朝代，但中国医药在这一时期仍得到了丰富发展，这一时期的主要交流对象为周边国家地区，其中我国与朝鲜的医药交流较为密切，表现为中国政府派医师赴朝，中医药在这一历史时期通过与周边国家的友好交往，从而取得了深入的发展。

我国与朝鲜在医药文化方面保持着良好的交流互助关系。政府派遣医师奔赴朝鲜，将先进的中国医术广泛地传至日本，除此之外，政府赠予日本医药学著作《针经》，《拾遗记》记述浮支国进奉夜来香后，便"植于宫中"。由此得之，古代中国向他国输出药材之时，也致力于引进培育外来的药用植物，随着佛教在我国的发展深入，使得中医本身蕴含了明显的印度医学的色彩。

（四）隋代

隋代是中国发展史上由南北朝向唐朝过渡的大一统朝代。589年挥戈南下，至此结束了西晋末期以来近300多年分裂割据的局面。隋朝在政治、经济、文化和外交等方面做出了重大的改革。隋一代，无论陆上、海上丝绸之路，相较于前代，在运输道路、规模及覆盖范围等方面均有显著变化。大运河的开通将陆、海丝绸之路有机地连为一体，丝路贸易在古代中国得到进一步的发展。

隋代初期，社会经济的快速发展为开创丝绸之路新政策提供了先决条件。隋文帝执政期间，十分重视农业的发展，全面施行休养生息的政策。至隋炀帝时期，通过开垦土地、下诏减免钱粮等手段，促进了农业的发展，人口总数迅速激增。在此期间，为冲破与西域的贸易壁垒，隋炀帝直抵张掖，召开了"万国博览会"。改变周边国家俯首称臣的僵化局面，实行对外开放的政策，向西进一步扩展丝绸之路。

隋炀帝在对外经济交往方面有新的突破，其中尤为注重改善贸易环境。委派专人对邻近及沿线地区使臣和商贾进行管理，洞察掌握其在社会政治、经济文化与风俗习惯等生活生产领域的基本情况，放宽或撤除各项限制，为商贾的贸易交流提供更加切实、方便的条件，顺利推行开放政策。这一时期，西域往来客商多在河西地区进行交易活动，其主要沿丝绸之路这一交通要道进入中国境内。隋炀帝对西域和丝路贸易有着浓厚的兴趣，据史书记载，当隋炀帝向裴矩询问西域情况之时，其答曰："胡中（即指西域）多诸珍宝。"随即，裴矩被提升为黄门侍郎，在长期管理丝路贸易的过程中，裴矩对西域及其他国家的政治、经济、风俗文化等有了深入的掌握，编撰了《西域图记》，全书共三卷，涉及四十余个国家，且附有了较为详略的地图，是中西交通的重要参考文献。

史学家对隋炀帝历史地位的评价毁誉不一，可以说隋炀帝是个功过参半、可褒可贬的君主。终其一生，隋炀帝虽然留下了草菅人命、骄纵自大、滥用民力的败笔，但也做出了不少罪在当代、功在千秋的业绩，是一位与秦皇、汉武、唐宗、宋祖、成吉思汗、康熙、乾隆等比肩的杰出封建帝王。隋炀帝一生的主要业绩。如"修建洛阳""迁都洛阳""修通运河""西巡张掖""开创科举""开发西域""三征高丽"等，为中华民族的发展和社会的进步留下了不可磨灭的功绩。这其中很多都与打通丝绸之路有关。

隋炀帝于609年率军自长安出发，向西横跨青海与甘肃两省的巨大山系祁连山，最终抵达河西走廊的张掖郡。不仅有利于丝绸之路的畅通，同时又在此基础上进一步扩通，形成了通往西域的三条道路的广阔格局。隋炀帝到达西域后，各国君主纷纷前来拜见，在一定程度上推进了中原与西域各国的密切发展，张掖的贸易市场进一步向国际化发展，各国商贾云集于此，同时，京师长安、东都洛阳，以及西域的高昌、焉香、龟兹、疏勒、于阗、康国、安国、米国、吐火罗等国家的商贾使者也流连于长安、洛阳地区。

隋炀帝时期大运河的开辟成为沟通南北政治、经济等方面的重要纽带，也使亚洲内陆"丝绸之路"和海上"丝绸之路"有机联系为一体。海上丝绸之路在中国境内由广州、泉州、宁波三个主港和其他分支线港组成，涉及广东、广西、福建、浙江、江苏等多个省份。推动了沿线周边地区经济的发展，其中宁波作为大运河的终点与海上丝绸之路的起点，地理位置十分重要。这一时期，统治者十分重视修筑人工运河，河道四通八达，向西远至关中，向南到达广东，向北到达华北大平原，范围遍及中国大部分地区，人们将人工运河与天然河流有机地连接在一起通往中国的大部分地区。

南朝以来，江南地区的经济发展繁荣。为进一步加强南北地区联系，实现对江南、东北、河北地区的有效管理，充分发挥河道与海道两种运输方式的优势，完成军事运输和公粮拨发等任务，隋炀帝下令修筑一条以洛阳为核心区域、河长两千多千米的大运河。隋唐大运河由南抵达涿郡（今北京），向北远至余杭（今杭州）。隋唐大运河纵横北京、河北、山东、江苏等8个省、直辖市，涉及华北平原和东南沿海地区，是我国古代劳动人民用汗水与智慧打造的具有重大历史意义的水利建筑工程。

大运河的开辟在历史上具有深远的意义。首先，它的开通实现了南北地域之间的有效沟通。在古代的运输方式选择上，尤其是在过河和跨海的路程方式上，水运具有不可比拟的优势特点，在运输成本上明显低于陆路，在运输速度上方便、快捷。大运河的开通加强了南北方的交流互通，促进了周边沿线城市的经济发展。

隋代是我国历史上的繁荣时期，在对外交流方面，这一时期中国和朝鲜的关系得到逐渐加深。高丽、百济、新罗的使者，在唐朝初期就来到长安，其中，新罗与中国来往十分密切。他们派遣大量留学生来中国，新罗士大夫对中国的古代典籍有着较为深入的了解，白居易的诗歌在新罗也是广为流传，这一时期的天文、历法和医书也传入朝鲜。

9世纪中叶，部分新罗人居住在现今我国的山东、苏北沿海诸县。他们有的从事田耕，有的经营水运，在一定程度上促进了我国东部沿海地区的发展。从7世纪到9世纪，中日两国的关系逐渐深化，日本先后派遣了十几批"遣隋使"，并有来自日本的留学生和学问僧专门来学习中国文化。

（五）唐代

唐代（618—907年）是古代中国历史上发展十分繁盛的朝代。其国号为"唐"，是晋的古名，今泛指为山西省的主要地域。唐代充分承袭了隋代以来的社会制度、文化风俗等，历代的史学家将唐代与隋代合称为"隋唐"。

唐代也是中医药承前启后的全面进步时期。由于经济、社会、文化及交通运输的发展，中医药文化发展迅速。颇负盛誉的医学家鉴真相继六次前往日本，为当地带去种类繁多的药物，并指导如何鉴别药物的真伪，据史料记载："麝香二十脐，沉香、甲香、甘松香、龙脑香、胆唐香、安息香、檀香、零陵香、青木香、熏陆香都六百斤；胡椒、阿魏、蜂蜜、石蜜、蔗糖等五百余斤……"至此，中医药在日本的影响力日趋扩大，最终发展成为具有本民族特色的汉方医学。

唐代中国与朝鲜、印度的医药交流日趋紧密。朝鲜仿照中国颁布了早期的医事制度，我国的《伤寒杂病论》《针灸甲乙经》《神农本草经》等众多经典医学巨著传入朝鲜。同时，我国也积极吸收朝鲜的医学及药物理论，其中包括《新修本草》中所收录的元胡索、白附子等药物。中印两国之间，在医学著作及医药学家交往上逐步深入，印度著名医学典籍《婆罗门药方》《龙树论》由我国医药学家进行翻译，印度的眼科技术、穿颅术及出血疗法深刻地影响了中医理论。

同时，我国医家翻译了印度医书《龙树论》《婆罗门药方》等；中医的眼科技术、穿颅术及出血疗法很明显受到印度医学的影响，特别是孙真人《千金方》"凡四气合德，四神安和，一气不调，白一病生，四神同作，四百四病，同时俱发"的观点。

8世纪中叶王焘撰《外台秘要》四十卷，分一千一百零四门，记录单方六千九百多个。大中初年（847年）咎殷著成《经效产宝》三卷，是我国现存第一部妇产科专书。659年苏敬等人受命修成《新修本草》，共五十三卷，又称《唐本草》，这是我国首部由国家主持编订的药典。《唐本草》总结了民间和外来的药物知识，记录药物八百四十四种，其中改正了陶弘景《本草经集注》中错误记述的药物一百多种；在增加的一百一十四种药物中，有不少是从波斯和南海传来的。《千金方》和《唐本草》还记载了运用炼丹方法制备的砷、汞制剂等多种化学药品，进一步丰富了祖国的医药学。

在历史上，唐代也曾出现一位名为"郑和"的人，其真实名字叫杨良瑶。杨良瑶被派遣前往阿拉伯半岛的黑衣大食，完成与大食取得联系、夹攻吐蕃的政治任务。此时正处于唐朝安史之乱时期，吐蕃趁机攻占了河西地区，进一步向西域进军，在这一复杂敌对的背景下，杨良瑶舍弃陆上丝绸之路，而是从广州出发，沿海上丝绸之路前往，凯旋后杨良瑶将耗时三年有余所搜集、整理的宝贵且系统的海上丝绸之路的航海笔记带回中国。

（六）宋代

宋代（960—1279年）是中国历史上承接五代十国、下启元代，封建社会逐步走向衰弱的历史时代。根据首都和疆域可将宋代划分为北宋与南宋，合称"两宋"。979年，宋太宗建立了统一的北宋王朝，结束了五代十国分立割据的局面，但未实现中国疆域的统一。1127年金国的入侵，北宋的统治被推翻。1127年宋高宗即位，南宋王朝建立，定都临安。

中医学的发展在宋代进入全盛时期，其主要归因于皇帝十分敬奉医学。宋太祖统治时期，由其亲自为该典籍书写序言，主持编修和颁发了宋代的首部药物巨著《开宝新详订本草》，此后各代皇帝纷纷仿效。宋太宗时期对医学的重视进一步深化，下诏命王怀隐等人编著出大型方书《太平圣惠方》。据《宋史》记载："太宗尝病亟，帝往视之，亲为灼艾，太宗觉痛，帝亦取艾自灸。"据《太平惠民和剂局方》序言中记载："救恤之术，莫先方书，……以惠天下。"政府将发展医学作为服务百姓、推行仁政的国家意志。

　　宋仁宗赵祯对针灸之学也颇有兴趣，登位不久随即便令翰医官王惟一编修《铜人腧穴针灸图经》，颁布后由政府统一分发到各州。同时，命医官铸成两具1∶1的针灸铜人，在此器具上置于人体的经络和穴位，用蜡以封闭，其内注水，即对穴位刺之则水流而出。宋徽宗赵佶执政时期，亲自主持编撰了产生重要影响的医药著作《圣济总录》200卷，详细阐述了在宋代以前古代中国中医药文化的主要成就，同时大范围增设"安济坊""漏泽园"等一系列的医疗保健机构。宋高宗赵构继位后，在历代统治者高度重视中医药文化发展的背景下，也执笔编修了著作《养生论卷》，展现其书法艺术的较深造诣，更凸显了宋高宗对医药文化和对人体的医疗保健意识的深刻认识。

　　宋代初期，建立了完善的医事管理制度。设立翰林医官院，（1082年更名为医官局），将医药行政与医学教育进一步明确界限，主要负责学校、衙门等部门的医务管理工作，同时对医官的选拔设置了具体的年龄、考试限制，推出了按医官水平来进行升迁罢黜的人事管理制度。正如北宋著名的政治家、思想家范仲淹曾言："今后不由师学，不得入翰林院。"足以见得这一时期政府对于医官质量的严格限制。

　　宋代的医学教育制度逐渐发展。政府设立太医署（992年更名为太医局），大力推进对考试科目、学科设置等方面的改革。在王安石变法后，医学教育制度改革为"三舍升试法"。这一时期，医学学科的设置更为精细，元丰年间，主要分为大方脉、小方脉、产科、眼科、针灸等学科，课程内容主要涉及《难经》《素问》《诸病源候论》《补注本草》《千金要方》等医学著作。1102—1106年，政府将医学校纳为国子监的管辖范围内，使得医学校的行政组织、学生待遇一概"仿太学立法"，医学校首次被正式纳入国家官学系统，这是我国教育史上的重大创新。

　　印刷术、造纸术的发展为古代医学著作的发行提供了客观的技术支持。宋代设立校正医书局，该机构将专门的医学家用以负责搜集、整理、研究历代医学典籍的工作。如庞安时（1042—1099年）在1098年撰写的《伤寒总病论六卷》，许叔微（1079—1154年）撰写的后世称为《许氏伤寒论著三种》，主要包括《伤寒百证歌》《伤寒发微论》和《伤寒九十论》，对张仲景《伤寒论》有深入的研究和创新发挥。宋代名医辈出，医著如林。据《宋史·志第一百六十·艺文六》卷二百七记载："医书类五百九部，三千三百二十七卷。"

　　据《旧唐书》记载："自开元（唐玄宗年号）以来，歌者杂用胡夷里巷之曲。"后有同名书籍《宋词》。宋词的典型代表诗人主要有苏轼、辛弃疾、李清照等。苏轼是宋代典型的文人代表，也是政治家，近几年，部分学者在对北宋苏轼的诗词、文章的研究进一步挖掘了有关医学、养生的丰富思想。通过对苏轼医学养生史料的考证，对我们深入研究宋代医学的发展具有重要的价值。

清末明初的学者王如锡（1664年）搜集苏轼有关药物、养生的内容整理成为《东坡养生集》，该书对苏轼的养生思想和方法进行了全面系统的论述。苏轼的养生思想是建立在儒学、佛教与道教的思想基础上的，由于个人经历使得他偏爱白居易的诗作，因此，他深受士大夫阶级教养时间不久，他的思想里更多蕴含了佛教与道教的思想。

据《东坡养生集》第九卷中"龙虎铅汞说"记载："坎离交则生，分则死。必然之道，离为心，坎为肾。""龙为汞，成精，成血，出肾藏肝，成物为坎。虎成铅，成气，成力，出心主肺，成物为离。心动则随之成气力。肾动则随之流精血。"体现了其"心肾相交"的重要思想。

（七）元代

元代（1271—1368年）是我国历史上一个由蒙古族建立的多民族国家。唐代时期，人们将蒙古族统称为"蒙兀室韦"（室韦族是春秋战国时期我国北方东部的东胡族的一支），他们最初生活在今内蒙古额尔古纳河（《旧唐书》中称为"望建河"）区域，进入奴隶社会后，蒙古族各部首领为争夺利益不断挑起战争。1206年，成吉思汗建立了统一的蒙古政权，1271年元世祖忽必烈（1260—1294年）定国号为元，一年后将国都定为大都（北京）。

蒙古贵族统治时期，以史为鉴，总结历代统治者的经验教训，推动了社会政治、经济、社会文化的发展。政治方面，元代领土疆域辽阔，蒙古族居民主要以游牧生活为主，他们具有强大的军事作战能力，统治疆域可谓为"北逾阴山（今内蒙古自治区中部），西及流沙（今塔克拉玛干沙漠），东尽辽左（今西沙群岛），南越海表""汉唐极盛之际不及焉"。

经济方面，商业贸易繁荣，海陆交通便利，宋代指南针、火药、印刷术进一步发展并输出至欧洲大部分国家，同时天文学、建筑术、数学等先进技术也逐步进入我国，推动了元代科学技术的繁荣。这一时期，俞良甫等五十多名刻字工匠前往日本，在当地翻刻众多元朝的经典书籍，将刻字技艺传至当地。

这一时期，中外文化交流更加频繁，据《日中文化交流史》记载："此船一去，明年即便又来，但随意耳"，推动了元代医药学的发展。日本医学史研究的创立者和奠基人富士川游在《日本医学史》中记载："醍醐天皇朝（897—929年），废遣唐使，致留学唐土者减少，汉学面对衰运，京都之大学，地方之国学渐废。然佛教尤其是禅宗兴隆，前往中国之僧侣不断，亦有不少高僧来自中国，因而此期邦人之学问承于僧侣，国文、歌道、美术、工艺等，因此而受较大影响。"

元代时期医药学发展呈现"名医辈出，医著如林"的繁荣局面。医学家在本草、伤寒、脉诀、针灸、方剂、内科、外科、儿科、养生、法医学等领域的医学著作对后世产生了重要影响。如，在内科治疗虚劳（肺结核）方面，《十药神书》的作者葛可久（1305—1353年）在书中论述到："万病不如痨病之难。重则半年而毙，轻则一岁而倾。"指出医生如果不依据病人患病的根源，以具有大寒、大热性质的药物盲目的进行救治，将会出现"愈虚其中"或"愈竭其内"的结果，该书开具了十首治疗痨病的良方，为后世的痨病治疗具有重要的参考价值。元代的医药学领域发展趋向完善，其中骨伤科的成就突出。由于元代的蒙古人最初过游牧生活，他们在作战时大多以本民族擅长的骑马方式，因此，对于骨伤的治疗较为需要。这一时期，由于战争需要他们探索了骨伤的治疗方式，骨伤医据《新元史·智儿传》卷二十六记载："布智儿从征回回干罗斯等国，每临敌必力战，尝身中数矢，太祖亲视之，令人拔其矢，流血闷仆几绝（外伤过多引起的休克）。太祖（1162—1227年）命取一牛，剖其腹，纳布智儿于牛腹，浸热血中，移时遂苏。"

元代结束了300多年来古代中国分裂割据的局面，元代政府疆域的扩大，加强对西域地区的统治，汉族与蒙古、女贞、党项等其他民族建立了科学技术、医学、文化等友好的交往关系。随着各民族频繁的往来，这一时期各少数民族的医学发展较为繁荣，主要有回鹘族医学、回回医学、蒙古族医学、吐蕃族医学。

回鹘族是中国少数民族维吾尔族的祖先，据《旧唐书·卷一百九十五·列传》中提到，回鹘是由回纥的名称演变而来，散布于今内蒙古、甘肃、蒙古以及中亚地区。857年，唐朝册封回鹘庞特勤为怀建可汗，回鹘汗国正式建立。回鹘医学的发展受宗教影响，经历了一个曲折复杂的发展历程。这一奴隶制国家十分信奉宗教，回鹘汗国建立初期，这一民族信仰萨满教，后将定摩尼教上升为国教，在经历西迁后转而信奉佛教。10世纪后叶，随着伊斯兰教的传入，回鹘族人开始信奉伊斯兰教，至此之后，伊斯兰教成为回鹘族主要信奉的宗教。因此，回鹘医学除保持自身的固有属性外，受宗教、文化等影响，积极吸收了汉族、吐蕃、契丹等医学，需值得说明的是，这一时期，以引进阿拉伯医学为主要来源。

元代时期，在中央政令管辖的范围之内，汉族医学仍占有主要的地位。这一时期，元代杰出的维吾尔族翻译家安藏，将儒家典籍《资治通鉴》及《难经》《神农本草经》等中医经典著作进行翻译，对回鹘地区的发展产生重要影响。据考古学家勘察，在吐鲁番地区出土了大量汉族医学著作《神农本草经》《张文仲疗风方》的残卷，以及部分治疗疾病的医方。这体现出汉族医学对于回鹘地区医学发展起到了重要的推动作用。

（八）明代

明代（1368—1644年）是我国历史上继汉唐之后大发展、大繁荣的黄金时期。清朝官方评价明朝为"治隆唐宋""远迈汉唐"。这一时期，社会经济迅速发展，农业、手工业、制瓷业等都有新的发展，全国各地涌现出大量的商人，在一些城镇中，甚至出现了资本主义性质的手工业工厂。明朝中叶后，出现了资本主义萌芽。永乐三年（1405年），由于造船、航海技术的进步、罗盘的应用和我国航海经验的积累总结，海陆交通便利，郑和七次下西洋，最远到达东非和红海，访问了30多个国家和地区。明代时期，中国的对外文化交流达到了封建社会的顶峰，为中外医学交流奠定基础。

社会经济与科学文化的发展推动了明代医药学的进步。这一时期，医药学在医籍编纂、理论创新、对外文化交流方面呈现出新的发展态势。在医籍编纂方面，这一时期的医学家编撰了大量的医学著作。如洪武二十三年间，朱橚等主持收集编成《普济方》，中国现存的最大的医方书，医方数量约达六万一千七百三十九个。该书共四百二十六卷，主要涉及方脉、运气、脏腑、伤寒、杂病、妇科、儿科、针灸等方面的内容。它是对15世纪之前方书的总结提升，不仅推动了方剂的发展，同时对临床医学也具有十分重要的借鉴意义。

在医药学的理论创新方面，这一时期在药学、预防医学上有重大发明创造。《本草纲目》是中国药学史上具有里程碑意义的药物学巨著。其作者是明代著名的医药家李时珍（1518—1593年），他一生致力于医学研究，对历史学、文字学、哲学等方面均有深入的研究，特别是对药物的名称、药性、药效、药物资源的认识十分深刻。《本草纲目》全书总共有五十二卷，收载药物一千八百九十二种，绘制药物图一千一百零九幅，附方一万一千零九十六首。

《本草纲目》的撰写过程中，李时珍不仅亲自深入实地调研，进行基础的药理实验和动物解剖，同时积极吸收历代医著之精华，正如《本草纲目·原序》所言"书考八百余家"。李时珍在该书中大量摘录《黄帝内经》的内容，在《本草纲目》中所列的"引据古今医家书目"中对《黄帝素问（王冰注）》引用的篇幅较多。据统计，书中"内经"二字出现了11

次，"灵枢"出现14次，"素问"则达86次。《本草纲目》中继承了《内经》有关药性药理、脏腑经络等理论，同时在此基础上，创造性地丰富发展了这些理论，对后世产生了重要的影响。

《本草纲目》的问世，推动了世界各国医药学的发展。因此，它分别被翻译成了日文、德文、法文、英文、拉丁文等多种语言。《本草纲目》的首个刊行本为"金陵本"，自此之后以"江西本"为代表达几十种的刊行本相继问世。而现在在《全国中医图书联合目录》中已有72个版本。16世纪末，李时珍的《本草纲目》在中国南京首次出版。这一时期，医学领域呈现出繁荣的发展之势，如明代杨继洲在1601年刊行了《针灸大成》，全面、系统地归纳了明代之前我国针灸的研究经验。陈实功在1617年出版的中医外科巨著《外科正宗》，将外科理论与临床实践相结合，创造性地开创了截趾（指）、气管缝合等外科手术的先河，推动了在我国外科学的发展。

天花是一种较为普遍的传染病。据史料记载，公元4世纪时期，天花被称为"时行"病。俞茂鲲在《痘科金镜赋集解》中记载："又闻种痘法起于明朝隆庆年间宁国府太平县，姓氏失考，得之异人丹家之传，由此蔓延天下，至今种花者，宁国人居多。"宁国府太平县在1567年首次推行了中国人痘接种方法预防天花。接种人痘以痘衣法和鼻苗法为主，种痘的效果十分惊人，据《种痘新书》记载"种痘者八九千人，其莫救者，二三十耳"，足以见得这种种痘技术已完全走向成熟。之后这种技术在全国各地普遍使用，并先后传至日本、朝鲜、英国、土耳其等世界各国，种痘预防天花是人工免疫法的开端，是医学史上的重大成就。17世纪中国种痘技术已相当完善，并已推广到全国。

明代时期，中医药文化交流发展十分频繁。特别是中国与朝鲜、日本和越南保持着密切的往来关系。这一时期，各国的医学家不远万里来我国学习医药学理论，朝鲜的医学家金礼蒙回国之后于1443年编撰了《医方类聚》，被尊称为"医圣"的著名医药学家许浚于1610年编纂了朝鲜民族古代药学史上的巨著《东医宝鉴》，于2009年7月31日成为世界上第一部被列入联合国教科文组织（UNESCO）世界记忆遗产（Memory of the World）名录的医学著作，是东亚地区首次提出医疗保健概念具有权威性的医学著作。

明代，海陆交通发达，中外交往十分活跃，通过海上丝绸之路，中外医药学交往也达到了我国封建社会历史的顶点。中国和朝鲜医家进行多次医学学术讨论，并讨论纪要《医学疑问》刊行，实为国际医学学术讨论会之创举，对世界医学发展具有深远的影响；中国和日本医药学交流更为频繁，日本医家多次来中国留学，回国后在日本京师创办"启迪院"传授医学，并且结合日本国医药实际撰写了大量的医药学著作，如坂净运的《新椅方》，对日本医药学发展起了推动作用。同时，在日本医药界也出现了"后世派"和"古方派"的医学学术流派之争。

中国和亚非各国随着郑和七下"西洋"，在医药学方面交流日益广泛。郑和船队的随船医生陈以诚、陈常在远航中，为"西洋"诸国人民治病，与亚非诸国进行了广泛的医药学交流。巩珍的《西洋番国志》、顾岕的《海槎余录》均详细记载了亚非各国的知识。

中西医药学交流在明代处于萌芽状态，据统计欧洲出版有关中医药图书约十种，其中以波兰的卜弥格所著《中国植物志》《中医秘典》影响最大。西方的传教士向中国介绍西洋医学知识，其中较知名的如卡内医家介绍的西医生理学、解剖学知识。这些都促进了中国医学家对西方医学的了解。总之，海上医药文化的交流，对中国医药学和世界医药学的发展都起了一定的促进作用。

（九）清代

清代（1636—1912年）是古代中国统一的多民族封建王朝。康熙在位时期，制定了一系列促进社会经济发展的措施，清代由此步入极盛阶段。乾隆末期，通过收复领土、开发边陲及加强文治武功等措施，进一步巩固了国家的统一。但由于政治日趋腐败，阶级矛盾尖锐，清代逐渐呈现出衰落的趋势，加之全面施行闭关锁国之策，严重阻碍了中国社会的发展，开启了中国的近代史。

康熙、雍正、乾隆三朝将清朝发展至鼎盛，清代后期，清政府实行闭关自守的政策导致国家社会生产力逐渐落后。鸦片战争后多次遭受西方列强的侵略，清代初期，随着西方资本主义的渗入，也带来了一些西方先进的科学技术，如天文、数学、解剖医学等。鸦片战争以后，帝国主义者为了满足其政治经济侵略的需要，派来了大量的传教士和医生，到处建教堂，办医院，设学校，极力宣传帝国主义文化，对中国人民实行奴化教育，使中国的科学文化和医学科学也带上了半殖民地半封建的烙印。当然这在客观上也促进了东西方文化的交流，并使当时的中国产生了新学与旧学错综复杂的文化思潮。在医学上形成了中医与西医并存的局面，并开始出现了中西医汇通派，医药队伍出现了中医、西医、中西医汇通派三支力量，从而使清代海陆丝绸之路医药学交流也达到了一个新的高潮。

清代时期西方资本主义国家兴起，纷纷向海外寻求市场，清统治者有感于威胁，乾隆末期全面施行闭关锁国之策，随即下令关闭沿海各通商口岸，在一定程度上客观地阻碍了东西方中医药文化的交流。但中医药文化交流在清代中期前仍取得一定的进展，我国有关针灸、中药等方面的医学典籍于世界西方国家及地区纷纷出版刊行。其中以17世纪波兰的科学家、传教士卜弥格最为典型，他将在中国所研习的中医学理论及药物知识，选取部分代表性论述潜心翻译为拉丁文并在维也纳出版问世。据史料记载，清代时期赴中国前来学习中医理论的传教士，将康熙皇帝的疟疾成功医治，使得西医暂时在中国得到传播。制药露法是由欧洲传入我国的，被艾儒略的《西方问答》、安文思等的《西方要纪·医药条》所记载；赵学敏的《本草纲目拾遗》记载了欧洲的金鸡纳霜、洋虫、氨水（鼻冲水）、硝酸（强水）等；西医提出的"脑为记忆之官"被汪昂、方以智、王清任等所接受，写入自己的著作并加以发挥。

四、古丝绸之路对中医学发展的影响

丝绸之路展示了中国历史上各个朝代的兴衰与各民族的交流融合，推动了人类社会历史文明的发展，对我国中医药文明的发展具有重要意义。丝绸之路加速了国内外药物的流通。在历史上，除少数由于政治原因需要进贡的药材外，其余大部分药材也通过丝绸之路进行商品运输。例如陆上丝绸之路的长安和海上丝绸之路的重大港口，居住着许多贩卖药材的商人，贩卖的药材品种多、数量大，且经济规模可观，给中国带来一定的经济收入，促进中外药物流通。

丝绸之路加强了中外医药交流。加深了中国同世界的联系，使中国医学不断吸收外来文明成果，同时也将我国的药物和医学传入其他国家，中医药文明在世界医学界占有突出位置。

丝绸之路拓展了药物学内容。在丝绸之路的基础上，中医药学在一定程度吸收了国外医学知识，引进海外药物、丰富医药内容，扩展了中医药的使用范围及种类。丝绸之路丰富了医学技术。有助于国内外医学技术的交流。《广济方》写于唐代，记载了应用高丽昆布治疗膀胱结气病的记录。阿拉伯国家的医药学对我国中医发展也有一定的影响，如宋代苏颂《本草图经》，其中所写的胡薄荷就来源于阿拉伯；元代聘请名医爱薛为御医，并翻译了阿拉伯医书《回回药方》。

古丝绸之路提升了中医药的影响力。不少外国医家通过丝绸之路来华学习中医理论，扩大了中医在世界的影响，也促进了中医药学的对外传播。日本受中医的影响尤为明显，比较著名的有以永田德本为代表的"古方派"，以曲直濑道三为代表的"后世派"等。朝鲜医家崔宗峻在两宋时期以中国的《千金方》《素问》《神农本草经》《圣济总录》和《太平圣惠方》为蓝本，编写成了《御医撮要方》，奠定了朝鲜医学理论的形成基础。关于丝绸之路人们颇有赞美之辞，这是一条中国古代社会与世界沟通的桥梁，是一条中外贸易交流通道，更是人类文明交流的纽带。有了这条丝绸之路，古代世界才开始真正连结成一个整体，加速了人类文明的发展，丰富了人类的物质和精神生活，东方历史和欧亚各国文化在交融中发展。

丝绸之路是连接东亚、西亚和地中海的一条古老贸易通道。它的开辟是人类文明交流走向进步的重要标志。中国古代的隋唐大运河、长城等文化遗产受到世界各国的普遍认可，展现了中国对世界的包容性和开放性。21世纪的世界，"合作、共赢"成为国际交往的主旋律。中国提出构建丝绸之路经济带和21世纪海上丝绸之路的倡议，迅速得到沿线各国的积极响应，展现了中国对欧亚之间进行更深、更广的交流与合作的广阔情怀，显示了中国对欧亚战略空间发展与合作的使命感和责任感。同时，这一交流也具有丰厚的历史积淀性和延续性，深刻表明了中国提出"一带一路"倡议的重要性和历史逻辑性。

第二节　古丝绸之路上的歧黄文化

一、"歧黄文化"的来源及其内涵

据《医源资料库》记载，"歧黄"为歧伯与黄帝的合称。相传有黄帝与其臣子歧伯、雷公、鬼臾区等以问答的形式讨论医理，研究针药，其中以黄帝与歧伯的对答最为经典。在清代医学大家陈修园先生所著的《医学三字经》中开篇记载了"医之始本歧黄灵枢作素问详"，因此，后世将中医学称为歧黄之术，歧黄也被视为医家之祖。歧黄文化成为现代中医的源头，并作为中医、中医学的代称。

歧黄文化在河南新密市孕育而生。在这里，流传着伏羲氏创八卦等众多广为人知的佳话。详细地记录着轩辕黄帝将都城建在新密境内，以及与歧伯进行深入交流的重要地点。据医学专家的考察显示，在新密与歧黄文化密切相联系的古老遗址高达60余处，其中以黄帝城、黄帝宫最为典型。新密地区风景优美，具有三大悠久而深厚的黄帝文化、伏羲文化和郑文化。有着"中医理论之鼻祖"之美誉的《黄帝内经》也正是在这一背景下发展形成，黄帝与伏羲氏在这里逐渐形成了"上极天文，下穷地纪，中悉人事""近取诸身，远取诸物"等内涵丰富的岐黄文化的基本原理及发展理念。

中原文化以"中天下而立"的鲜明地域特点铸就中庸、中和的思想，并保持对中庸、中和理念的恪守和坚持。《论语·先进》记载："子贡问：'师与商也孰贤？'子曰：'师也过，商也不及。'曰：'然则师愈与？'子曰：'过犹不及。'"《论语·雍也》中，子曰："中庸之为德也，其至矣乎！民鲜久矣。"朱熹《论语集注》引程子曰："不偏之谓中，不易之谓庸。中者天下之正道，庸者天下之定理。""中和"是中国优秀传统与和谐社会中重要的价值内涵。而产生于中原传统文化的岐黄文化为中原文化所滋养，中原文化对中庸、中和理念的坚守，深深地影响着植根于中原的岐黄文化，使得中和的理念成为岐黄文化的根本，受此影响而形成的中医理论，把中和的理念作为其一以贯之的原则。从生理层面上来说，中医认为正常的人体应当是阴阳平衡的，正如《黄帝内经》所说，"阴平阳秘，精神乃至"。在生命生长的过程中，中医将阴阳调和的人称为"平人"，《素问·调经论》中言："……阴阳均平，以充其形，九候若一，命曰平人。""平人者，不病也"，而不病的表现就是气血平和，以"一呼脉再动，一吸脉亦再动，呼吸定息脉五动，闰以太息"为标准，无过无不及。从治法治则层面讲，中医学治病的大原则就是调和阴阳，调和气血。健康状态就是人体阴阳两方面处于相对平衡的状态，而疾病的发生是阴阳的相对平衡被打破，即阴阳的偏盛、偏衰代替了正常的阴阳消长。因此，调理阴阳，盛者泻之，虚者补之，抓住其反常变化的节点，恢复到阴阳平衡的状态，就是中医治病的基本原则。从处方用药的层面上来说，中医用药的原则在于两个"中"：一是寒热兼顾，可以发现，在几大部分的方子中，都是有寒药有热药，有温药有凉药，相互配伍，相反相成。治疗湿热病，在一派寒凉药中也稍佐温药；治疗寒病，热药之中亦佐以凉药。说是反佐也好，说是阴阳兼顾也好，寒热温凉，调其气使其平也；二是中病即止，《伤寒论·辨可下病脉证并治》说："凡服下药，用汤胜丸，中病便止，不必尽剂也。""中病即止"可以说是中医治病的金科玉律，中医治病用药的原则是中庸，过与不及，俱非良策。由此可见岐黄文化植根于中原传统文化的土壤中，从对人的生理、病理，到对疾病的诊断、治疗、预防等，自始至终都贯彻着中和的原则。

二、古丝绸之路上岐黄文化的发展

"古丝绸之路"是古代中国与亚洲、欧洲和非洲的商业贸易路线。

起初，丝绸之路主要以运输丝绸、瓷器等为主，随着东西方文化交流的逐渐深入，丝绸之路为沿线周边国家的医药文化交流提供了契机，实现了中医学、巴比伦医学、古埃及医学等不同种类的传统医学的交流借鉴，拓展了药物学理论及药物种类，推动了中医学理论的发展。在被誉为世界四大传统医学中，只有中医学的历史从未间断，并且不断得到丰富和发展，在促进丝绸之路沿线各国的文化交流和提高人民健康水平发挥了重要的作用。

陆上丝绸之路在不同历史时期形成了道路分支。其中主要包括"草原之路""唐蕃古道""中印缅路""交趾道"等。张骞出使西域在促进国家间器物的交流外，同时将中医药文化带入西方。其中，芦荟、樟脑、大黄等药材的运输自我国内陆地区出发，途径西域到达中亚和中东等地，进一步拓展了当地的药物种类。丝绸之路让中医药被世界西方国家所悉知，将中医理论和不同种类的药材带到当地，对当地的中医药文化的发展产生了影响，中世纪时期大黄在欧洲的药材领域十分受到重视，因此，它被形象的誉为"万灵药"。

海上丝绸之路产生于秦汉时期，主要有东海航线和南海航线两大部分构成。《汉书·地理志》中提出，海上丝绸之路初期中国便于南海诸国进行交往。早在166年，罗马的使者将犀角、象牙等带到中国，积极与中国开展贸易交流活动，自此海上丝绸之路正式贯通。陆上丝绸之路虽早于海上丝绸之路的开通时间，但在稳定性与长期性上却远逊于此。由于"地理大发现"，加之15世纪科学技术的发展、地理知识的进步，使得中国逐渐步入航海时代，海上丝绸之路的地位迅速提高。自唐代"安史之乱"后，我国的经济中心由北部向南部偏移，明代郑和下西洋将海路的发展推向极盛阶段。

三、古丝绸之路上岐黄文化的未来展望

作为中医工作者，我们应该坚信发展是最好的继承，只有发展才能继承。《黄帝内经》成书约在战国时期，作为岐黄文化的核心和代表巨著，一直指导着中医药临床各科理论与实践的形成和发展，为中医学的发展奠定了坚实的基础。后世诸多医家著作的理论根源大多可以追溯到《黄帝内经》，是受《黄帝内经》的启发，就其某一或部分理论发挥撰写而成，如医圣张仲景尊重人的生命、重视防病保健的思想受到《黄帝内经》的影响，更是以《黄帝内经·阴阳离合论》中对阴阳的三三分法为基础著述了《伤寒杂病论》；刘完素将十九病机与运气理论结合起来，著有《素问玄

机原病式》；李东垣拓展了《黄帝内经·太阴阳明病》篇《脾胃论》得以问世，更有学者从循道与《黄帝内经》顺势思维、因时思维、守度与权衡思维、天道环周与运气思维等进行了深入的论证。

岐黄医学广泛地吸收了儒家、道家和养生家的经验，在保健养生等诸多方面进行了积极地探索。中医药文化蕴含着丰富的哲学思想和人文精神，是我国文化软实力的重要体现。《黄帝内经》是我们传统中医必须要诵读的教材，最好要熟读成诵，才能更好地掌握这部宝贵的传统中医经典。博大精深的饮食文化、养生文化和中医药文化与岐黄文化相互滋养相互促生，岐黄文化中的一些重要理念至今还指导着中医临床，是树之根，是水之源。

对岐黄文化我们既要继承又要发扬，探求和发掘中医药理论，传授中医药传统文化的思维方法，把握中医药精神、中医药理念、中医药思路与方法是我们要走的路。中医药文化是根植于中医传统文化的生命科学，中医药文化教育需要以传统优势学科为基础，通过传统文化学科和中医学的交叉和渗透，带动中医药文化学科的发展。

"养生"一词最早出现在《黄帝内经》中，"故智者之养生也，必顺四时而适寒暑，和喜怒而安居处，节阴阳而调刚柔。如是则辟邪不至，长生久视"，依托《黄帝内经》中的养生思想，中医药文化养生保健产业正如雨后春笋般蓬勃地发展，太极、八段锦的推广，推拿刮痧拔罐养生馆的兴起，各地康养机构的建立，中医养生逐渐渗透到人们生活当中。

国家主席习近平借用古代"丝绸之路"的历史符号，在2013年9月和10月分别提出建设"新丝绸之路经济带"和"21世纪海上丝绸之路"（以下简称"一带一路"）的倡议，"丝路中药"概念应运而生。"丝路中药"是指在世界范围内，以"一带一路"沿线贸易伙伴国家为主体开展以中药为核心的相关科技交流、文化交流、人才培养等活动的总称。在经济全球化、文化多元化的今天中医药正在被更多国家和地区认可，成为最受关注的民族医药，实现中药资源国际化是全人类追求健康的现实需求。中医药发展成为新时期"一带一路"建设必选和主要内容之一。普及中医药文化，中药资源全球化，进而实现中医药国际化，原国家卫生计生委《关于推进"一带一路"卫生交流合作三年实施方案（2015—2017）》发布，指出积极推动中医药"走出去"，为我国中医药工作者指出了明确的方向和任务。

第三节 "一带一路"视阈下中医药的传播与发展

两千多年前，经亚欧大陆人民的不懈努力，分别在陆地和海洋中探索出多条连接亚欧非、沟通海内外的贸易和人文交流的陆、海通路，这些陆、海通路便是享誉全球的"丝绸之路"。丝绸之路的研究，涉及古代四大文明：中国华夏文明、印度文明、波斯——阿拉伯文明、希腊——罗马文明。四大文明在这条道路上不期而遇，碰撞、摩擦、交融和传播，到达远隔千山万水的异国他乡，有些被异域文明所吸纳，异域文明因此得以改良；有些与异域文明相交融，又衍生出具有新特质的人类文明。

两千多年后的今天，面对国际、国内的新形势新变化，习近平主席创造性地提出共建"丝绸之路经济带"和"21世纪海上丝绸之路"（简称"一带一路"）的重大倡议，这是一个承载着丝绸之路沿线国家致力于实现繁荣发展的伟大构想，彰显了具有悠久而深厚历史的丝绸之路在新时期的文化意蕴。"一带一路"倡议是利用中国与相关国家既有的双多边机制，积极推动宽领域、高水平、大范围的区域合作，共同打造文化包容、政治互信、经济融合的利益共同体和人类命运共同体。丝绸古道从千年的历史中走来，跨越时空，融通古今，在世界舞台上闪烁着中华文明耀眼的思想光芒。

中医药是古丝绸之路上商业贸易、文化交流的重要内容，作为我国独特的医疗健康资源，在"一带一路"（The Beltand Road，B&R）倡议的大背景下中医药逐渐发展成为国家间交流合作的重要领域。时间对于国家发展与社会个体的成长成才的重要性毋庸赘述，正如马克思所言："时间是人类发展的空间。"自2013年9月习近平主席提出"一带一路"合作倡议的七年来，中医药在"一带一路"倡议这一交流平台上进一步实现了中医药文化的传承、发展与共享，致力于为沿线周边国家地区人民的健康谋福祉，对于提升中医药的世界影响力及我国文化强国的建设具有深远的意义。

一、中医药：从古丝绸之路到"一带一路"倡议

（一）古丝绸之路与中医药

"丝绸之路"是指起始于古代中国，连接亚洲、非洲和欧洲的古代陆上商业贸易路线。中医药正是在这条古道上发展而来。我国的中医药在丝

绸之路上实现了与周边国家、地区的交流融合，对我国药物理论的丰富、中医理论的提升和中药理论的扩充具有重要的作用。

中医药学历经春秋战国与秦汉之经验总结和理论提高，日益发展成熟。丝路的商道逐渐扩展，加之佛教文化的传入及外国使团的访入，中外医药交流亦随之进入了一个新的发展阶段，更多的外来药物传入我国。医家们积极地将这些进口香药运用于医疗实践，探索临床疗效，使其逐渐成为常用的中药品种。陶弘景的《本草经集注》就收载了苏合香、沉香、木香、鸡舌香、詹糖香等西域香药。

魏晋南北朝时期，印度医药学伴随着佛教传入，并对我国医药学开始产生影响。东晋葛洪《肘后备急方》记载："药子一物方：婆罗门胡名船疏树子，国人名药疗病。"这是现今中医书上首次出现对于印度药物的相关记载。同时，印度商人还把大量的货物贩运到中国。《南史》卷七十八记载："中天竺国……西与大秦、安息交市海中，多大秦珍物：珊瑚、琥珀……郁金、苏合。"两晋南北朝时期，朝鲜处于高丽、百济、新罗三国分立的局面，三国与中国的西晋、东晋、宋、齐、梁、陈等政权大都保持着比较密切的联系，故而朝鲜的医疗技术与药物也传入中国。梁代陶弘景《本草经集注》收录高丽、百济的药材有人参、金屑、细辛、五味子、款冬花、芜荑、昆布、蜈蚣等数味，并强调"人参乃重百济者，形细而坚白，气味薄于上党，次用高丽……形大而虚软，不及百济"。

隋唐五代可以说是承前启后的阶段，在外来药物史的研究中占有重要地位。这一时期的部分本草典籍成为医药学家研究外来药物的主要依托。药物巨著《新修本草》中，外来药物已有20余种，其中前代本草中收载的外来药物有安息香、诃梨勒、琥珀、麒麟竭、姜黄、龙脑香、苏方木等，其中这些典型药物在当今中医学药物中也十分常见。其修订的《开宝本草》载药982种，其中就有不少新增的外来药物，如胡黄连、白豆蔻、益智仁、芦荟等。

唐慎微主持编修的《经史证类备急本草》药物巨著，其中收载的外来药物据统计达200多种，有苏合香、必栗香、檀香、安息香、返魂香、艾纳香、青木香、丁香等。元代所进口货物有250余种，计有象牙、犀角、真珠、珊瑚、沉香、阿魏、血竭、高丽茯苓等，其中香药就有40余种。据统计，明代官修本草《本草品汇精要》中，新增的外来药物品种达到40余种，以樟脑、麻藤香等为主要代表。

《本草纲目》也借鉴了较多外来医药文化，从而把我国本草学推向一个新的高峰。书中共收录外来药物200余种，包括巴旦杏、阿芙蓉共达十余种。清代时期，《本草纲目拾遗》中已收入外来药物近50种，有阿勃参、番薏茹、帕拉聘、查克木、拔尔萨摩、伽南香、特迦香、气结、金鸡勒、天师栗、海梧子、千岁子、夫编子等，具有很高的学术价值，可称为清代吸收外来药物之范本。

丝绸之路的不断发展，进一步促进了中外医药文化交流的发展。大量药物传入中国的同时，也拉开古代中医药对外传播的序幕。隋唐是我国封建社会的鼎盛时期，我国大量药物药材也通过丝绸之路运往世界各地。

魏晋南北朝时期，中国与朝鲜的医药交流进一步加强。中国派遣医师专赴朝鲜传播中国先进的医学技术，《针经》作为赠予日本的重要医学著作，对日本医学的发展产生了重要影响。

隋唐时期，中外交流日益频繁。中医理论传入日本后逐渐形成了具有本土特色的汉方医学，与此同时，中国与朝鲜的医药交往也日趋加深，《黄帝内经》《诸病源侯论》《神农本草经》等医学著作纷纷传入朝鲜，朝鲜仿照中国创立了系统的医事制度。

宋金元时期海陆交通发达，科学技术得到空前的发展，特别是四大发明的出现，同时由于统治者开明的政策和对中医药的重视，使得医疗水平得到极大的发展，中外医药交流进一步扩大，其典型特点是"进贡"药物规模空前。

明代社会经济发展繁荣，明成祖派遣郑和七次下西洋，远航过程中访问了几十个国家地区，建立了友好的交流关系。各国纷纷派使者前往中国，进行医事交流，朝鲜的医药学家在掌握中医学理论后回国编撰了《东医宝鉴》等医籍，越南的医师在吸收、借鉴我国以《景岳全书》为典型代表的医药著作后在此基础上编修了《海上医学心领》。直到17世纪，以针灸为主的医学技术在英国传播，随着丝绸之路的扩展，又传播至美国等资本主义国家，为世界医学文明的发展起到良好的促进作用。

（二）"一带一路"与中医药倡议

"一带一路"倡议的提出为中医药的发展提供了强大的政策支持。为全面落实《中共中央　国务院关于深化医药卫生体制改革的意见》《国务院关于扶持和促进中医药事业发展的若干意见》（国发〔2009〕22号）和《国务院关于促进健康服务业发展的若干意见》（国发〔2013〕40号），专门制定了《中医药健康服务发展规划（2015—2020年）》，为新时期我国中医药发展指明方向。中医药是几千年前在中国大地上产生并形成的一种兼具原创性和民族性的宝贵医药资源，我国始终高度重视中医药事业的传承与发展，将这一事业放在突出的战略位置上，不断深化医药体制改革，致力于打造具有世界影响力的中医药产业与产品，为中医药事业的繁荣发展保驾护航。

二、中医药的传播交流

近年来，中医药产业呈现良好的发展态势。中医药自身具有原料天然、疗效稳定等优势特性，在我国的医药市场上以高速发展的同时，也越来越受到其他国家消费者的欢迎，由此中医西传正面临着前所未有的发展契机。当今时代，人们医疗保健意识的增强对中医养生学提出了新的要求，中医养生保健的理念与世界其他国家地区的健康管理理论不谋而合，加之其简便廉验的客观属性，为中医理论的西传找到了重要的突破口。随着近几年中医药国际交流的逐步推进，据官方数据统计，目前中医药已远销海内外，遍布世界上近200个国家与地区，中医药的交流也成了国际组织间合作发展的新领域。

中国始终以积极的姿态投身于世界建设中去，目前对外援助的数量不断攀升，规模也随着扩大。近几年来，国家将中医药列为我国开展对外援助工作的重要项目之一，将中医技术创造性的转化为新的经济增长点和文化扩展点，以技术促经济，用技术带文化，逐步提升中医药文化的传播力、影响力，促进中医药产品和文化的大范围输出，致力于打造中医药文化事业大发展的繁荣局面。

古丝绸之路将中医药文化传播到世界各国，推动了中医药的发展，也为沿线各国的健康事业产生了重要影响。我国十分重视中医药技术对外交流与合作，加快推进中医药"走出去"战略。习近平主席在会见世界卫生组织原总干事陈冯富珍及出席上合组织会议时分别提出："促进中西医结合及中医药在海外发展，推动更多中国生产的医药产品进入国际市场。""传统医学是各方合作的新领域，中方愿意同各成员国合作建设中医医疗机构，充分利用传统医学资源为成员国人民健康服务。"促进中西医结合及"一带一路"倡议与中医药技术的传播相辅相成，"一带一路"倡议带动了中医药技术在"路"上的国家的传播和发展，为当地人民提供中医学服务。

三、中医药事业发展

习近平总书记曾说："中医药学是打开中华文明宝库的钥匙，作为中华民族优秀传统文化的重要组成部分，中医药是中华民族历经数千年沉淀的产物，具有深厚的哲学思想、文化底蕴和完整的医学理论体系，有巨大的文化价值和商业价值。"中医药是我国劳动人民在感悟生命、攻克疾病等方面经过长期反复的实践所获取的宝贵经验总结，扎根中华大地孕育而生的原创医学体系，是中华民族优秀文化的创造性展示，对世界医学的发展提供了经验与借鉴。任何一种理论都不是凭空产生的，中医药理论的形成也有其深刻的理论来源和实践源泉，她将中国传统文化的哲学智慧与中医长期实践所积累的客观经验相融合，形成了中华民族独特的中医药价值观。这是对近几年在我国泛起的历史虚无主义思潮的有力回击，中医承载的内涵远远超出了医疗卫生的范畴，在实现中华民族伟大复兴中国梦的关键期，中医药将彰显其更强大的自身价值。

近年来，随着医学模式的转变和人类对自然植物药品的青睐，传统医学在世界各地迅速的发展与广泛传播，这说明人类文明正在进步，医学也在逐渐发展，中医与西医的融合将会成为一个趋势。中医药是我国历史最悠久、理论最完善、具有丰富的实践经验和良好的临床疗效，目前收录最完整、最规范，应当充分利用当前中医药在世界各国的传播情况，制定符合实际情况的措施，要不遗余力的发挥中医药学在世界中的作用，让中医药造福人类。

"一带一路"倡议能够带动经济和文化双面发展，各国进行经济合作时，会增加两国间的文化交流与传播，并成为两个国家间密切联系的重要途径。"一带一路"倡议有利于中医药文化市场的开拓，为文化传播带来了更加丰富的受众范围，拓展了我国中医药产业的消费主体与市场空间，也拓展了中医药产业链和中医药相关服务的领域。"一带一路"倡议有助于世界各国文化的融合，有了沿线各国的支持，世界各国的共同参与势必会加大各国间的文化交流。在文化交流过程中，不同文化间的差异又会造成文化的摩擦与碰撞，能够为文化的大融合创造条件，还能为各国传统文化注入新文化，焕发新的生机。"一带一路"倡议有利于我国的传统医学走向世界，为解决当前国际医疗卫生事业发展注入新的动力，为克服世界疾病难题贡献了中国智慧，为世界人民的健康保驾护航。

丝绸之路的开辟将古代中国与世界联系为一个有机体，在促进国内外药物流通、药物学理论的扩展、医学治疗技术的提升，具有重大而深刻的意义。今天的社会是全球化式的，我们现在的对外交流远远突破了传统的丝绸之路地域局限，吸收国内外的先进文明成果，使中医全面开花，更好地造福人类。

第二章 古丝绸之路与药物输入

第一节 概述

　　丝绸之路，东起长安（今西安），向西到达东罗马的首都君士坦丁堡（今伊斯坦布尔），向南延伸至天竺，横跨欧亚大陆。关于"丝绸之路"的提法，最初出现在德国地理学家李希霍芬的《中国》一书中。丝绸之路的产生，使古代东西方开始了商贸活动，同时促进了的交流。在上千年的文化交流中，不同文化间产生了碰撞与交流，中医药在发展过程中吸收了很多西域的医学经验。据史料记载，陆上丝绸之路中的草原路线最初形成于公元前5世纪，草原路线连接了蒙古草原地带与欧亚大陆的重要商贸通道，担负着东西方政治、文化、经济交流的重要使命。据考究，陆上丝绸之路在先秦时期就已经开始了，海上丝绸之路，也早在春秋战国就已开辟，并同日本、朝鲜、越南多国进行交往。

　　《史记》记载，在公元前219年，秦始皇命徐福参拜海外神山，求神仙寻取长生不老、延年益寿之仙药，虽然最终未能如愿，但这段历史却成为我国求取外来药物的较早见证。在汉代马王堆墓中发掘出土的文物里面就发现有花椒、酸枣核、桂、辛夷、藁本等药物。公元前138年，西汉武帝派遣张骞出使西域，此次出使在客观上促进了中医药与阿拉伯医学的交流。公元前115年，张骞再度出使西域，到达了大宛（今中亚费尔干纳）、大夏（今阿姆河南）、大月氏（今阿富汗北部）、康居（今中亚撒马尔罕）等多国，带回了多种当地的药用植物，如葡萄、胡桃、红兰花、胡荽、安石榴、大蒜等，这些属于较早引入的外来药物。外来药物有两个涵义，一是原产于域外，如西洋参、血竭、乳香、胡椒、水飞蓟等，被引种并广泛应用于本土；二是本土和域外皆产，但域外所产的效果卓著因而得到了更加广泛的应用。外来药物经过中医的理论分析和临床应用，被逐步赋予了中药药性，并在中医药理论指导下被应用。外来药物的引入，极大地扩展了中药资源，中医药理论体系也得到不断的补充与完善，同时又促进了中西方医学的交流。

公元97年，东汉和帝命班超远征绥集西域诸国，最远到达大秦。此时期，我国在南方与越南等国多有交往，到达印度支那半岛和马来半岛，直航印度、斯里兰卡，在东方与日本、朝鲜的海上往来频繁，进口药物显著增加。我国最早的药学著作《神农本草经》收录了胡麻、薏苡仁、犀角、戎盐等多种外来药物，据史料记载："远珍名珠，象牙，犀角，玳瑁，珊瑚，琉璃等。"证明在此时期之前已早有进口药物。《后汉书·西域传》载："桓帝延熹九年（166年）大秦国王（东罗马）安敦遣使进贡象牙，犀角，玳瑁等。"这是有时间、使者、进贡品种的最早记载。

隋唐时期，中国佛、道两教发展迅速，香药的重要用途主要是燃香、供香，供药用的香药并不多。651年，以阿拉伯半岛为中心的大食帝国，掌控的疆域包括西亚、北非和西南欧大片地区，在攻占印度北部以后，疆域直至与中国西部接壤，大食与唐是当时亚洲的两大强国，双方的贸易交流也进入繁荣时期，双方通过陆海交通频繁的进行着官方和民间贸易，从651年（唐永徽二年）至798年（唐贞元十四年）的147年间，大食国遣唐使节进献方物达37次；682年（唐永淳元年），大食遣使献方物，包括无食子、金颜香、龙脑香、熏陆香、诃黎勒、血竭、蔷薇水、丁香、苏合香、栀子花、腽肭脐等数十种香药。

五代时期，波斯人李珣编纂了《海药本草》，书中大约载药130余种，多数药物是从海外输送或从海外移植到南方。其中收录了诸多香药，如茅香、迷迭香、甘松香、乳香、蜜香、必栗香、安息香、降真香等。这些香药不仅进行药用，也用作美容、熏疗、调味等方面；隋唐至五代时期，阿拉伯香药输入种类多达30余种，有兜纳香、阿魏、金颜香、蔷薇水、荜茇、苏合香、檀香、肉豆蔻、莳萝、迷迭香、丁香、麒麟竭、无名子、安息香、降真香、没药、沉香、龙脑、鸡舌香、返魂香、青木香、乳香、豆蔻仁、诃黎勒、紫檀、胡椒、腽肭脐、甲香、木香、艾纳、婆罗勒、栀子花等。该时期是我国进口药材的发展阶段，从民间到政府的药材贸易都非常频繁，输入香药多达数十种，能肯定品种的药物有30多种，而进口药材品种可达90多种。

宋金元时期是外来药材输入的繁盛时期，《宋会要辑稿》中记载，从960年（宋建隆元年）至1178年（宋淳熙五年）的218年间，阿拉伯各国使节进贡或商人贩运香药的次数多达98次，品种有舶上偏桃、蔷薇水、无名异、白龙脑、缶香、乳香、千年枣、珍珠、楝香、琥珀、腽肭脐、象牙、犀角等，宋政府通过市舶司由阿拉伯人运往非洲等地的中药材达60多种，如人参、茯苓、附子、朱砂、牛黄、胡椒、硝等。宋代海外贸易国家"东起日本、朝鲜，南及爪哇、印度尼西亚群岛，西至阿拉伯半岛与非洲东岸、北岸"，形成了瓷器—香药海外贸易新格局。在宋代，与香药有关的机构有香药库、太府寺、金部、内藏库、榷货务、左藏库、编估局、杂卖场、打套局，多达九个部门。随着大量的香药进口，使得香药的使用不再是贵族们的专利，逐渐开始向平民普及。

元代，新进口货物250多种，其中香药有犀角、血竭、珍珠、珊瑚、沉香、象牙、阿魏、茯苓等。在《岛夷志略》中记载，当时的商船从波斯湾地区运回大量药材，如产自波斯离（今伊拉克巴士拉）的肉桂、大风子，甘埋里（今伊朗哲朗岛）的丁香、苏木、豆蔻、麝香，挞吉那（今伊朗塔黑里一带）的水银、硫磺，加里那（今伊朗西南沿岸）的水银、苏木等。1974年，打捞的宋代木造海船上载有近5000斤香药，其中有檀香、胡椒、沉香、槟榔、降真香、乳香、龙涎香、玳瑁等，这些文物证明了当时海上丝绸之路进口香药的盛况。

《回回药方》是一部阿拉伯医药体系专著，成书在明洪武年间。据统计，该书残卷常用药259种，明显属于海药并注明中药名字者有61种，沿用阿拉伯药名，目前尚不知为何药者有52种，合计海药为113种。明永乐年间，郑和带领船队出使西洋，带去了中国的茶叶、生姜、大黄、肉桂等，同时带回大量亚非各国特有的药物，数量可观，品种繁多，主要是日本及东南亚各国，如琉球、安南、暹罗、爪哇、占城、真腊、淡目、葛朗国、勃尼国、婆罗国、三佛齐、亚鲁国、锡兰、苏禄、古里、剌加、榜葛剌国及览邦。进贡的药物主要有硫横、降香、檀香、苏木、沉香、木香、胡椒、犀角、黄腊、龙脑、片脑、肉豆蔻、安息香、没药、乳香、脑柴、米脑、糖脑、脑油、阿魏、藤黄、大枫子、蔷薇水、乌泥爹、土降香、血竭、奇楠香、金银香、芦荟、番木鳖子、荜澄茄、梅花、苏合香、闷虫药、龙涎香、番油子、檐子花、粗黄等四十多种。中国从东南亚和欧洲也进口大量香料药物。

清代前中期，朝鲜、东南亚多国大量进贡药物。海外诸国的药物，也依旧通过海上路线传入中国。清康熙年间，为了减轻朝鲜进贡药材的负担，曾发布命令：至所进降香、迷迭香、玛瑙、象牙、丁香、檀香、黄熟香等，皆非土产，免其入贡，其硫磺留福建督抚收贮。《本草纲目拾遗》收录了达47种之多的外来药物，如千岁子、天师栗、阿勃参、帕拉聘、特迦香、番薏茹、梭尔萨摩、金鸡勒、查克木、迦南香、海松子、夫编子等几十种海上药物以及许多海外治疗方法。

通过查阅大量资料，列出自秦代至清代各时期进口药物品种，并按药材的药用部分进行粗略的统计和分类：

（1）根及根茎类：人参、西洋参、大蒜、甘松香、胡黄连、高良姜、木香、附子、郁金、仙茅、山奈、天竺干姜、千金藤、白附子、蓝藤根、延胡索、秋水仙、青木香、细辛。

（2）皮、叶、花、藤木、藻菌类：桂、栀子花、番红花、海桐皮、天竺桂、通草、蔷薇水、降真香、茯苓、昆布、海藻、紫檀、酒杯藤、红莲花、苏木、沉香、乌木、骨路支、红兰花、豆蔻花、款冬花、丁香、番栀子花、高丽茯苓。

（3）果实、种子类：桃仁、郁李仁、杏、胡麻、缩砂蜜、草豆蔻、豆蔻仁、舶上偏桃、石榴、荜茇、荜澄茄、豆蔻衣、葡萄、肉豆蔻、莳萝、巴旦杏、薏苡仁、千年枣、茴香、槟榔、椰子、荔枝、橄榄、补骨脂、鸡舌香、婆罗勒、胡椒、紫矿、红豆蔻、益智仁、阿月浑子、葡萄酒、缅茄、天师栗、诃黎勒、菠萝蜜、番木鳖、胖大海、腰果、天仙子、摩厨子、吕宋果、番木瓜、胡桃、葫芦巴、菴摩勒、红海豆、五味子、毗黎勒、大风子、海松子、榛子、阿勒勃。

（4）树脂、油、加工品等其他类：无食子、苏合香、乳香、没药、底野加、麒麟血竭、返魂香、薰陆香、龙脑香、安息香、楝香、樟脑、藤黄、芜荑、丁香油、檀香油、儿茶、罗斛、阿芙蓉、阿勃参、蕃薏茹、蜜香、白龙脑、金鸡纳、詹糖香、肉桂油、摩婆石、天竺黄、琥珀、乳头香、胡桐泪、必栗香、锡速香、特伽香、气结、海松子、千岁子、黄熟香、麻藤香、乌爹泥、帕拉腭、查克木、梭尔萨摩、伽南香、阿魏、艾纳香、白胶香、质汗、夫编子、瓶香、阿魏、芦荟、芸膠、兜纳香。

（5）全草类：藿香、杜衡、苜蓿、细辛、胡荽、金颜香、蒟酱、师草、零陵香、吉祥草、无风独摇草、洋地黄、紫梗、迷迭香、新罗薄荷、郁金香。

（6）动物药类：玳瑁、珊瑚、牛黄、甲香、牡蛎、秦龟、蛤蚧、石决明、犀牛皮、龙涎香、蜈蚣、麝香、腽肭脐、珍珠（远珍明珠）、象牙、羚羊角、犀角、珂、担罗、石蜜、石龙子。

（7）矿物药类：芒硝、硼砂、绿盐、印度盐、岩盐、雄黄、戎盐、朱砂、红玄武土、雌黄、金屑、银屑、铜屑、硝（硝石）、琉璃、玛瑙、玉屑、无名异、石硫黄、硇砂、强水、倭硫磺、药露、天青石、金钱矾、波斯白矾、红宝石、水银、硫黄、鼻冲水、日精油。

外来药物丰富了我国的本草学，对我国中医药学的完善产生了深远的影响，从载药365种的《神农本草经》到载药1892种的《本草纲目》，数量上有了成倍的增长，外来药物的传入，人们对传入新品种药性功能也有了新的认识。清代医学家赵学敏编著的《本草纲目拾遗》是以拾《本草纲目》之遗为目的，全书载药921种，其中《本草纲目》中未收录的药材就有716种，如太子参、鸦胆子、冬虫夏草等，以及外来药品，如金鸡纳（喹啉）、日精油、香草、臭草等。本书除了补充《本草纲目》之遗以外，还对《本草纲目》所载药物记录不详的，进行了补充，对错误之处给予订正。该书对研究《本草纲目》和明代之后我国药物学发展，起到了重要的参考作用。作为清代最重要的本草著作，受到海内外学者的重视。与此同时也促进了方剂学的发展，在原有中药剂型丸、散、膏、丹的基础上，用药剂型丰富化，并且促进了临床应用，随着中医医家对外来药的性味归经、功效主治等的不断研究，使得外来药物在临床上的运用范围不断扩大。

第二节　陆上丝绸之路的药物输入

丝绸之路是古代中国进行贸易往来的国道，也是古代中国与其他国家进行经济、文化交流的国际通道。在陆地交通上发展起来的陆上丝绸之路，是以中国古代长安（今西安）、洛阳为起点，途经河西走廊、塔里木盆地或帕米尔高原，进入阿富汗、伊朗、伊拉克、叙利亚等国抵达地中海，最终以罗马为终点，这条路成为连接亚欧大陆的古代东西方文明的主要交汇之路。陆上丝绸之路在不同历史时期发展了多个重要的分支，主要有"唐蕃古道""草原之路""中印缅路""交趾道"等。按照运输方式的不同，丝绸之路一般分为陆上丝绸之路和海上丝绸之路，其中陆上丝路因地理形势发展，又分为了北方丝绸之路和南方丝绸之路。据所经地区的地理景观，又将北方丝绸之路细分为草原丝绸之路和绿洲丝绸之路。草原丝绸之路、绿洲丝绸之路和南方丝绸之路是中国古代陆上对外贸易和文化交流的主要通道。

草原丝绸之路是蒙古草原地区沟通欧亚大陆的主要商贸通道，其主体线路是从中原地区向北越过大青山，内蒙古长城沿线，再经蒙古草原向西北逐渐延伸，越过阿尔泰山，沿额尔齐斯河流域北行，穿越南西伯利亚草原，经过黑海北岸，最终到达地中海北陆的欧洲地区。元代是草原丝绸之路发展过程中的重要时期，初步形成于公元前5世纪的草原丝绸之路，在蒙古时期，草原丝绸之路被政府纳入管理控制的范围之内，从此成为一条具有安全保障性的世界通道，成吉思汗统一蒙古各部后，以此路为依托，开始了西征南进的战略决策，客观上维护和发展了草原丝路。蒙古帝国建立后，政府为了进一步通达政令与军情，保障东西方贸易，增加各蒙古汗国之间经济文化交流，贯穿亚欧草原南北交通干线，官方因此设立了木林、纳怜、帖里干等119个交通驿站。元朝定都大都后，窝阔台以元大都、上都为中心向西、西北、东三个方向开辟了三条连接欧亚的驿路。其中，西道以元上都附近为起点，经兴和路（今河北省张北县）西行，在丰州折向北行，穿越大青山北上至哈喇和林；西北道，自元大都西行经大同路东胜州（今托克托县大荒城）溯黄河经云内州至甘肃行省北部亦集乃路，北上绕杭爱山东麓至哈喇和林；东道以元大都为起点，北上经元上都，西行至哈喇和林地区（今蒙古国乌兰巴托附近）。忽必烈统治时期之后，元朝政府进一步加强了元上都、元大都与蒙古高原腹地哈喇和林之间的交通联系，草原丝绸之路在此基础上以哈喇和林为中心向西北经中亚纵向延伸，直至欧洲。

绿洲丝绸之路是连接中国中原地区与欧洲大部的陆上商业贸易通道，也是东西方政治、经济、文化交流的主要道路，其主体线路以长安为起点，沿河西走廊西行，到达敦煌后分成南北两路：南路从敦煌经楼兰、于阗、莎车，穿越帕米尔高原到大月氏、安息，往西到达条支、大秦；北路从敦煌到交河、龟兹、疏勒，穿越葱岭到大宛，西行经安息到达大秦。自西汉首次开凿绿洲丝绸之路后，历代统治者都十分重视对绿洲丝绸之路的治理，这也维护和发展了绿洲丝绸之路的畅通。忽必烈统治时期，为了加强与伊利汗国的联系，因此派兵沿玉门关至高昌并进抵中亚，肃清沿途欲独立的宗王，此举确保了绿洲丝绸之路南道的畅通。与此同时，元朝政府不断完善畏吾儿和河西等地的驿道，并在太和岭至别失八里（今新疆吉木萨尔境内之破城子）一段增设30个驿站，加强对绿洲丝绸之路北道的建设。元朝政府自忽必烈时期就已着手疏通绿洲丝绸之路北道，到了蒙哥统治时期，政府又疏通了从漠北至别失八里的广大地区，再沿汉唐天山北道西到中亚的交通路线。至此，绿洲丝绸之路全线得到贯通，它也成为了中西方交流的主要通道。

南方丝绸之路是一条以川滇两地为中心，纵贯西南地区，连接缅、印，通往东南亚、西亚，以及欧洲各国的古老国际通道，它以四川为中心向东、中、西方向延伸出了三条主干道。东线以四川为起点经贵州、广西、广东至南海与海上丝绸之路连接；中线从四川出发经云南至越南和中南半岛；西线从四川成都经云南至缅甸、印度，西行至中亚、西亚和欧洲地中海地区。其中，西线是南方丝绸之路的主干道，也就是久负盛名的"茶马古道"。南方丝绸之路的开辟最早可追溯到西汉武帝时期，汉武帝开启开发西南计划，疏导了民间贸易渠道，与草原丝绸之路一样，南方丝绸之路也成为一条重要的贸易通道。随着蒙古帝国统治力量向西南地区的延展，元朝政府加强了对南方丝绸之路，特别是乌江流域一段的管理与经营，在平定大理国后，云南地区开始独立建省，云南行省管辖今天的云南省、贵州省西部、四川省西南，即南方丝绸之路主要交通枢纽及其覆盖地区。元朝政府在云南行省开通并设驿站的道路有十余条之多，其中最重要的是开辟的入湖广道与乌撒达泸州道，入湖广道自今昆明经贵州，湖南到元大都，乌撒达泸州道从昆明经曲靖、昭通，通过贵州毕节到达四川泸州，沿长江而下可达内地。元代开凿的两条驿路，将南方丝绸之路的交通枢纽由四川迁至云南。与此同时，元朝政府通过设置驿站等方式恢复疏通了前朝南方丝绸之路通往今四川、广西和西藏的道路。

中医药学在其发展成熟过程中一直博采众长，不断地吸收融合外来的医药技术，同时也广泛传播到世界各地。中外医药的交流早在先秦时期就已经开始。李时珍称："苜蓿原出大宛，汉使张骞带归中国"。绿叶紫花的苜蓿在我国北方早已遍布山野，它多为畜类饲草，因其具有开胃健脾通便的功效，还为人类所食用。据《开元释教录》记载："东汉之末，安世高医术有名，译经传入印度之医药。"古印度的佛教僧侣精通医术者甚多，很多僧人毕生研究医学。当佛教于东汉传入我国时，印度医学也传入我国，这也丰富了中医药的理论知识和临床应用。与此同时，我国从汉代起就开始向印度输出诸如细辛、麻黄、人参、茯苓、乌头、当归、远志、附子等药材，这些药材被称为"神州上药"。隋唐时期是我国封建社会中的较为发达的王朝，这一阶段的丝绸之路也随之进入了发展的黄金时代，同时也促进了中外医药交流，使西域、印度及阿拉伯地区的药材和医疗技术不断地传入中国，中医药理论及药材也被传播到世界各地。这一时期中外医药的交流出现了许多新的成果，作为历史上第一部由国家颁布的药典《新修本草》，首次增录了许多来自西域及印度的药材，如密陀僧、郁金、龙脑香、诃黎勒、麒麟竭、胡椒、安息香等。其中，胡椒、安息香、郁金被当时的上流社会作为保健药物。据《医典》记载，在公元10世纪之前，我国的脉学就已传入阿拉伯地区，并对阿拉伯医学产生了较大的影响。

隋唐时期，欧洲的颅脑外科及眼科手术等医疗技术也经丝绸之路传入我国。《经行记》中记载："大秦人善医眼及痢，或未病先见，或开脑出虫。"此时，中印之间的医学交流成果颇丰。《隋书·经籍志》中曾记载，《婆罗门药方》《龙树菩萨药方》等十余种印度医书被译为中文并传入我国。同时，印度在白内障方面的治疗技术也传进中国，且产生非常大的影响。五代时期，由于各个地方的势力纷争，使丝绸之路一度中断。宋元时期，中原地区较为稳定且经济快速发展，丝绸之路也得到了恢复，因此医药交流也逐渐升温。自北宋起，由于榷场的设立和"互市"贸易的兴盛，极大地促进了中原地区与周边地区的贸易往来。《宋史·食货志》记载："西夏自景德四年，于保安军置権场，以罗绮易驼马、缯帛、牛羊、玉、毯、甘草，以香药、瓷漆器、姜、桂等物易蜜蜡、麝脐、苁蓉、红花、钢砂、翎毛、羚角、毛褐、柴胡，非官市者听与民交易，入贡至京者纵其为市。"元朝政府还聘请了阿拉伯名医爱薛为御医，掌管上都医药院。1272年元朝政府设立了"回回药物院"，翻译了多部阿拉伯医学著作。其中"回回"是唐宋时期我国对定居于我国信仰伊斯兰教的波斯人和阿拉伯人的统称。另外，伊朗学者兼医生拉什德·阿尔丁·阿尔哈姆丹妮曾主持编纂了一部波斯文的中国医学百科全书《伊儿汗的中国科学宝藏》，书中包括了脉学、解剖学、胚胎学、妇产科学及药物学等内容。这也是成为了中医学走向世界的重要基础。明清时期，由于国内外诸多因素的影响，长达一千七百多年的丝绸之路逐步走到了历史的终点。伴随丝绸之路历史地位的衰落，在此道路上的中外医药交流也随之消失。

一、中亚地区的药物输入

说到中亚，古代中国称该地区为西域，其地理的界定可分为广义和狭义两种范围。其中狭义的范围一般是指我国甘肃省的敦煌玉门关、阳关以西，帕米尔高原以东的地区。广义的范围则是包括帕米尔高原以西的广大地区。在国际上，广义的中亚包括蒙古高原、青海、河西走廊、新疆、哈萨克草原、巴基斯坦西北部、阿富汗北部，以及伊朗东北部。狭义的中亚的范围则主要是以阿姆河和锡尔河流域为中心的地区。当今国际上公认的中亚是指20世纪90年代初苏联发生剧变后，从中独立出来的五个国家：土库曼斯坦、塔吉克斯坦、吉尔吉斯斯坦、哈萨克斯坦、乌兹别克斯坦。中国与中亚存在着深远的政治、经济、历史、文化联系，这种联系持续了两千多年直到今天。当时，西域是东西方贸易的重要区域，中国的丝绸、茶叶、瓷器等物品主要通过西域运往欧洲。

从秦汉时起，玉门关、阳关以西地区统称为"西域"，包括亚洲中西部（含今新疆）、印度半岛、欧洲东部及非洲北部在内。"西域诸国"是指这一地区除印度以外的其他各国，主要有康国（今乌兹别克斯坦共和国撒马尔罕一带）、安国（今乌兹别克斯坦共和国布哈拉城一带）、吐火罗国（今阿富汗北部地区）、波斯（今伊朗地区）、大食（阿拉伯帝国）、大秦（东罗马帝国）等。张骞出使西亚，曾经到达大月氏、康居、大宛等国。张骞的副使还到达过安息、大夏等国。后汉武帝的使者还到达奄蔡、条支、犁轩等国。中亚等国先后派遣使者东来，东汉时期，大秦商人来到中国，以大秦王安敦的名义，赠送汉桓帝大量礼物，其中包括大量药材，从此汉与罗马的贸易更为密切。中亚诸国的诸多药材如大夏的石榴，大宛的苜蓿、葡萄、芝麻，安息的胡桃等相继传入中国。《汉书·西域传》中如实记录了这些情况，"郭善国，本名楼兰，王治杆泥城，去阳关千六百里，去长安六千一百里……多农幸、怪柳、胡杨、白草"；"大宛国，王治贵山城，去长安万二千五百五十里……又曰：宛王蜂封与汉约，岁献天马匹。汉使采葡萄、首清种归。天子天马多，又外国使来众，益种蒲陶馈萄"；"大秦国……止多有金银奇宝，多金银奇宝，有夜光璧、明月珠、骇鸡犀、珊瑚、琉璃"。

在《神农本草经》中就记载了肉苁蓉、水银、葡萄、雄黄、胡桃、麻黄、戎盐等十余种西域地产药物，反映出汉代时期丝绸之路上药物交流的状况。上述药材中，肉苁蓉、葡萄、胡麻、麻黄等物，现在新疆遍地皆是；雄黄、水银、戎盐在《汉书·西域传》中明确记载为西域各国的地产药物。总之，中亚诸国如大宛国、大月氏国、康居国、大夏国、安息国、奄蔡国、条支国、犁轩国的使者多次出访中国，并赠大蒜、西红花、葡萄、石楠、芝麻、胡桃等地产药材，而其中大部分药材早已引种到中原，这正是汉代时期中国与外国进行医药学交流的丰硕成果。

隋唐五代，中国与西域诸国的联系更加密切，之间的贸易往来与经济文化的交流更为密切。当唐朝国力处于极盛期时，西域来华的商人络绎不绝，他们携带来华的物品中，有不少就是其本土的药材。西域诸国向唐政府进献的物品中也有很多香药、药材。651年，大食与我国建交，一直到798年，共遣使40次，将大量香药运至中国。隋唐时"大秦"或"拂林"均指东罗马帝国，《海药本草》亦收载了上述国家的部分药物，如芜荑、肉豆蔻、波斯白矾、无风独摇草、降真香等。由于大秦地跨欧亚大陆，因此其医药文化兼有东西方特色，故诸多西方药物如"底野迦"都是通过大秦国进入我国。唐代前中期，活跃在波斯湾、印度洋、南中国海上贩运香药的商人主要以波斯人为主。762年以后，黑衣大食帝国迁都巴格达，因而带来了中国与阿拉伯之间海上贸易的黄金时代，阿拉伯人也由此进入了获利巨大的海上香药贸易。

1. 苜蓿

苜蓿，又称光风草、连枝草、牧宿。拉丁文名：*medicago sativa*。豆科多年生草本。西汉，张骞出使西域首先到达大宛（今费尔干纳盆地），在大宛臣服汉朝以后，汉朝得到了大宛的汗血宝马的同时也引进了宝马所食的牧草——苜蓿。《史记·大宛列传》记载："马嗜苜蓿，汉使取其实来，于是天子始种苜蓿、蒲陶肥饶地。"苜蓿传入我国后，不仅成为马匹的饲料，还被端上了人们的餐桌，甚至成为药用植物。关于苜蓿的引入者在史学界、农史界，还是草学界的观点各有不同，总体上有几种主流观点，第一种观点是由贰师将军李广利带回来的；第二种观点是苜蓿是由出使西域的汉使带回来的；第三种观点是由出使西域的张骞带回来的。《名医别录》中记载苜蓿"味苦，平，无毒，主安中，利人"，并将其列为菜部上品。《汉书·西域传》记载："汉使采苜蓿归，天子益种离宫别馆旁。"《本草纲目》将苜蓿列入菜部，记载："干食益人，可久食，利五脏……"现代科技证实了苜蓿的营养价值十分丰富。它除了含有蛋白质、维生素和各种矿物质外，还富含17种氨基酸和多种微量元素，营养价值为各类牧草之首。现代药理学研究发现，苜蓿的茎和叶中所含的黄酮、异黄酮、苜蓿皂苷，以及苜蓿多糖等成分具抗氧化、抗动脉硬化、抗肿瘤和增强免疫力等多种生物活性作用。

2. 绿盐

绿盐，为卤化物类矿物氯铜矿的矿石。拉丁文名：*atacamite*。产于世界各地，以中亚地区出产的最为上乘，主要用于治疗眼疾。唐代由大秦国人和阿拉伯人传入中国。《海药本草》曰："绿盐出波斯国，生石上，舶上将来，谓之石绿，装色久而不变。方家言波斯绿盐色青，阴雨中干而不湿者为真。"治齿漏疳，虫蚀齿疼痛，出脓水不绝：盐绿、麝香、黄连各一分，石胆一钱。上药同于乳钵内细研为散。每用一字，掺于湿纸片上贴之，日二、三度。忽患口疮者，绵裹半钱，含。《新修本草》曰："绿盐，味咸、苦，辛，平，无毒，主目赤泪，肤翳眵暗。补以光明盐、硇砂亦铜屑，酿之为块，绿色。真者出焉耆国。中水取之，状若扁青、空青，为眼药之要。"《圣惠方》记载：治目昏暗赤涩泪多出取盐绿一分，蕤仁一两。上药一处熟研，入好酥一分，更研令匀。每夜卧时，取麻子大点之。斜方晶系。晶体柱状或板状，晶面具垂直条纹。又为肾状、纤维状、粒状、致密状之集合体。颜色有美绿色、翠绿色或黑绿色。条痕为苹果绿色。光泽金刚石状或玻璃状。透明至半透明。解理依轴面而完全。断口贝壳状。天然绿盐为卤化物类矿物的氯铜矿。由于铜溶液与蛋白质化合生成蛋白化合物，其浓溶液用于疮面会起腐蚀作用，而可消云翳。如误服能刺激胃粘膜引起呕吐、腹痛等。吸收进入体内能破坏红细胞并恶化肝功能，出现眩晕、急性贫血、体温下降、脉细，严重时可致痉挛、麻痹而死亡。故只作外用药。性平，味咸、苦、辛；有毒，归肝经。具有明目去翳的功效。主目翳；目涩昏暗；泪多眵多。研细配膏，点眼或外贴；或制成稀溶液作冲洗剂，亦可外掺。不宜内服。

3. 安息香

安息香，又名野茉莉、拙贝罗香。拉丁文名：*benzoinum styracis*。为安息香科植物白花树的干燥树脂。原产于中亚古安息国、漕国、龟兹国、阿拉伯半岛及伊朗高原，唐宋时因以旧名。《酉阳杂俎》载安息香出波斯国，作药材用。《本草纲目》记载："此香辟恶，安息诸邪，故名。或云：安息，国名也。梵书谓之拙贝罗香。"汉代文献称波斯之地为安息国，魏晋以后安息国不复存在，而称此地产香料为安息香者，可能沿袭汉代旧称。据此推测，安息香应该在汉代已经传入。《圣惠》中载"安息香丸"用于时气瘴疫。《新修本草》载曰："安息香，味辛，香、平、无毒。主心腹恶气鬼。西戎似松脂，黄黑各为块，新者亦柔韧。"《本草纲目》所载的"安息香丸"主治小儿肚痛，曲脚而啼。安息香是安息香属树木分泌的树脂。商品安息香有两种，一种是产自越南安息香树的泰国安息香，另一种是产自安息香树和苏门答腊安息香树的苏门答腊安息香。老挝是泰国安息香的主要生产国，印度尼西亚，尤其是北苏门答腊是苏门答腊安息香的唯一产地。安息香味辛、苦，性温，入心脾肺胃经，具有活血行气、开窍醒神、止痛的功效。用于治疗中风昏迷、中风痰厥、小儿惊风、气郁暴厥、心腹疼痛、产后血晕等症，是芳香开窍药中使用频率较高的一味药。现代药理作用表明其具有抗炎解热，对脑缺血缺氧有保护，促进血脑屏障通透性，抗肿瘤，促雌激素，止痛等作用。

4. 苏合香

苏合香，又名帝膏、苏合油、苏合香油、帝油流。拉丁文名：*styrax liguidis*。为金缕梅科植物苏合香树，树干渗出的香树脂，经加工精制而成。苏合香主要源自进口，主产于欧、亚、非三洲交界的土耳其南部以及埃及、叙利亚、索马里等国，现我国广西、云南亦有引种。该药的入药历史可以追溯到魏晋时期，首载于《名医别录》，其书载其"味甘，温，无毒。主辟恶，除邪，杀鬼精物，温疟蛊毒，痫痉，去三虫，令人无梦魇。久服通神明，轻身长年"。《太平惠民和剂局方》的"苏合香丸"，该方应用于寒湿痰浊或秽浊之气闭塞气机，蒙蔽清窍的寒闭证。方中苏合香起到善透窍逐秽化浊，开闭醒神的作用。《本草纲目》记载："苏合香气香窜，能通诸窍脏腑，故其功能辟一切不正之气。"苏合香的树脂为一种白色无臭的无晶形物质，由树脂酯类和树脂酸类组成。树脂酯类多为树脂醇类与芳香酸（主要是桂皮酸、苯甲酸）结合而成的酯类；树脂酸类主要为齐墩果酮酸和3-表-齐墩果酮酸。油状液体大多由芳香族化合物和萜类化合物组成，芳香族化合物主要为桂皮酸及其酯类，萜类主要为单萜及倍半萜类。苏合香味辛，性温，主心、脾二经，芳香走窜之性甚烈，有开窍、止痛、破秽之效，故传统中医临床常用于胸腹冷痛、中风痰厥、惊痫和猝然昏倒等。现代药理学研究证实苏合香具有中枢保护作用，能增强血脑屏障的通透性，抗脑缺血缺氧，保护受损神经细胞；苏合香还具有抗心肌缺血缺氧的作用，其开窍通闭的功能或与其影响心脑活动功能有关。

5. 喜来芝石

喜来芝石，又名施拉吉特。拉丁文名：*asphaltum*。这是一种表面为不均匀多孔或光滑、具有特征香脂气味的无定形油状、固体或弹性天然产物，颜色为淡棕色或黑褐色，在涉及温度、日照时间、降水量的特定天气条件，从海拔1000—5000 m的沉积岩中渗出。喜来芝石主要含有腐殖质和其他非腐殖质的有机物，主要具有抗氧化、免疫调节、抗溃疡、抗炎、增强学习记忆能力、镇痛、抗糖尿病、抗焦虑、抗过敏等药理活性。喜来芝石主要分布在世界山区尤其是在中亚，如喜马拉雅山脉、阿尔泰山脉、高加索山脉和吉尔吉特-巴尔蒂斯坦的山区，尤其是印度次大陆的喜马拉雅山脉和高加索山脉，分布沿线主要涉及到的国家或地区有巴基斯坦、阿富汗、乌兹别克斯坦、吉尔吉斯斯坦、塔吉克斯坦、土库曼斯坦、哈萨克斯坦等国家。喜来芝石主要由3种类型的化学单元组成：中、低相对分子质量非腐殖性有机化合物包括二苯并-α-吡喃酮、游离和结合的脂酰基、氨酰基等；中、高相对分子质量含有痕量金属离子和色素的二苯并-α-吡喃酮-色蛋白；含有金属的腐殖酸盐类如以二苯并-β-吡喃酮为核心的富里酸等。

二、南亚地区的药物输入

南亚地区指的是喜马拉雅山脉西、中段的南侧到印度洋之间的广大地区。当今的南亚区域主要包括巴基斯坦、印度、尼泊尔、不丹、马尔代夫、斯里兰卡、孟加拉国等国家和地区。由于喜马拉雅山脉把南亚与亚洲其它地区隔开，使南亚在地理上形成一个相对独立的区域，习惯将南亚的大陆部分称为"南亚次大陆"。西汉时期，张骞通西域之后，中国与印度官方之间就开始通使往来。汉武帝"初置酒泉郡，以通西北国。因益发使，抵安息……身毒国"。东汉和帝时，身毒国"数遣使贡献"，故中国人对于印度之物产才有了一定的了解。《后汉书》卷八十八《西域传》

载："（印度）土出象、犀、砒石……又有细布、黑盐、好溉爵、胡椒、诸香、石蜜、姜。"西晋秘书监司马彪所著《续汉书》中，也提到天竺国出石蜜、胡椒、黑盐、胡椒。这说明在东汉时期，至晚到西晋时期，印度著名的香辛料胡椒已被中国人所知。三国时东吴人万震在《南州异物志》中提到印度产青木香，状如中国甘草，载曰："青木香，出天竺，是草根，状如甘草。"《齐民要术》卷七"胡椒酒法"，卷八"胡炮肉法""作和酒法"，均提到胡椒、荜茇两味印度香辛药，且"胡椒酒法"还注明是引自西晋张华《博物志》。说明西晋时代印度所产之著名香辛药胡椒、荜拨（长胡椒）已被人们用于酒类的制作中。

　　魏晋南北朝时期，我国与印度的政治、经济、文化、医药联系更加密切。随着佛教的传入，印度医药学也陆续被介绍到中国。佛教大昌，僧徒甚盛，而僧侣中精通医术者日益增多，如支法存、道洪、智斌、僧深、法显等。往来中印的僧侣为两国间的文化交流作出了贡献。《龙树菩萨药方》《西域波罗仙人方》《西域诸仙所说药方》等这些都是以印度方术为主的医方。503年（梁武帝天监二年），中天竺王屈多派遣使者来建康访问，馈赠杂香等，据《拾遗记》卷九记载："始十年（274年）有浮支国（即浮图之谢音，犹言佛誓国）献望舒草（夜来香、含羞草之类）。"在这一历史时期，中国有印度药材的输入，还有印度药用植物的引种，并且种类繁多。中国和印度互派使者访问，是促进医药学交流的另一途径。东晋葛洪《肘后备急方》记载："药子一物方：婆罗门胡名船疏树子，国人名药疗病。"此"药子"为何物虽无从考证，但这是现存中医书中可以见到的最早的有关印度药物的记载。同时，印度商人还把大秦的货物贩运到中国。《南史》卷七十八记载："中天竺国……西与大秦、安息交市海中，多大秦珍物：琥珀、珊瑚……郁金、苏合。"印度不仅将本国的医药传入我国，而且不断地将更远地区的药材输入中国。隋唐时期，佛教继续东渐，我国僧侣西行求法，并通过政府使节、贸易等途径沟通联系，使印度医药更大规模地传入我国。

　　隋唐时期在传入的佛教医方明（佛教五明之一）当中，有关方药的记载比较多。印度古有五明之学，众多高僧无皆精于此道。唐朝史料记载，唐太宗李世民经常服用婆罗门僧那罗迩娑寐所制的延年益寿的方药。此时，印度医学的一部分内容融入到中医学的血脉之中，并得以广泛流传。隋代的《不空羂索咒经》载有25种药物，如石黛、荜茇、龙脑香、雄黄、麝香等。唐代《曼殊室利菩萨咒藏中一字咒王经》记载了19种药物，如齿木、黄牛乳、石蜜、牛膝根等；《观世音菩萨如意摩尼陀罗经》中记有郁金根、雄黄、龙脑香、胡椒、牛黄、干姜、荜茇、麝香等；《观世音菩萨秘藏和意陀罗神咒经》中多次述及牛黄、麝香、龙脑香、白檀香、郁金香、丁香等的应用。唐开元十七年（729年）献"质汗等药"。

印度的医方、医法、医药学传入也在唐代医书中有所体现。唐高僧义净在印度留学十年后返回，撰写了《南海寄归内法传》，对印度的药物作了介绍，曰："西方则多诃梨勒，北道则时有郁金香，西边乃阿魏丰饶，南海则少出龙脑、三种豆蔻，皆在杜和罗，两色丁香，咸生堀伦国"。由于印度药物很快被医家应用于临床，因此，在唐朝的诸多典籍中有其相关记载。唐代段成式《酉阳杂俎》对产自印度的胡椒、白豆蔻、荜茇、龙脑、阿魏等，从名称、形态等多方面作了详细介绍。孙思邈《备急千金要方》《千金翼方》和王焘《外台秘要》中都载有不少印度方药，其中诃梨勒、郁金香、阿魏、龙脑香、豆蔻、丁香更是被临床频繁使用。三勒浆酒的制法出自波斯，但三勒浆酒所用的原料——毗梨勒、诃梨勒和庵摩勒皆原产于印度。在印度，诃梨勒被认为是能包治百病的良药；庵摩勒（余甘子）是西域诸胡国向唐朝皇帝所贡之长生药品；而毗梨勒作浆服用，可使白发转黑，青春永驻。波斯人正是用这三种著名的印度香药，制作了驰名唐土的三勒浆酒。在隋唐时期，中国与印度之间的医药学交流，中国本土医药虽然也会随僧侣往来传入印度，但是两国的交流仍以印度医药学对我国医药学的影响为主。

宋代，随着"丝绸之路"的日益兴盛，通过"丝绸之路"的药物交流也进入一个崭新阶段。其中位于南亚印度次大陆的"西天诸国"跟中国的药物交流密切。据《岭外代答》《诸蕃志》等书记载，"西天诸国"主要有注撵、故临、南毗、胡茶辣、鹏茄罗、天竺、南尼华罗、麻罗华、细兰等国。此时，这些古国的药物以各种形式源源不断地输入中国。北宋时，注辇、中天竺等国曾遣使来贡乳香、阿魏、象牙等药物数万斤。在宋代本草中，收录了许多由印度流入的药物。如青木香，"出天竺，今惟广州舶上有来者《诸蕃获》云，南尼罗国土产上等木香"。阿魏，"出伽舍那国，即北天竺也。惟广州有之"。苏合香，"天竺出苏合香，辗转来达中国。广州有货者"。以及乳香、龙脑、天竺黄、诃梨勒、天竺桂、胡椒、象牙等，有数十种之多。而大量中国药物也通过"丝绸之路"输入"西天诸国"。13世纪，阿拉伯药物学家伊本·巴伊塔尔著有《药草志》，书中就有中药传入印度的相关记载。

1. 罗望子

罗望子，为豆科酸豆属植物酸豆，药用其果实。拉丁文名：*tamarindus indica l.*，有温肾生精、健胃进食、滑肠通便之功能，塔里木盆地的罗望子最早从印度输入，所以其名一直沿用至今，维吾尔医用其治疗体倦多汗、病后虚衰、食欲不振、恶心呕吐、肠燥便秘、高血压及阳萎不起诸症。《注医典》："具有清理大肠，退热退烧，降逆止吐，清热止渴的作用。主治大便干燥，发热发烧，恶心呕吐，胃热口渴"。性甘、酸，味凉。具有清热解暑，消食化积的功效，主治中暑，食欲不振，小儿疳积，妊娠呕吐，便秘。具有助消化、除腹胀、减轻咽喉疼痛作用。药理作用的研究表明，其具有降血糖、轻泻、抑菌、抗突变和保护细胞损伤、抗致癌物等作用。生果肉具有轻泻作用。种子外皮治疗痢疾，煎剂治疗脓疡。叶煎剂有抗菌作用。

2. 庵摩勒

庵摩勒，别名余甘子、滇橄榄、久如拉（藏药）、麻项帮（傣药）、庵摩勒（古印度梵语），为大戟科植物余甘子的果实。拉丁文名：*phyllanthus emblica l.*，庵摩勒首见于唐代的医药文献，全世界约有17个国家的传统药物体系中使用了余甘子，如泰国、缅甸、尼泊尔、印度、斯里兰卡、沙特阿拉、伯伊朗、土耳其、埃及等，在我国约有16个民族使用该药，如苗族药、藏族药、蒙古族药、傣族药、维吾尔族药等。《千金翼方》云："庵摩勒味苦甘寒无毒，主风虚热气。一名余甘，生岭南交广爱等州。"即庵摩勒又称为余甘子，关于其得名的由来，陈藏器的《本草拾遗》记载："人食其子，先苦后甘，放日余甘。"可见余甘子是从其味道上得名的。如陈藏器所述，庵摩勒既是梵文之音译，其原产地当在印度。《大唐西域记》卷二关于印度物产部分云："风壤既别。地利亦殊。花草果木，杂种异名，所谓巷没罗果……阿末罗果。"关于庵摩勒的性状，苏恭的《新修本草》云："庵摩勒生岭南交、广、爱等州。树叶细，似合欢，花黄，予似李、奈，青黄色，核圆作六、七棱，其中仁亦入药用。"《海药本草》中记有："庵摩勒，生西国，大小如枳橘子状。梵云：菴摩勒果是也。味苦、酸、甘，微寒，无毒。主丹石伤肺，上气咳嗽。久服轻身，延年长生。凡服乳石之人，常宜服也。"《本草纲目》中称："余甘子，合铁粉涂头生须发。"这个观点早在《本草拾遗》中就已出现，而且记载还更详细："（庵摩勒）主补益、强气力。合铁粉用一斤，变白不老。取子压取汁和油涂头，生发，去风痒。初涂发脱后生如漆。"味苦、甘、酸，性凉。归肝、肺、脾、胃经。具有润肺化痰，清热利咽，生津止渴之功效。常用于感冒发热，白喉，咳嗽，咽痛，烦热口渴，高血压。余甘子鲜果中含有酚酸性成分、挥发油、还原糖、香豆素、多糖、黄酮、内酯、甾醇和萜类等。余甘子的鞣质含量较高，主要为葡萄糖没食子鞣质、余甘子酚、原诃子素、余甘子酸、诃子酸、没食子酸、并没食子酸、棘质云实精、诃黎勒酸、诃子裂酸及3，6-二没食子酸葡萄糖苷。还含有丰富的维生素B_1、B_2、C及微量元素Se、Fe、Rb、K、Zn、Mn、Sr等。药理研究发现其具有抗衰老作用，抗细胞毒、抗突变作用，诱生人白细胞干扰素的作用，抑菌、抗炎作用。

3. 毗梨勒

毗梨勒，拉丁文名：*terminalia bellirica（gaertn.）roxb.*，首见于唐代医药学家孙思邈的《千金翼方》，该书卷三《本草中》云："毗梨勒味苦，寒，无毒。功用与庵摩勒同。出西域及岭南交、爱等州，戎人谓之三果"。苏恭的《新修本草》亦云："毗梨勒……出西域及岭南交、爱等州，戎人谓之三果。树似胡桃。予形亦似胡桃，核似诃梨勒而圆短无棱，用之亦同法。"味苦，性寒，无毒。风虚热气，功能与庵摩勒相近。可暖肠腹，去一切冷气，下气，止泻痢。研成浆染须发，可使其变黑。

4. 番木鳖

番木鳖，别名马钱子，拉丁文名：*semen strychnotis*。为葫芦科植物木鳖的成熟种子。《本草纲目》中番木鳖，称"火失刻把都，生回回国"。《本草原始》："番木鳖，木如木鳖子大，形圆而扁，有白毛，味苦。鸟中其毒，则麻木搐急而毙；狗中其毒，则苦痛断肠而毙。若误服之，令人四肢拘挛。"番木鳖野生于印度东海岸森林地带，16世纪传入欧洲，成为流传很广的毒药。含有生物碱，主要为番木鳖碱（士的宁）及马钱子碱，并含有微量的番木鳖次碱、伪番木鳖碱、伪马钱子碱、奴伐新碱、士屈新碱，以及脂肪油、蛋白质、绿原酸等。味苦，性温，有大毒。具有较强的通络止痛、解毒散结的功效。现代药理研究证实，马钱子能抗炎，镇痛，杀菌，抗肿瘤，健胃，镇咳祛痰，改善微循环，刺激骨髓，活跃造血功能，兴奋中枢神经系统。对肺结核、眶上神经痛、面神经麻痹、银屑病、手足癣等均有较好的疗效。归肝、脾经。具有兴奋健胃，消肿毒、凉血功能。主治咽喉肿痛、食欲不振、痈疮肿毒、四肢麻木、瘫痪，痞块。

5. 生姜

生姜，别名蜜炙姜、因地辛、炎凉小子、姜根、百辣云、勾装指、鲜生姜，拉丁文名：*uncooked rhizoma zingiberis*。是姜科姜属的多年生草本植物的新鲜根茎。野生品种在南亚分布，印度人最终人工种植，后传入东南亚、西亚、东亚。早在4000多年前印度人就用根茎所磨成的深黄色粉末"姜黄"作为香料、染料和草药，古印度典籍《阿育吠陀》中提到姜黄可以用来滋补胃和净化血液，以及治疗各种皮肤疾病和愈合伤口。《名医别录》载："味辛，微温。主治鼻塞、咳逆上气，伤寒头痛、止呕吐。又，生姜，微温，辛，归五藏。去痰，下气，止呕吐，除风邪寒热。久服小志少智，伤心气。"《本草拾遗》记载："本功外，汁解毒药，自余破血，调中，去冷，除痰，开胃。须热即去皮，要冷即留皮。"味辛、微温，归肺、脾、胃经。具有发汗解表、温肺止咳、温中止呕、解药毒、解鱼蟹毒的功效。适用于外感风寒、头痛、咳嗽、痰饮、胃寒呕吐；在遭受水湿、冰雪、寒冷侵袭后，急以姜汤饮之，可增进血行，驱散寒邪。研究中在生姜的挥发性成分中找到了6-姜辣烯酮、高良姜内酯、辛辣成分为6-乙酰姜辣醇；干姜挥发性成分中含有莰烯、β-水芹烯和桉叶素，所含辛辣成分有6-姜辣磺酸、6-姜醇、6-姜辣二醇等。药理研究表明，干姜和生姜提取物具有部分共同药效作用，如保护胃粘膜、镇静、抗溃疡、降血脂、抗血小板聚集、抗动脉粥样硬化、抗病原微生物等作用。

三、西亚、欧洲陆上地区的药物输入

西亚地区指的是东起阿富汗，西迄土耳其和塞浦路斯的亚洲西部地区，总面积约737万平方千米。今天的西亚有20个国家和地区：沙特阿拉伯、也门、阿曼、伊朗、阿富汗、伊拉克、科威特、塞浦路斯、格鲁吉亚、卡塔尔、巴林、土耳其、叙利亚、阿联酋、阿塞拜疆、亚美尼亚、约旦、黎巴嫩、以色列和巴勒斯坦地区。在古代，西亚是国际交通的枢纽，陆上丝绸之路横贯西亚，因此把亚欧非大陆联接起来。在陆上丝绸之路与中国贸易往来频繁的欧洲国家主要是以南欧地区为主，今天的南欧国家有意大利、希腊、西班牙、葡萄牙、罗马尼亚、斯洛文尼亚、克罗地亚、保加利亚、阿尔巴尼亚、塞尔维亚、马其顿、波斯尼亚、墨塞哥维那、圣马力诺、马耳他、梵蒂冈、安道尔。

在汉代就已经有了使用阿拉伯香药的记载，《史记·大宛传》记载"初置酒泉郡以通西北国，因益发使抵安息、奄蔡、黎轩、条支、身毒国"《后汉书·西域传》记"和帝永和九年（公元97年）都护班超遣其使甘英使大秦（包括埃及、叙利亚在内的罗马帝国东方领土）抵条支，为西海所阻，不能西渡，乃还"。《四库全书·香乘》记载："香最多品类土交、广、崖州及海南诸国，然秦汉已前未闻，惟称兰、蕙、椒、桂而已，至汉武奢广尚书郎奏者始有含鸡舌香及诸夷献香种种微异事。"丝绸之路的贯通为阿拉伯香药的传入创造了客观条件，但由于受到运输工具及航海技术的限制，香药数量及品种均较为有限，被当时的人们视为稀有之品，仅供皇家贵族的焚香熏香之用。丝绸之路的商道最初有南北两条。两条均以长安（今西安）为起点，经河西走廊至敦煌分向。第一条是沿天山南侧行走，越过帕米尔高原，到达中亚和波斯湾等地，称为北道。第二条是沿着昆仑山北麓到达大月氏（今阿富汗）、安息（今伊朗）、条支（今伊拉克等阿拉伯国家），直至印度洋，称为南道。西汉以后天山北路又增加了第三条丝路，通往地中海各国，称为北道，或新北道，原来的北道（即顺天山南侧行走的那一条）就改称为中道了。根据史籍相关记载统计，此时期阿拉伯香药传入的种类主要为鸡舌香、肉豆蔻、苏合香、乳香、没药、诃子等数种。

魏晋南北朝时期，丝绸之路增加了中国和阿拉伯国家的联系，随着当时中国政治、经济、文化、科技的发展壮大，我国与阿拉伯等国家的海上交通也迅速发展，政府实行了积极的对外开放政策，因此，此时期阿拉伯香药的传入逐渐增多，无论数量和种类，都较汉代有明显增长。此时期，除了有横贯亚洲的丝绸之路外，另有从云南经缅甸和印度进入阿富汗的通道，并可从此通道抵达伊朗等地。据《魏书·西域传》记载，梁武帝天监十七年（518年），波斯（今伊朗）始通中国，其国产药材甚多，如"薰陆、郁金、苏合、青木香、胡椒、荜茇、石蜜、千年枣、香附子、诃梨勒、无食子、盐绿、雌黄等"。医家们积极地将这些进口香药运用于医疗实践，探索临床疗效，使其逐渐成为常用的中药品种。《本草经集注》收载了苏合香、沉香、薰陆香、鸡舌香、詹糖香、木香等西域香药。《魏略》中记载了大秦国的65种物产，内有香药12种，其中多产于亚丁湾的阿拉伯香岸（指阿拉伯阿曼佐法尔地区），如狄提（芦荟）、苏合香、迷迭香、兜纳（没药）、郁金香、安息香、熏木（紫檀木）、芸胶（阿拉伯胶）、熏草（柔毛熏衣草）等。在香药的应用方面，也不再局限于焚香、熏香，中医医家对其治疗作用有了初步的认识，在本草书籍中有了越来越多的关于阿拉伯香药的记载。

在隋朝，中国与阿拉伯各国通过丝绸之路进行了广泛的医药交流，阿拉伯香药也不断地传入到我国，据《隋书·列传第四十八·西域》记载："波斯国……雌黄、土多朱砂、无食子、附子、诃黎勒、绿盐……炀帝遣云骑李昱通波斯，其遣使随昱贡方物。"唐代，政治统一，经济繁荣，中外交通发达，统治者实行了"对外开放"的政策，使唐代出现了"万国"遣使的盛况，在总结、继承和发展了两汉魏晋南北朝以来的医药交流成果后，唐代的医药交流得到高速的发展。阿拉伯帝国在征服了周边多个国家以后，又将政治势力扩展到欧洲和北非，成为横跨亚非欧三大洲的大帝国，其疆域分别与大唐帝国、查理曼帝国和拜占廷帝国为邻。此时期的阿拉伯帝国幅员辽阔，包括伊朗、伊拉克、叙利亚、巴勒斯坦、撒马尔罕、中亚喀布尔、布哈拉等在内的广阔的阿拉伯地区。之后阿拉伯帝国又攻占了印度北部，统治疆域与中国西部边境接壤。此时，亚洲两个强大帝国在贸易交流上进入了兴盛阶段。阿拉伯香料商人的贸易范围也因此扩大，香药的巨大利润促使他们不惜长途跋涉，到世界各处搜罗香药。他们从波斯湾出发，去采购阿曼席赫特采的乳香，阿拉伯半岛麦加的兜纳香，非洲的丁香、龙涎香，索科特拉岛的芦荟、血竭，印度古吉拉特邦、马拉巴尔海岸的胡椒等其他热带香料。

五代十国时期虽然战乱割据，但阿拉伯与中国的药材贸易继续发展。李珣是五代十国时期的药物学家，他目睹了外来药物及岭南药材的贸易盛况，并撰写了《海药本草》，为收载外来药物的专著，但不幸散失，根据尚志钧重辑，载药124种，其中绝大部分都是舶来品，其中包括很多阿拉伯药物，如波斯白矾、金线矾、银屑、金屑、石硫黄、绿盐、麒麟竭、胡桐泪，共8种；草部收木香、无风独摇草、兜纳香、阿魏、荜茇、蒟酱、肉豆蔻、缩砂蜜、莳萝、迷迭香、艾纳香共11种；木部收熏陆香、沉香、乳头香、丁香、降真香、藤黄、返魂香、无名子、芜荑、安息香、龙脑、庵摩勒、补骨脂、没药、诃黎勒、无食子、婆罗得共17种；兽部收犀角、腽肭脐共2种；果米部收荔枝、偏桃子、摩厨子共3种，共计41种，其中大多数为香药。

宋金元时期，中外贸易交流进入了崭新的阶段，其中大食与中国贸易最勤，《宋会要辑稿》中记载的从960年（宋太祖建隆元年）至1178年（淳熙五年）的218年间，阿拉伯各国使节或海商舶主来中国入贡香药的达98次，品种如白龙脑、楝香、蔷薇水、象牙、乳香、腽肭脐、舶上偏桃、千年枣、珍珠、缶香、琥珀、犀角、无名异等。

1. 阿魏

阿魏，为伞形科植物阿魏分泌的树脂。拉丁文名：*ferula teterrima kar. et kir.*，原产于乌浒河、阿剌海、波斯和里海东岸诸地。可作药物、蔬菜和调味品，可以健胃助消化、治皮肤红肿。其根为"回回茶饭"所用香料之一，味辛温，可以去臭，杀虫，腌羊肉香味甚美。《隋书》《旧唐书》《诸蕃志》《酉阳杂俎》对这种植物均有记载。阿魏作为一种外来物产，传入中原后得到普遍的认可和欢迎，对它的认识和使用也逐渐推广，使需求量大增，这就必然引起阿魏的引进。关于阿魏的产地及传入有几种说法，第一种说法，阿魏在我国青海、西南地区乃至东南亚均有出产。唐代著名辞赋家李珣在《海药本草·草部》中最早对香药在分类、性状、功能主治及炮制进行了详尽的记录。第二种说法，阿魏产于中亚和西域一带。《酉阳杂俎·广动植之三·木篇》记载阿魏"亦出波斯国。"波斯即今天的伊朗，在亚洲中东部地区。第三种说法，阿魏产于古代印度。《北史·西域列传·漕国》："多稻粟……黑盐、阿魏、石蜜。"其中"漕国"即"漕矩咤国"，该国位于印度西南部（今阿富汗东南部的古国）。《本草纲目·木部》说："阿魏出三佛齐及暹逻国者，树不甚高，土人纳竹筒于树内，脂满其中，冬月破筒取之。""三佛齐"位于马六甲海峡南端，曾是马来群岛的香料贸易中心，7世纪开始到中国进贡。"暹逻国"即今天的泰国。阿魏属植物化学成分多种多样，以倍半萜香豆素、倍半萜化合物及多硫化合物为其化学特征。具有散痞、消积、杀虫的功效，用于治疗瘀血癥瘕，腹中痞块，肉食积滞，虫积腹痛。现代药理研究发现阿魏具有抗过敏、对子宫的保护作用，抗炎、抗流感病毒、抑菌杀虫、对胃肠道的保护作用，抗氧化及对肝脏的保护作用、抗肿瘤作用等。

2. 木香

木香，为菊科植物木香的根，拉丁文名：*aucklandia lappa decne*。用药最早见于《本经》，书中记载："木香，味辛。主邪气，辟毒疫温鬼，强志，主淋露。久服，不梦寤魇寐。"在国内引种成功的该植物形态，花冠为暗紫色，叶片呈三角形或三角卵形，并具翅状羽裂的长叶柄的特征。唐代则已肯定来自印度的木香为优，《唐本草》称："当以昆仑来者为佳。"昆仑和大秦国即指古代印度等地，与我国喜马拉雅山、昆仑山相接壤。宋代《图经本草》云："木香生永昌山谷，今唯广州舶上有来者，他无所出"，说明主要经广州进口的木香在当时成为木香用药主流。木香主要产于大食、印度和叙利亚，这与汉文史籍的记载是一致的。《图经本草》曰："木香生永昌山谷，今惟广州舶上来，根窠大类茄子，叶似羊蹄而长大、花如菊，实黑黄，亦有如山芋而开紫花者，不拘时月，采根芽为叶，以其形如枯骨者为良。"《诸蕃志》卷下载："木香出大食麻罗抹国，施曷、奴发亦有之。树如中国丝瓜，冬月取其根，到长一二寸晒干，以状如鸡骨者为上。"木香有健脾和胃、调气解郁、止痛等作用，常用于胸胁、脘腹胀痛、呕吐泻痢、胸胁挫伤、呃逆不止等症。药理研究发现木香主要含去氢木香内酯、木香烯内酯、二氢木香内酯、木香内酯等多种活性成分。具有抗菌、抗溃疡作用，能轻度升压，降血糖作用及扩张支气管平滑肌。

3. 丁香

丁香，又名索瞿香、支解香、瘦香娇、如宇香、百里馨。拉丁文名：*eugeniacaryophyllata thunb*。为桃金娘科植物丁香，丁香树的花蕾和果实，晒干后均有辛郁香味，其中丁香（公丁香）是丁香树的干燥花蕾，鸡舌香（母丁香）是丁香树的果实，汉唐时代的药用丁香主要依靠进口，主要产于三佛齐、大食、波斯和细兰，我国古代史籍《岭外代答》《翻译名义集》《本草拾遗》《梦溪笔谈》《法苑珠林》等，多有记载。《诸蕃志》卷下载："丁香出大食、婆诸国，其状似丁字，因以名之。能辟口气，郎官咀以奏事。其大者谓之丁香母。丁香母即鸡舌香也。或曰鸡舌香，千年枣实也。"丁香中含有丁香酚、丁香酚乙酸酯、石竹烯等挥发性成分以及山奈酚、鼠李素等黄酮类成分，丁香花蕾含挥发油即丁香油。油中主要含有乙酰丁香油酚、丁香油酚、β–石竹烯、甲基正戊基酮，以及乙酸苄酯、胡椒酚、水杨酸甲酯、α–衣兰烯、葎草烯、苯甲醛、苄醇、间甲氧基苯甲醛等。具有解热、抗病毒、抗氧化、抑菌、抗炎、保鲜、健脾胃等广泛的药理活性。具有温中降逆、散寒止痛、温肾助阳的功效。在临床上，可用于治疗呕吐、呃逆、反胃、心腹冷痛、泻痢、疝气、癣疾、风湿痛、肾虚、阳痿等多种病症。辛，温。归脾、胃、肺、肾经。

4. 郁金

郁金，别名紫述香、洋荷花、郁金香、红蓝花、草麝香。拉丁文名：*curcuma aromatica salisb*。为姜科植物温郁金、姜黄、广西莪术或蓬莪术的干燥块根。由于地中海的气候，郁金香形成了适应冬季湿冷和夏季干热的特点，但其确切起源已难于考证，现时多认为起源于锡兰及地中海偏西南方向的地区。郁金香所散发的香气使人为之倾倒，姿态高雅脱俗，清新隽永。《梁书·诸夷传》特别强调，"郁金独出罽宾国，华色正黄而细，与芙蓉华里被莲者相似。国人先取以上佛寺，积日香槁，乃粪去之。贾人从寺中征雇，以转卖于他国也"。西晋左芬《郁金颂》则明言从域外传入，"伊此奇草，名曰郁金，越自殊域，厥珍来寻"。西晋傅玄《郁金赋》则把郁金与外来的苏合香相比，"气芳馥而含芳，凌苏合之殊珍"，说明郁金是来自域外的殊珍。《本草纲目》中引陈藏器曰："郁金香生大秦国，二月、三月有花，状如红蓝；四月、五月采花，即香也。"郁金香汉代时已移植中国，东汉朱穆曾专门作《郁金赋》云："众华烂以俱发，郁金邈其无双。比光荣于秋菊，齐英茂乎春松。"郁金是姜科植物温郁金、广西莪术、姜黄或蓬莪术的干燥块根。郁金性寒，味辛、苦，归心、肝、肺经，具有行气解郁、清心凉血、活血止痛、利胆退黄等功效。降血脂，保护肝脏、促进胆汁分泌和排泄、抑制中枢神经，影响消化系统及抗肿瘤等作用；临床用于治疗心血管病、热病神昏、癫痫发狂、慢性胃炎、胸腹胀痛、经闭痛经、黄胆尿赤以及肝炎、胆囊炎、精神分裂症、肿瘤等疾病。

5. 紫矿

紫矿，又名紫梗，紫胶，虫胶，紫铆，为蛟蚧科昆虫紫蛟虫在树枝上分泌的胶质，色红紫。作染料、颜料、涂料、医药、胭脂等。雌虫呈现黄褐色或紫红琥珀色，雄虫呈鲜朱红色，寄生于牛肋巴或一些树木上。由波斯商人传入新疆，后又传往中国内地。《酉阳杂俎》云："紫矿树，出真腊国，真腊呼为勒法，亦出波斯国，树长一丈，枝条郁茂，叶似桔，经冬不凋，三月开花，白色，不结子，天大雾露及雨沾濡，其树枝条即出紫矿，波斯国使乌海及沙利深所说亦同，真腊国使折冲都尉沙陀沙尼拔陀言，蚁运土于树端作窠，蚁址得雨露凝结而成紫矿，昆仑国者善，波斯国者次之。"

6. 刺糖

刺糖，来源豆科骆驼刺属植物骆驼刺的分泌糖粒，其种子也入药。拉丁文名：*alhagi pseudalhagi desv.*。《酉阳杂俎》云："蜜草，北天竺国出蜜草，蔓生，大叶，秋冬不死，因重霜露，遂成蜜，如塞上蓬盐。"该树生长在苫国（叙利亚）和呼罗珊（今伊朗的东北部省份），它有绿色的叶，红色的花，不生果实。其中最佳者，是呼罗珊产的白色。按中古时期的伊斯兰历史地理学家们的观点，北天竺乃是在大食国呼罗珊省境内。因此，北天竺的蜜草与呼罗珊的甘露蜜也是同一种植物，其主产地在波斯，维吾尔人用它治疗便秘，体虚头晕等症。味甘、酸，性温。涩肠，止痛功能。其中刺糖：用于腹痛，腹泻，痢疾。种子：用于胃痛；外用治牙痛。

7. 阿勒勃

阿勒勃，又名波斯皂荚，婆罗门皂荚，清泻山扁豆，香肠豆。拉丁文名：*fructus cassiae fistulae*，为豆科植物腊肠树的果实。由波斯商人传入新疆，后又传入中国内地。《酉阳杂俎》云："波斯皂荚，出波斯国，呼为忽野檐默，拂林呼为阿梨去伐，树长三四丈，围四五尺，叶似构缘而短小，经寒不凋，不花而实，其荚长二尺，中有隔，隔内各有一子，大如指头，赤色，至坚硬，中黑如墨，甜如饴，可啖，亦入药用。"味苦，大寒，无毒。归经心、脾经，具有清热通便，化滞止痛的功能。主治疳积，胃脘痛，便秘。

8. 鹰嘴豆

鹰嘴豆，又名回回豆，胡豆，回鹘豆。拉丁文名：*cicer arietinum*，为蝶形花科草本植物。在唐朝时随波斯商队经丝绸之路由西域传至中国内地。元代忽思慧记载："味甘，无毒，主消渴，勿与盐煮食之。出在回回地面，苗似豆，今田野中处处有之。"陈藏器云："胡豆子，苗似豆，生野田间，米中往往有之。"虽然鹰嘴豆是一种药材，但同时也是维吾尔族生活中经常食用的豆类之一。通过研究发现，鹰嘴豆含有多种营养素及人体必需物质如各类维生素、氨基酸、葡聚糖、蔗糖和鹰嘴豆糖，以及阿糖配葡聚糖、泛酸和植酸、胆碱磷脂，含有各类微量元素如钙、铁、磷、锌等，以及人体不能自行合成的不饱和脂肪酸。具有降血脂作用、降糖作用、降胆固醇作用、改善学习记忆能力、抑制肿瘤细胞的生长、抑制Caco-2细胞作用等药理作用。

9. 熏陆香

熏陆香，又名马尾香、天泽香、摩勒香、多伽罗香。拉丁文名：*pistacia lentiscus*，为漆树科植物胶黄连木的胶树脂。产于欧洲和小亚细亚，早在唐代，就有关于熏陆香的记载："熏陆香，是树皮鳞甲，采之复生。"元代忽思慧在《饮膳正要》中提到："味苦香，无毒，去邪恶气，温中利膈，顺气止痛，生津解渴，令人口香，生回回地面，云是极香种类。"宋代陈承描述："熏陆香，西出天竺，南出波斯等国，生沙碛中，树类古松，叶类棠梨。"

10. 荜茇

荜茇，又名毕勃、逼拔，拉丁文名：*piper longum linn.*，为胡椒科胡椒属多年生攀援藤本干燥近成熟或成熟果穗，荜茇传入中国，在西晋时代，嵇含的《南方草木状》云："药酱，荜茇也，生于番国者，大而紫，谓之荜茇。生于番禺者，小而青，谓之药焉。可以调食，故谓之酱焉，交趾九真人家多种，蔓生。"唐代知名的药物学家苏恭和陈藏器，也认为荜茇出自波斯。陈藏器云："毕勃没，味辛，温，无毒，主冷气呕逆，心腹胀满，食不消，寒疝核肿，妇人内冷无子，治腰肾冷，除血气。生波斯国，似柴胡黑硬，荜茇根也。"性热，味辛。归脾、胃经。苏恭曰："荜茇生波斯国，丛生，茎叶似药酱，其子紧细，味辛烈于药酱。胡人将来，入食味用也。"

11. 诃黎勒

诃黎勒，又名诃梨、随风子、诃子、诃黎。拉丁文名：*terminalia chebula retz.*，使君子科植物诃子的成熟果实。《周书》《魏书》《隋书》《旧唐书》均记载诃黎勒产于波斯国，诃黎勒进入唐朝的途径，有海陆两路。唐萧炳所著的《四声本草》记载，有从波斯舶上来的，"波斯舶上来者，六路，黑色，肉厚者良"。此外，从《抱疾谢李吏部赠诃黎勒叶》看，诃黎勒确是由商胡从海上贩来，而且在唐土的售卖还算不上广泛，一叶生西徼，赍来上海查，岁时经水府，根本别天涯，方士真难见，商胡辄自夸，其中的商胡当指波斯胡。诃黎勒味苦、酸、涩，性平，能敛肺涩肠、降火利咽、下气通利及消胀，尚有抗菌作用，可用于治疗久咳、咽痛、音哑痢疾、久泻及脱肛。由于诃黎勒既能敛肺下气止咳，又能清肺利咽开音，故尤适于治疗肺虚喘咳或久咳失音。现代药化药理研究说明，诃黎勒含鞣质量高达40%，其主要成分为原诃子酸、诃子酸等，尚含酸酶、番泻苷A、诃子素等。诃黎勒所含鞣质有收敛、止泻作用，除鞣质外，还含有致泻成分，先致泻而后收敛。诃黎勒水煎剂（100%）对白喉杆菌、各种痢疾杆菌、绿脓杆菌作用较强，对鼠伤寒杆菌、肺炎球菌、溶血性链球菌、金黄色葡萄球菌、大肠杆菌、变形杆菌均有抑制作用。

12. 藏红花

藏红花，又名西红花、番红花，拉丁文名：*crocussativus*，为鸢尾科植物番红花的花柱头。阿拉伯语称为撒法郎，原产于西班牙，公元8、9世纪传入阿拉伯国家，后经西藏地区传入内地。《回回药方》载藏红花，称之为"咱法阑""撒法郎"；《本草纲目》云："番红花，出西番回回地面及天方国（泛指阿拉伯地区），即彼地红蓝花也。元时以入食馔用。"性味甘平，入心、肝经。具有很好的活血化瘀、散郁开结的作用。研究表明藏红花主要成分有蒎烯、红花醛、苦藏花素、胡萝卜素类化合物、桉油精等物质，还含有少量的维生素B_1、维生素B_2、异鼠李素及山奈素等。现代研究发现藏红花及其提取物主要用于预防与治疗中老年疾病，具有利胆保肝、抵御癌症侵袭、干预心血管类疾病，以及调节免疫功能等作用。

13. 阿月浑子

阿月浑子，为漆树科植物阿月浑子的果实，拉丁文名：*pistacia veral.*，原产于伊朗和亚洲西部。唐朝时期由阿拉伯人传入中国。阿月浑子的果实是波斯和中亚人的常用食品。在《酉阳杂俎》中有过介绍："胡榛子，阿月生西国，蕃人言与胡榛子同树，一年榛，二年阿月。"《本草拾遗》亦有记载："阿月浑子，气味辛温，清无毒。主治诸痢，去冷气，令人肥健。"其中含有较高的氨基酸，还含有丰富的无机酸，Zn、K、Ca、Fe、P等营养物质，阿月浑子是滋补食药，性温，味甘无毒，补益虚损，调中顺气，温肾暖脾，能治疗贫血、营养不良、神经衰弱、慢性泻痢、浮肿等症。阿月浑子树皮和种仁入药，为强壮剂。其干果可治肾炎、冒炎、肺炎及各种传染病。外果皮可治破肤病，妇科月经，并能用于内外伤的止血。

14. 荸荠

荸荠，又称白松香，又名水栗、乌芋、马蹄、菩荠等，拉丁文名：*eleocharis dulcis*，属单子叶莎草科，为多年生宿根性草本植物。原产于叙利亚、波斯，唐朝时中国始知有此植物。《酉阳杂俎》中记载："荸荠，出波斯国，拂林呼为玗勃梨他。长一丈余，围一尺许。皮色青薄而极光净，叶似阿魏，每三叶生于条端，无花实。西域人常八月伐之，至腊月，更抽薪条，极滋茂。若不剪除，反枯死。七月断其枝，有黄汁，其状如蜜，微有香气，入药疗病。"荸荠中有一种抗菌成分荸荠英。它对金黄色葡萄球菌、大肠杆菌及绿脓杆菌均有一定的抑制作用。荸荠可以促进人体代谢，具有一定的抑菌功效。所含的磷元素可以促进人体发育，同时可以促进体内的糖、脂肪、蛋白质三大物质的代谢，调节酸碱平衡。性寒，具有清热解毒、利尿通便、化湿祛痰、凉血生津、消食除胀的功效，可用于治疗痢疾、小儿麻痹、黄疸、便秘等。

15. 无食子

无食子，拉丁文名：*quercus infectoria oliv.*，为没食子蜂的幼虫寄生于壳斗课植物没食子树幼枝上所产生的虫瘿。原产于叙利亚、小亚细亚波斯和亚美尼亚等地，唐朝时传入中国。无食子内含百分之七十单宁酸，古代用于医药、工艺及鞣皮制革等。《酉阳杂俎》中记载："无食子，出波斯国，波斯呼为摩贼。树长六七丈，围八九尺，叶似桃叶而长，三月开花，白色，花心微红；子圆如弹丸，初青，熟乃黄白。虫食成孔者正熟，皮无孔者入药用。"内含树脂、没食子鞣质、没食子酸等成分。其味涩，性温，无毒。有和气安神、温中固气、益血生精的作用。

16. 八担杏仁

八担杏仁，拉丁文名：*semen amygdalus persicae*，为蔷薇科植物扁桃的种子。原产于波斯，唐时传入中国，名为"婆淡"。《酉阳杂俎》云："偏桃，出波斯国，波斯国呼为婆淡树。长五六丈，围四五尺。叶似桃而阔大，三月开花，白色。花落结实，状如桃子而形偏，胡谓之偏桃。其肉或苦涩不可啖，核中仁甘甜，西域诸国并珍之。"味苦，性平。甜巴旦杏仁：味甘，性平，归肺经。润肺化痰，下气止咳。苦巴旦杏仁偏于化痰下气；甜巴旦杏仁偏于润肺化痰。主治心腹满闷，虚劳咳嗽。

17. 齐墩

齐墩，即橄榄，又名青子、谏果、忠果，拉丁文名：*canarium album*（*lour.*）*raeusch.*，橄榄科植物橄榄的种仁，原产于波斯、叙利亚一带唐时传入中国。味甘酸，性平，入脾、胃、肺经，有清热解毒、利咽化痰、生津止渴、除烦醒酒的功效，适用于咽喉肿痛、烦渴、咳嗽痰血等。《日华子本草》载其："开胃、下气、止泻。"《酉阳杂俎》云："齐墩树，出波斯国，亦出拂林国……树长二三丈，皮青白，花似柚，极芳香。子似杨桃，五月熟，西域人压为油，以煮饼果，如中国之用巨胜也。"《本草纲目》曰："生津液、止烦渴，治咽喉痛，咀嚼咽汁，能解一切鱼蟹毒。"《滇南本草》记载："治一切喉火上炎、大头瘟症，能解湿热、春温，生津止渴，利痰，解鱼毒、酒、积滞。"橄榄果实中含有丰富的维生素B_1、维生素B_2、碳水化合物、膳食纤维、胡萝卜素、视黄醇、蛋白质、脂肪、维生素C、尼克酸等营养成分和Cr、Mn、Ni、Ca、B、Fe、Al等微量元素。国内外研究资料表明橄榄果实中还含有滨蒿内酯、三萜类化合物、挥发油、东莨菪内酯、（E）-3，3-二羟基-4，逆没食子酸、短叶苏木酚、金丝桃苷、4-二甲氧基芪、没食子酸、黄酮类化合物。

18. 阿勃参

阿勃参，为灌木类阿勃参的树枝汁。原产于阿拉伯南部，移植至巴勒斯坦一带，唐时传入中国。《酉阳杂俎》云："阿勃参，出佛林国，长一丈余，皮色青白、叶细，两两相对。花似蔓青，正黄。子似胡椒，赤色。斫其枝，汁如油，以涂疥癣，无不瘥者，其油极贵，价重于金。"主治疥癣。味苦，性平。入心、肝二经。

19. 小茴香

小茴香，又名茴香子，小茴，茴香、谷茴香、香子。拉丁文名：*fructus foeniculi*，为伞形科草本植物小茴香的果实。原产于欧洲、地中海沿岸，约在公元8世纪经丝绸之路传入我国。《唐本草》中也有记载："茴香善主一切渚气，为温中散寒、立行渚气之要品"。《本草汇言》记载："茴香为温中快气之药。"味辛，性温。具有开胃进食、理气散寒、有助阳道的功效。用于治疗少腹冷痛、脘腹胀痛、食少吐泻、寒疝腹痛、睾丸偏坠、痛经及睾丸鞘膜积液等病症。小茴香具有暖肾散寒止痛的功效。用于睾丸偏坠、寒疝腹痛、经寒腹痛。据研究证实，小茴香药材中主要含甾醇、糖苷、脂肪油、挥发油、氨基酸等，还含有香豆素、挥发性碱、蒽醌、强心苷、生物碱、皂苷、三萜、鞣质、黄酮、有机酸等多种类型化合物。现代药理研究证明：小茴香具有显著的抑菌、调节胃肠机能、利尿等作用，同时还具有抗癌、抗突变、利胆、保肝、抗糖尿病及性激素样等作用。

第三节　海上丝绸之路的药物输入

海上丝绸之路形成于秦汉时期，由"东海航线"和"南海航线"两大干线组成。张骞出使西域，虽未完成其联盟大月氏，攻击匈奴的军事使命，但开辟了通往中亚各国的内陆通道——丝绸之路，为香药的输入提供了必要的客观条件。除了从长安出发运往欧洲的陆上丝绸之路外，还有从扬州、泉州、珠海等港口，经马六甲海峡，抵达欧洲的"海上丝绸之路"。罗马人统治埃及之后，阿拉伯南部与印度之间便有定期航线的开辟，大秦国（罗马）成了来自中国、印度、条支、波斯等各国货物的最大集散地。随着以汉帝国为一端，以罗马帝国为另一端的海陆两条丝绸之路的发展，中外之间药物的贸易交流也日趋繁荣。《汉书·地理志》记载，沿越南沿海经南洋到达印度，进行贸易。166年罗马使者，带着象牙、犀角、玳瑁等沿海路到达中国，与中国建立了直接的贸易关系，从此东西方的海上丝绸之路全面贯通。在15世纪人类进入航海时代以后，逐渐取代了传统的陆路交通。

唐代由阿拉伯至中国的海上交通较之以往大为扩展，其直接航行的路线是自巴格达起，经波斯湾东出霍尔木兹海峡，穿过印度洋，经斯里兰卡、尼科巴群岛绕马来半岛，由南海而至广东的广州，或岭南的交州（在今广西合浦、北海市一带），福建的福州、泉州，或北上江苏的扬州。651年，阿拉伯人征服了波斯，其使者也首次抵达长安，此时期，中国称阿拉伯帝国为大食，据《新唐书·大食传》载"永徽二年（651年），大食王瞰密莫末腻始遣使者朝贡"。682年（永淳元年），大食国遣使献方物等，其中香药计有诃黎勒、血竭、无食子、蔷薇水、丁香、熏陆香、苏合香、栀子花、龙脑香、金颜香、腽肭脐等数十种。隋朝时便有将阿拉伯香药用于医疗的记录，如杜宝的《大业录》载，"隋有寿禅师妙医术，作五香饮济人。丁香饮、泽兰饮、沉香饮、檀香饮、甘松饮，皆以香为主，更加别药，有味而止渴，兼补益人也。"五香饮中所用檀香、丁香、沉香皆为阿拉伯香药。

宋元时期海上丝绸之路达到鼎盛阶段，宋朝与阿拉伯各国通商贸易，促进了香药的输入，在杭州、宁波、泉州、广州等地设立"市舶司"等专门贸易机构，并作出一系列政策规定对经营香药的有功人员予以奖励。宋代香药的进口国主要分布在三个地区，即阿拉伯海沿岸、中南半岛及印尼、婆罗洲一带。在唐宋之际，香药的进口源由唐代的五源并举，改为宋代的三地为重。五源即为大秦、天竺、昆仑、波斯、中亚，三地则为天竺、阿拉伯、南海。如《宋史·食货志·香》中记载："大食番客罗辛贩乳香直三十万缗，纲首蔡景芳招诱舶货，收息钱九十八万银，各补丞信郎。闽、广舶务监官抽买乳香，每及一百万两转一官，又招商入番兴贩，舟还在罢任后，亦依次推赏。"正是这些招商措施的相继实施，为中阿医药文化的交流创造了有利条件，使香药输入出现了空前的繁荣。

明朝建立后，因东南沿海残存着国内反明势力和倭寇的烧杀抢掠，曾禁止一切私下出海贸易，严格限制国家间的朝贡贸易。明成祖朱棣时（1403—1424年），经济发展，国力强盛，对私人海上贸易的政策略有放宽，并派使节出访各国，其中以三保太监郑和下西洋影响最为巨大。郑和下西洋后，朝廷关闭外贸，持续了130余年。郑和下西洋时，向各国输出中药材、丝绸、瓷器等物品的同时，还转运了很多当地药材，如乳香、血竭、没药、安息香等。清代，政府实行更严厉的海禁政策，在此期间的香药交流，民间频繁的香药走私。随着西方殖民主义的入侵，中国沦为半殖民地半封建社会的国家，朝贡贸易逐渐消失。但是，香药的使用并未因此而中断，原因在于，随着时间的推移，中国对香药品种来源、种植条件逐渐熟悉，不断将这些外来香药引入本土种植，或直接在本土寻找原植物及科属相近的代用品，很多香药在中国已能自产自销，从而减少了对进口香药的依赖。

我国土生波斯人李珣所作《海药本草》所124种药物中，其大部分为舶来品，许多输入中药的应用和贸易在历代本草著作及相关文献中可寻到记载。通过海上丝绸之路输入古代中国的主要有阿魏、藿香、芦荟、茅香、木香、水银、乳香、没药、使君子、桂皮、桂心、麒麟血竭、龙脑（冰片）、厚朴、诃梨勒、薏苡仁、丁香、益智子、琥珀、沉香、槟榔、庵摩勒、象牙、犀角、珍珠、玳瑁、光香、降真香、豆蔻、苏方木、海桐皮、姜黄、蝮蛇胆、木鳖子、茱萸、茴香、大腹皮、蓬莪术、大风油等。

一、东亚地区的药物输入

古代海上丝绸之路的航运路线主要是东海航线和南海航线，其中东海航线是从中国东部港口抵达朝鲜、日本。这里的朝鲜是指朝鲜半岛，也就是今天的朝鲜和韩国。公元前221年秦始皇灭掉六国统一中华国土后，在燕国东部设置了辽东郡，它的行政管辖范围达到了鸭绿江下游江东岸的广大地区，使中央政府的政令第一次直接达到了朝鲜半岛西北部，秦国的政治、经济、文化等方面的社会生活方式，也是第一次直接扩展到朝鲜半岛西北部。秦始皇统一全国前后，为躲避战乱的前关东六国难民及在秦朝暴政统治下痛苦不堪的广大平民，成批地由北方沿辽东大道、陆路，不断地涌入了朝鲜半岛，或由山东半岛原齐国沿海乘船直接登上了朝鲜半岛的中、南部，汉朝初期，燕人卫满率众族人逃亡到朝鲜，不久推翻了箕准的统治，建立起卫氏朝鲜。这些历史事件促进了中原、燕国先进的经济与文化，特别是丝绸生产为代表的技术传播到朝鲜半岛。

汉武帝东征朝鲜，在古朝鲜设置汉四郡从而管辖朝鲜半岛，此举促进了中华大陆与朝鲜半岛在政治、经济、文化等方面的交融。所以，汉朝的丝绸生产技术及大量的丝绸产品，沿着中朝古道即辽东大道，进一步传向朝鲜半岛。在朝鲜平壤附近已发掘的汉墓群，出土了大量汉代古文物，其中就有中华丝绸产品绫、绢、罗等。公元4世纪至6世纪是中朝两国交往频繁时期，时值中国的魏晋南北朝，前秦苻坚曾遣使及僧人至高句丽，传授佛经，据朝鲜孙永钟等所著《朝鲜通史》，是年高句丽仿照中国设立太学，后又设太医丞、药藏丞、医博士等。

三国时期，吴国派遣使者谢宏、中书陈恂从海路奔鸭绿江口逆流经安平口入高句丽王都国内城，封高句丽王（高）宫为单于，并赐给珍宝、衣物等，这是中国南方从海路将丝绸衣物直接传到辽东高句丽的明确记载。魏晋时期，高句丽先后向北方的少数民族地方政权北燕、前燕、后燕、前秦等国称臣朝贡受封。《三国志·魏书》记载明："冠用紫罗"，"衣服皆锦绣"。这表明，辽东地区的高句丽人在丝绸产品的消费方面，与中华其他各族没有什么较大差别。两晋南北朝时期，朝鲜处于高丽、百济、新罗三国分立的局面，三国与中国的西晋、东晋、宋、齐、梁、陈等政权大都保持着比较密切的联系，故而朝鲜的医疗技术与药物也传入中国。梁代陶弘景《本草经集注》收录高丽、百济的药材有芜荑、昆布、人参、五味子、款冬花、金屑、细辛、蜈蚣等数味。隋唐五代，中国与朝鲜之间的医药学交流在两晋南北朝时期的基础上有了更广泛的发展，相互交流更频繁深入，朝鲜所产的道地药材批量进入我国。唐代时新罗统一了朝鲜中岛，曾数次遣使至唐，学习唐朝制度。唐文宗开成五年（840年），新罗遣留唐学生多达一百零五人，为历次留学最多者。由于朝鲜药物的传入，使得中药种类在《本草经集注》的基础上又增加了数味。据《唐会要》等文献记载，714—749年的三十余年间，随着中朝互访，朝鲜药物如人参、牛黄、昆布不断输入中国，唐代医家苏敬的《新修本草》《海药本草》《本草拾遗》等本草著作中，均记载了朝鲜所产白附子、海松子、玄胡索、蓝藤、担罗、海藻等药材。中国的一些方书中所载药物，有的注明用新罗白附子、新罗人参等，说明唐代治疗用药，已有不少朝鲜药材。

中朝之间的医药卫生文化交流，在宋元时期有了新的发展。两国间医事往来相当频繁，由朝鲜传入的外来药物，不仅数量有所增加，而且药材产地、品质优劣等知识，亦为更多国人所熟知。宋开国初，高丽国王于962年（王昭）就遣使广评侍郎李兴祐、副使李励希、判官李彬等来华，开始了中朝间政治经济文化交流。982年，高丽国王遗使金全来宋赠送许多珍贵器物，其中包括香药若干。1016年（前期高丽史上显宗七年），高丽遗御事民官侍郎郭元来宋，真宗赠高丽王诏书、经史、历日和《太平圣惠方》。1021年，高丽遣使礼部侍郎韩祚等179人来宋答谢，又一次带回《圣惠方》，此书成为高丽医生最重要的医书，后来李氏王朝编成的《乡药集成方》，其中医论部分，均引自此书。991年，高丽遣使者到来宋朝进贡，求印佛经，诏以《藏经》及御制《逍遥咏》《莲华心轮》《秘藏诠》赠之。

1101年5月，高丽使臣任懿、白可臣等回国，徽宗赐与《神医普救方》。徐竞在《宣和奉使高丽图经》中有这样的记载："人参……春州者最良，亦有全熟二等。生者色白而虚，入药则味全。沙参……形大而美，非药中所宜用，又其地宜松而有茯苓，山深而产硫黄，罗州道出白附子、黄漆，皆土贡也。"在宋代的《证类本草》所收入之药材中，约有17种明确指出为高丽、新罗所产，如：金屑、银屑、人参、细辛、五味子、昆布、款冬花、白附子、芜荑、蜈蚣、蓝藤根、海松子、腽肭脐、担罗、榛子、新罗薄荷等。918—1392年，高丽王氏统治朝鲜半岛，建国初期便已经和我国北方的后晋、后周和南方的吴越建立了友好联系。在北宋统一中国后，宋朝和朝鲜关系更加密切，高丽曾多次向北宋馈赠良马、金器、银器、兵器、铜器、弓矢、青瓷、大布、人参、硫磺等贵重物品。在宋初建隆三年（962年），高丽国王遣使来宋，这也开始了中朝之间的医药文化交流。还多次派遣留学生来中国学习文化和技术。太平兴国七年（982年），高丽国王赠送许多珍贵器物，包括不少香药。熙宁四年（1071年）高丽派遣金梯，奉表使宋，其中有人参和松子，均属于千斤以上之大宗。

随着两国政府间通过"朝贡"和"特赐"等方式进行的大批贸易，民间的往来也渐渐多了起来。向东往高丽（朝鲜半岛）、日本的航路主要以明州（浙江宁波）为始发港，此外还有登州、福州等。两宋时，山东、江浙、福建的港口，特别是明州，每逢春末夏初的北风季节，港岸边便挤满了由高丽来的船只，给中国带来了高丽的物产。朝鲜李氏王朝医家许浚于1610年编著《东医宝鉴》，该书是朝医学引进中医学并开始本土化的代表性著作。它的问世，是中朝医学交流史上的灿烂篇章。《东医宝鉴》25卷，其中目录2卷、正文23卷，书分为外形篇4卷，内景篇4卷，汤液篇3卷，杂病篇11卷及针灸篇1卷。根据本土化的需要，对原文经过一定的剪裁，既忠于原著，又有作者见解的表述。此书的编纂及流传，具有重要文献价值和史学研究价值。它保留了已在我国失传的古医书或早期医书如张仲景、葛洪等医著的某些佚文，这对于佚书的辑复具有重要的文献价值，此外，中国医书经朝鲜医家的类编所反映的中朝医学交流的史实，对于医学史研究都有重要研究价值。到11世纪中叶，高丽的印刷术也发展起来，刊刻了中国许多医书，如《黄帝八十一难经》《伤寒论》《疑狱集》《本草括要》《肘后方》《巢氏病源》《川玉集》等。1078年高丽文帝60岁，病中风。6月宋使安焘、陈睦携诏书及贵重物品慰问。次年再派王舜封率医疗团赴高丽往诊，重要成员有翰林医官沈绅、邵化、邢恺、朱道能等，还带去一百种大批量药材，另有朱砂、麝香、牛黄、龙脑、杏仁煮法酒等珍贵名药。这是中朝两国历史上最有价值的一次医药赠与活动。此期间两国类似遣使问候，答谢等互访不断，显示了两国间的友好关系比历代均好得多。

中日之间素称"一衣带水"的邻邦，其交往历史可追溯千年以上。秦始皇曾派遣徐福携五百童男女，东渡海外，最终抵达日本，关于徐福的名胜古迹，今日尤存。中日政府间的使节往来，见诸史书的为《后汉书》汉光武帝中元二年（公元57年），倭奴国王遣使来汉，光武帝赠以印绶，印文为"汉委（倭）奴国王"，此印已在日本出土，此为中日交往的物证。由于地理的影响，早期日本对中医药的接触大多都来自于朝鲜，到中日医药直接交流时也是民间低层次往来为主。高层次交往据记载最早是在552年（南北朝梁天正二年）梁元帝曾赠日本使臣《针经》一部，562年（陈文帝天嘉三年），吴人知聪携带《明堂图》及其他医书共160卷到日本，成为迄今有明确文字记载。

608年（隋炀帝大业四年），日本推古天皇派遣留学生倭汉直、福因、药师惠日等来中国学医，历时15年。学成回国后将《诸病源候论》五十卷及其他重要医籍带回日本，此后中医药在日本广泛传播。隋唐时期，中日间的交往呈鼎盛局面。日本此时期到中国的专使，计有遣隋使三次，遣唐使十九次，其间隔，短者一年，多则三十三年。如此频繁派使者赴唐，主要是向中国学习。

984年（永官二年）丹波康赖编著《医心方》进献日本朝廷，康赖是东汉灵帝之后入籍日本的阿留王的八世孙，历任针博士、医博士，被赐姓丹波宿弥。全书共三十卷，涉及药学、养生、性医学等医学各个领域，基本都引自于中国医药书籍（一部分来源于朝鲜医书），疾病门类的设立方法主要是参考隋朝的《诸病源候论》，直接引用文献达数十种之多。这部书是集中国汉、六朝、隋、唐各朝代的医药文献之精髓，编辑方法上又有了日本人的独特之处的。

唐代中期，鉴真先后六渡日本，教化日本辨别药物真伪，带去大量中药。据不完全统计，"麝香二十脐，胆唐香，安息香，檀香，零陵香，青木香，沉香，甲香，甘松香，龙脑香，熏陆香都六百斤；又有……阿魏，蜂蜜，石蜜，诃黎勒，胡椒，蔗糖等五百余斤……"，使得中医药在日本得到广泛传播，逐渐形成了其特色的汉方医学。两宋时期，日本与中国的药物交流也从未间断过。宋商到日本贩运的舶货之一，就是药物。日本藤原明衡《新猿乐记》记载，日本进口的宋货有四十余种，其中药物占一半以上。当时，日本入宋僧俘海到中国，往往携带日本药物做为礼物。商人们从日本运来的货物，也以药物居多。宋《宝庆四明志》中，载录了从日本进口的物品，其中就有药珠、鹿茸、茯苓、硫黄等药材。苏东坡在给友人的信中说："舶上硫黄，如不难得，亦告为买通明者数斤，欲以合药。"这舶上硫黄，即是指日本舶来之硫黄。

1. 高丽人参

高丽人参，又名朝鲜参、别直参（一般特指朝鲜半岛产的红参）。拉丁文名：*panax ginseng*，五加科植物人参带根茎的根，经加工蒸制而成。我国人参的品种很多，如果根据产地不同而命名，则分为东洋参、西洋参、吉林人参、高丽人参。但国人印象最深的人参品种当属东北（吉林）人参和高丽人参，作为朝鲜半岛的特产，高丽人参在古代就已传入了中国，并被广泛使用。高丽参有生津安神、大补元气等作用，适用于体虚者，惊悸失眠者，心力衰竭、心源性休克等。现代医学研究显示，高丽人参有多种滋补效能。日本和韩国（南朝鲜）学者经研究发现，高丽参在预防动脉硬化、糖尿病、高血压等方面有明显效果，高丽人参还有抗癌，防止疲劳，控制疾病，促进血液循环，增强免疫力等方面的功效，其发源地也是其最著名的产地为朝鲜半岛南部的忠清南道锦山郡。

2. 朝鲜龙胆

朝鲜龙胆为龙胆科植物，又称斑花龙胆或金刚龙胆。泻肝胆实火，除下焦湿热。拉丁文名：*gentiana uchiyamai nakai*，治惊痫狂躁，肝经热盛，乙型脑炎，目赤，咽痛，头痛，黄疸，痈肿疮疡，阴囊肿痛，热痢，阴部湿痒。用于耳聋、胁痛、口苦、惊风抽搐、湿热黄疸、阴肿阴痒、带下、湿疹瘙痒。现代临床运用中龙胆治疗急性结膜炎、肝炎、胆囊炎和由人类病源性真菌引起的多种疾病。研究发现环烯醚萜类化合物及口山酮类化合物既是龙胆科植物的特征性成分也是主要的药效成分。龙胆的根及根茎含有多种化合物，大致分为环烯醚萜类、口山酮类、三萜类、黄酮类、生物碱类。马钱子苷酸、龙胆醛碱、龙胆苦苷、獐牙菜苷、獐牙菜苦苷、熊果酸、龙胆碱、齐墩果酸、龙胆次碱等为关龙胆和滇龙胆的主要药效成分。

3. 昆布

昆布，又名黑菜、鹅掌菜、五掌菜，拉丁文名：*ecklonia kurome*，为褐藻类翅藻科植物昆布、裙带菜和海带科植物海带的叶状体。其品种从古至今就不止一种，首载于梁代《名医别录》的昆布，是指朝鲜生产的海带，《名医别录》上有昆布"今淮出高丽，绳把索之如卷麻，作黄黑色，柔韧可食"的记载。《海药本草》记载："其草顺流而生，出新罗春，叶细，黄黑色，胡人搓之为索，阴干，从舶上来中国。"以文献上记载，朝鲜的昆布（称新罗）比较细长，其形态符合海带的特征，所以当时古文献上记载的昆布，也就是我国多年来市场商品海带的主要品种之一。具有软坚散结、消痰、利水功效，主治瘿瘤、瘰疬、睾丸肿痛、痰饮水肿。其药用与食用价值很早就为世人所知。昆布中含有很多活性成分，主要成分为多糖、天然蛋白质、脂肪、纤维素、矿物质和核酸等，另含有不同比例的半乳糖、木糖、葡萄糖醛酸。具有多种药理作用如降血压、调节血脂、降血糖、抗凝血、抗菌、抗病毒、免疫调节、抗肿瘤、抗放射、抗氧化、抗疲劳、耐缺氧等。

二、东南亚地区的药物输入

东南亚位于亚洲东南部，包括中南半岛和马来群岛两大部分。今天的东南亚地区共有11个国家：菲律宾、文莱、东帝汶、越南、老挝、柬埔寨、泰国、缅甸、马来西亚、新加坡、印度尼西亚，面积约457万平方千米。东南亚地处亚洲与大洋洲、太平洋与印度洋的"十字路口"。马六甲海峡是这个路口的"咽喉"，地理位置非常重要。马六甲海峡地处马来半岛和苏门答腊岛之间，太平洋西岸国家与南亚、西亚、非洲东岸、欧洲等沿海国家之间的航线多经过这里，交通位置尤其重要。因此，东南亚成为海上丝绸之路重要的交流区域和必经之地。

东汉时，越南的北部由东汉政权设置的九真、交趾、日南三郡管辖。东汉先进的经济、文化给越南带来了深刻的影响，医药方面的交流也很频繁。伏波将军马援在镇压越南二征王反抗东汉统治的斗争时，就从交趾带回越南的地产药材薏苡仁。据《后汉书·马援传》记载：马援在"在交趾，常饵薏苡，食用能戏身省欲，胜撞气。南方薏苡实大，援欲为种，军还载之一车。"薏苡仁在我国应用历史久远，早在《神农本草经》便被列为上品，其后历代医书也有记载，广泛应用于治疗肠痈、脚气病，并收到良好效果。245—250年，孙吴曾派遣中郎康泰和宣化从事朱应出使扶南、林邑。康泰著《外国传》朱应著《扶南传》，记述了这些国家的情况。在这一时期，东南亚的林邑国、干陀利国、婆利国、丹丹国、盘盘国，多次派使者来到中国；馈赠礼品，其中番药是这些国家送给我国的主要礼物之一。

公元1世纪，扶南、室利佛逝和马六甲扶南建国，扶南的基本疆域，大约相当于今天的柬埔寨和越南南部。扶南立国后，就致力于发展海上贸易，一方面派出众多的特使，前往印度、中国、罗马等国去宣传扶南的对外开放，并与这些国家建立密切的通商贸易关系，另一方面开辟顿逊、拘利、哥俄厄等港口，招徕各国商人贸易。室利佛逝（从10世纪初开始，我国史籍改称为"三佛齐"）是继扶南之后兴起的位于苏门答腊岛的东南亚海上强国。室利佛逝建国于公元7世纪，亡于13世纪末，前后存在了600余年，在其全盛时期（8—10世纪），统治势力曾达到爪哇西部、加里曼丹岛西部、邦加岛、勿里洞岛等广大地区，还占据马来半岛南部，控制了马六甲海峡，是东西方海上通商往来的必经之地。唐代时，由于海陆交通日益发达，越南药物也通过商人和互赠礼品不断传入我国。据《唐会要》《唐六典》记载，越南多次向中国进贡驯象及沉香、规巧、真珠、榜柳、蛇胆等药材。《新修本草》《本草拾遗》等书记载，这一时期从越南运来中国的药物，有白老藤、庵摩勒、黎勒、丁香、詹粮香、巧黎勒、苏方木、白茅香、白花等。

两宋时期，中国与越南、印尼等东南亚诸国政治、经济、文化上的交流也十分密切。仅在福建泉州的药物品种达上百种之多。周去非所著《岭外代答》记载："三佛齐在南海之中，诸蕃水道之要冲也。东自阇婆诸国，西自大食、东临诸国，无不由其境而入中国者。"室利佛逝采取发展对外贸易的措施，比扶南更加积极主动。据《宋史》记载，仅在960—1178年，室利佛逝就先后33次遣使到中国，与中国建立了密切的通商贸易关系。同时，南印度和阿拉伯各国的货物也往往经过三佛齐再贩运到中国。阇婆国的商品主要是沉香、檀香、茴香、犀角、象牙、珍珠等。此外，我国和亚洲南部的柬埔寨、缅甸和印度等国，也都有密切的交流。1400—1511年，崛起于马来半岛南部的马六甲王国，是东南亚古代史上最为开放的国家。通过设置港务官，规定进出口税，统一度量衡，允许各种货币流通使用，发展海外贸易等诸多措施造就了其对外贸易的空前繁荣，促使马六甲成为世界上各种商品的交易中心。

元朝在宋朝的基础上继续发展海外贸易，元世祖忽必烈曾发诏谕，表与南海诸国通商之意愿，利用侨居中国的海外商人与南海诸国的联系，使诸国来华贸易且派遣使者出使南海诸国，使者的出访及各种优惠的待遇使得南海十国：僧急里、苏木都剌、南无力、八马儿、来来、丁呵儿、急兰亦、那旺、马兰丹、须门那也向元朝遣使通好。这使得南海贸易十分活跃。忽必烈即位后，遣使安南（位于今越南北部和广西、云南靠边境地），安南王陈光昺亦遣使，从此开启了两国友好往来的篇章。促进了两国经济文化交流。据统计，自蒙古遣使入安南（1257年）到元朝灭亡（1368年）这112年间，安南共进贡66次，平均为1.87年一次。朝贡时一般带入该国所产的金颜香、香附子、排香、安息、阿魏、降真香、郁金等香药及猩猩、狒狒、通天犀等动物。

元代至元二十二年，元朝政府与真腊（位于今柬埔寨北部和老挝南部，中心在巴色一带）的往来贸易频繁，从真腊流通到元朝的货物，流布四方，广为人知。元代至元八年，元朝遣使去缅甸（今缅甸伊洛瓦底江中游的阿瓦）通好。至元二十四年始"乃定岁贡方物"。大德元年，缅王遣其子朝见元成宗。大德三年缅王的立普哇拿阿迪提牙"复遣其世子奉表入谢"，此后两国贸易往来不绝。

随着东南亚海上贸易的发展与繁荣，南海诸国、波斯，以及阿拉伯商人发现大量商机，因此，各类香药开始大量进入中国。南海诸国香药入华伊始，是作为南海诸国朝贡的礼品进入中国，实际上就是用于交换的特殊商品。香药进入中国以后，在整个社会应用得越来越广泛，因此从南海诸国朝贡香药的时间来看，以南朝梁武帝统治时期和唐朝较多，分别为7次和5次，这与佛教在中国的发展史有很大关系。婆利国（今加里曼丹岛，分属印度尼西亚、马来西亚和文莱三国）北部及西部在隋唐时期曾派遣使者到中国，中国商人带回犀角、象牙、树脂、香药等土产。越南与我国接壤，由于地理上的优势，医药学的交流既早又广泛，而隋唐之际输入我国的药物更多。

据《新修本草》记载，当时越南产的药物有庵摩勒、毗梨勒、菌桂、厚朴、扁青、苏方木、槟榔、蒟酱、犀角、莎草根、沉香、诃梨勒等数十种。这一时期，爪哇中部的诃陵国（今印度尼西亚爪洼岛）沟通了中国、印度、波斯和阿拉伯之间的海上贸易通道，从贞观十四年（640年）到咸通元和十三年（818年），诃陵国多次遣使中国，赠送玳瑁、生犀等。唐代也是中国佛教发展史上的鼎盛时期，上至皇帝，下至黎民，大有对佛教崇信者。檀香不仅被唐人用于雕刻佛像，还用于建造寺院之楼阁、僧徒所持之锡杖等佛教圣物。在佛教的礼拜仪式和重大的法事活动中，需要消费大量的香药，这极可能是南海诸国瞄准商机，向梁武帝和唐朝皇帝进贡香药的主要原因。宋元时期，中国与东南亚诸国间的海上贸易十分发达，因而从这一地区输入我国的药物亦品种众多，数量巨大。从南海诸国所贡的香药种类来看，绝大多数是当地的名产，如沉香、白檀香、龙脑香、婆律膏、詹糖香等。

贵族和富民喜欢熏沉香，平民日常家居也常用熏香，因熏香能够避疫，并使室内空气充满令人愉悦的香气，故汉唐时代的皇室成员、贵族和富民喜欢在居室中熏香或洒香。唐朝皇帝行幸后宫时，宦官要提前在红绣毯上洒满龙脑香和郁金香。除了日常熏香，在饮食中，香料出现的频率也非常高。唐敬宗统治时期，宫廷中流行一种类似于现代冷饮的清风饭，供大暑天食用，其中即加了龙脑香粉。《清异录》："宝历元年，内出清风饭制度，赐令造进，法用水晶饭、龙睛粉、龙脑末、牛酪浆、调事毕入金提缸、垂下冰池、待其冷透供进、惟大暑方作。"古代的美容业也大量应用到香料，唐代口脂（口红）中更是大量使用了南海诸国所产的沉香、檀香、甲香等名贵香药。《备急千金要方》"甲煎口脂，治唇白无血色，及口臭方，烧香泽法"中即包含了沉香、甲香、丁香、檀香、藿香等十余味香药。此外，南海诸国所产的丁香、鸡舌香、母丁香、豆蔻、沉香等香药还可通过含服的方式，去除口臭及身臭。

据《汉官》记载尚书郎奏事的时候，要口含鸡舌香，以保持口气香洁。唐代薰衣香与裹衣香方中，更是大量使用了南海诸国的香药。《备急千金要方》："熏衣香方中即使用了丁香、甲香、沉香、藿香、白檀香、艾纳香等多种南海名香。"南海诸国的香药在治疗疾病方面也各有其独特的疗效，广藿香由于性燥，故可用于化湿、解暑，在唐代常用于治疗霍乱吐痢、心腹痛等疾患。肉豆蔻可以治疗痢疾、霍乱等传染性疾病。丁香的疗病功效最广，据唐代传世医方书籍记载：唐人在治疗传染性疾病如疟疾、霍乱、痢疾、肺痨、天花，以及恶核毒肿、诸疮等外科疾病、牙齿病、黄疸病中都使用了丁香。

明朝，郑和率领的船队在苏门答腊内陆及印度尼西亚其他岛屿带回了如乳香、樟脑等珍贵树脂，还带回当地的豆蔻、苏合香、安息香、胡椒、沉香、木香、犀牛角、大风子油、丁香、燕窝等，也大量被随船医生列入药材。这些药材中很大一部分被后世广泛运用于中医临床，而且影响颇为深远。比如，在清代名医陈士铎所著《洞天奥旨》卷八中就有对治疗痕疡病的特效方剂樟脑丹的记载。郑和不但带回了海外大量道地药材，还非常重视这些药材的种植与培育工作。

1. 广藿香

广藿香，又名土藿香、排香草、大叶薄荷、兜娄婆香、猫尾巴香，拉丁文名：*pogostemon cablin*，为唇形科植物广藿香的干燥地上部分，广藿香以"藿香"之名最早记载于东汉杨孚的《异物志》"藿香交趾有之"，首次明确了藿香的产地交趾，即今之越南河内地区。西晋嵇含的《南方草木状》记载了广藿香的产地、种植和采收加工，"藿香，榛生。民自种之，五六月采，曝之，乃芳芬耳。出交趾、武平、兴古、九真"。《汤液本草》描述藿香曰："气微温，味甘辛，阳也。甘苦，纯阳，无毒，入手足太阴经，补卫气益胃进食。"其味辛，微温。归脾、胃、肺经。具有芳香化浊、开胃止呕、发表解暑的功效。《通典》中的记述："顿逊国出藿香，插枝便生，叶如都梁，以裹衣"。据考证，典逊、都昆及顿逊即今之马来半岛包括马来西亚、缅甸等国，扶南国即今之柬埔寨，海边国则泛指今东南亚沿海诸国。由此推知，藿香原产地为现今东南亚一带，后传入我国初作香料使用。广藿香为临床常用的芳香化湿药，主要含有广藿香醇、广藿香酮等挥发性成分和黄酮类等非挥发性成分，其具有止咳、化痰、通便、抗氧化、抗病原微生物、抗炎、镇痛、解热、镇吐、保护胃肠道、抗肿瘤和调节免疫系统等药理作用。

2. 沉香

沉香，中国古代文献中有时写作沈香、琼脂。拉丁文名：*aquilariaagallocha*（*lour.*）*roxb*，为双子叶植物药瑞香科乔木植物沉香或白木香在受到自然界或人为的伤害以后在自我修复的过程中分泌出的油脂受到真菌的感染，所凝结成的分泌物。沉香气味香如蜜，因而又称为蜜香。入水下沉，又称沉水香。《梁书·诸夷传》："扶南国，在日南郡之南，出金、银、铜、锡、沉木香。"在古代，我国称柬埔寨为扶南、真腊。印度、缅甸及柬埔寨、马来半岛、南中国、菲律宾、摩鹿加群岛等地皆产沉香木。《诸蕃志》云："沉香所出非一，真腊为上，占城次之，三佛齐、阇婆等为下。"这些地方皆在东南亚一带。沉香木是一种绿乔木，只有树龄二十年，或五六十年以上的树，枝干腐朽，其木心部分凝聚了树脂的木材，才是所谓沉香。沉香的采集非常危险，必须经过原始森林，穿越山崖，因此十分珍贵。古印度药书中曾记载焚烧沉香，其熏烟可使身体染上香味，并可用来作为治愈外伤及伤口的药材，有镇痛作用。其味辛、苦，性微温，具温中止呕、行气止痛、纳气平喘的功效，用于胸腹胀闷疼痛、胃寒呕吐呃逆、肾虚气逆喘急。现代研究也表明沉香在治疗消化系统疾病、呼吸系统疾病、心脑血管疾病、神经系统疾病，以及五官科、儿科、外科、妇科和皮肤科疾病等方面都有显著疗效，在抗风湿病、抗肿瘤，以及美容等方面也有较好的作用。

3. 龙脑香

龙脑香，又名天然冰片，拉丁文名：*dipterocarpus turbinatus gaertn.f.*，是龙脑香树的树脂凝结成的一种近于白色的结晶体。据唐代本草书籍记载，龙脑香可用于治疗耳聋、目障、痔疮、难产等疾病，它与中国土生的樟脑迥然不同，樟脑在中古时代极少被用于医疗。唐代的龙脑香主要靠从南海诸国进口，其中苏门答腊西海岸有一个叫"婆鲁师"的港口，是外国商人购买龙脑香的主要聚集地。苏恭《新修本草》云："龙脑香及膏香……出婆律国。"另外，马来半岛也产龙脑香，据《隋书·南蛮传》记载："（其王）寻遣那邪迦随骏贡方物，并献金芙蓉冠、龙脑香。"具有开窍醒神、清热止痛、生肌之效。含龙脑、律草烯、β-榄香烯、石竹烯倍半萜、古柯二醇等三萜化合物、积雪草酸、龙脑香醇酮、齐墩果酸、麦珠子酸、龙脑香二醇酮。现代医学研究表明冰片有抗菌、抗病毒、保护心脑、抗炎镇痛、双向调节神经系统、提高其他药物生物利用等作用。

4. 檀香

檀香又名旃檀、白檀、檀香木、真檀，拉丁文名：*santalum album l.*，为檀香科檀香属植物的心材。据《新唐书·南蛮传》："单单，在振州东南，多罗磨之西，亦有州县，木多白檀。"单单国又称丹丹国，今马来半岛南部的吉兰丹，盛产白檀香，并且苏门答腊也产檀香。《诸蕃志》："檀香出阇婆之打纲、底勿二国，三佛齐亦有之。"引文中底勿，即帝汶，就是檀香的主产地帝汶岛，打纲在今加里曼丹岛之吉打榜，三佛齐在今苏门答腊之东南部。其味辛，性温，无毒。入脾、胃、肺经。理气，和胃。可治疗心腹疼痛，噎膈呕吐，胸膈不舒。《本草纲目》："治噎膈吐食。又面生黑子，每夜以浆水洗拭令赤，磨汁涂之。"檀香油中主要成分为倍半萜类化合物α-檀香醇与β-檀香醇，还含有α-檀香烯、反式柠檬烯、甜没药烯醇-A、α-芳姜黄烯、三环檀香醛、甜没药烯醇-C、β-檀香烯、α-檀香醛、β-檀香醛、甜没药烯醇-D、甜没药烯醇-E。

5. 白豆蔻

白豆蔻，又名紫蔻、十开蔻，拉丁文名：*amomum kravanh pierre ex gagnep.*，为姜科植物白豆蔻或爪哇白豆蔻的干燥成熟果实。东南亚著名的豆蔻山脉位于柬埔寨境内，并延伸至泰国。因此，柬埔寨和泰国都是白豆蔻的主要产区。《诸蕃志》也指出白豆蔻的主产地在真腊（今柬埔寨）、阇婆（今爪哇）等地。白豆蔻始载于《开宝本草》曰："白豆蔻出伽古罗国，呼为多骨。其草形如芭蕉，叶似杜若，长八九尺而光滑，冬夏不凋，花浅黄色，子作朵如葡萄，初一出微青，熟者变白，七月采之。"《图经本草》载："白豆蔻出伽古罗国，今广州、宜州亦有之，不及蕃舶者佳。苗类芭蕉，叶似杜若，长八九尺而光滑，冬夏不凋，花浅黄色，子作朵如葡萄，生青熟白，七月采。"味辛、性温，归肺、脾、肾经。具有化食消痞、行气温中、开胃消食的功能，可用于湿浊中阻、不思饮食、温湿初起、胸闷不饥、寒湿呕逆、胸腹胀痛、食积不消等症。白豆蔻种子含挥发油，其成分为γ-荜澄茄油烯、1，8-桉叶素、龙脑乙酸酯、α-松油醇、β-蒎烯、α-蒎烯、丁香烯、芳樟醇，此外还含有4-松油烯醇、香橙烯、水化梨松烯、橙花步醇、甜没药烯、γ-广藿香烯、α-榄香烯、樟烯及葛缕酮等。药理研究发现其具有芳香健胃、抑菌作用、平喘作用、驱风作用、抑制作用等。

6. 肉豆蔻

肉豆蔻，拉丁文名：*myristica fragrans*，为肉豆蔻科常绿乔木的种仁，该种为热带著名的香料和药用植物。冬、春两季果实成熟时采收。肉豆蔻的原产地在印度尼西亚的马鲁古群岛。据《剑桥东南亚史》："（肉豆蔻）仅生长在班达群岛（位于马鲁古群岛的南端）中的一些岛屿上（其中的十个岛屿）。刘欣期《交州记》曰：豆蔻似杭树。环氏《吴记》曰：黄初二年（221年），魏来求豆蔻"。贾思勰《齐民要术》记载："《南方草物状》曰：豆蔻树，大如李。二月花色，仍连着实，子相连累。其核根芬芳，成壳，七月八月熟。曝干，剥食，核味辛，香五味。出兴古。"西晋《广志》记载肉豆蔻"生秦国及昆仑"。唐代《本草拾遗》记载："肉豆蔻生胡国，胡名迦拘勒，大舶来即有，中国无之，其形圆小，皮紫紧薄，中肉辛辣。"《本草纲目》对肉豆蔻药材有详细的描述："肉豆蔻花及实似草豆蔻，而皮肉之颗则不同，颗外有皱纹，而内有斑缬纹，如槟榔纹"。其药理作用主要有抗菌、抗炎、抗氧化、抗癌、保肝、降血糖血脂等多种药理学活性。味辛；苦；温归脾、胃、大肠经，具有温中涩肠、行气消食的功效。主治主虚泻、冷痢、脘腹胀痛、食少呕吐、宿食不消。其药理作用主要有抗菌、抗炎、降血糖血脂、抗氧化、抗癌、保肝等多种药理学活性。

7. 薏苡仁

薏苡仁，拉丁文名：*semen coicis*，为禾本科植物薏苡的干燥成熟种仁，在秋天结卵圆形果实，呈白色，外壳较硬，内含种仁，可作食用，可作药用。薏苡仁有利尿化湿、排脓及缓和拘挛等作用，又有补脾胃、清水肿的功效。越南出产的薏苡，粒最大。马援南征交趾时，得知薏苡的栽培，首次将种子带回洛阳。《后汉书·马援传》记载："初，援在交趾，常饵薏苡实，用能轻身省欲，以胜瘴气。南方薏苡实大，援欲以为种；军还，载之一车。时人以为南土珍怪，权贵皆望之。"后来。《本草纲目》记载："出交趾者，子最大……故马援在交趾饵之。载还为种，人谗以为珍珠也。"薏苡仁性甘、淡、凉，归脾、胃、肺经，具有健脾利湿、除痹止泻、清热排脓的功效，可用于扁平疣、水肿、脚气、肺痈、脾虚泄泻、小便不利、湿痹拘挛、肠痈等的治疗。薏苡仁含有多种活性化学成分，包括酯类、不饱和脂肪酸类、多糖类、内酰胺类、木脂素类、酚类和腺苷等化合物，含精氨酸、赖氨酸、酪氨酸、蛋白质、脂肪、淀粉、亮氨酸等人体必需的氨基酸，还含有磷、钙和铁等多种微量元素。

8. 苏木

苏木，又名赤木、棕木、红柴、苏方木、苏枋，拉丁文名：*caesalpinia sappan linn.*，为苏木科苏木属植物苏木的干燥心材，原产缅甸、越南、印度、马来半岛及斯里兰卡。《海药本草》："主虚劳血癖气壅滞；产后恶露不安，腹中搅痛；及经络不通，男女中风，口噤不语。宜细研乳头香细末方寸匕，酒煎苏方去滓调服，立吐恶物瘥。"始载于《医学启源》：苏木主治破血，排脓止痛，消痈肿扑损淤血。《本草纲目》记载："按嵇含《南方草木状》云，苏仿树，类槐，黄花黑子，出九真。"按现代中药成分提取，发现苏木含有苏木素、苏木酚、β-香树脂醇葡萄糖甙、鞣质、挥发油（右旋水芹烯，罗勒烯）和多种基氨酸。味甘、咸、性平。苏木具有行血祛瘀、消肿止痛。用于产后瘀阻、胸腹刺痛、经闭痛经、外伤肿痛等疾病。现代药理研究，苏木对循环系统、血液系统、肿瘤方面有着广泛作用。具有抗菌、抗补体、免疫抑制、抗氧化性、抗肿瘤等活性。

9. 使君子

使君子，又名川君子、留求子、君子仁、建君子，拉丁文名：*quisqualis indica l.*，为使君子科植物使君子的成熟果实，喜温暖、阳光充足环境，怕风寒，需中等肥沃的砂质土壤，栽培或生于山谷林缘、溪边及平原地区较向阳的路旁。李时珍说："原出海南交趾，今闽之绍武，蜀之眉州，皆栽种之。"交趾为今越南北部地区。《开宝本草》："生交、广等州……俗传始因潘州郭使君疗小儿，多是独用此物，后来医家因号为使君子也。"主治驱虫，消疳积，对蛲虫、蛔虫有良好的驱杀作用。使君子主要含使 ι−天东素、ι−脯氨酸、γ−氨基丁酸、君子酸、精氨酸、葫芦巴碱、使君子酸钾。

10. 枫香脂

枫香脂，又名白胶、芸香、白胶香、枫脂、胶香，拉丁文名：*liquidambar formosana hance*，为同科同属植物枫香树的干燥树脂。《本草纲目》引《南方草木状》中的描述："枫实唯九真有之，用之有神，乃难得之物。其脂为白胶香。"味辛、微苦，平。归肺、脾经，活血止痛，解毒生肌，凉血止血。主治用于跌扑损伤、痈疽肿痛、吐血、衄血，外伤出血。枫香树脂含路路通酮酸，路路通二醇酸，阿姆布酮酸，阿姆布醇酸，枫香脂诺维酸，阿姆布二醇酸，枫香脂熊果酸。枫香脂及其挥发油抗血栓作用与促进纤溶活性和提高血小板cAMP有关，并提示挥发油可能是枫香脂的主要止血成分。

11. 槟榔

槟榔，又名槟楠、大白槟、槟榔子、宾门、大腹子，拉丁文名：*areca catechu*，为棕榈科植物槟榔的干燥成熟种子。槟榔原产马来西亚，主要分布在东南亚、亚洲热带地区、东非及欧洲部分区域，据《南方草木状》载："交广人凡贵胜族容，必先呈此果。"陶弘景说："此有三、四种，出交州者，形小味甘；广州以南者，形大味涩。"汉武帝兵征南越，以槟榔解军中瘴疠，功成后建扶荔宫于西安，广种南木，槟榔入列。南北朝的时候，干陀利国（今苏门答腊岛）进贡槟榔，朝廷转赐大臣，朝臣答谢的诗词多录于《梁史》。《岭表录异》记述："两广地热，食槟榔用以怯瘴疠。"《名医别录》记载："（槟榔）气味辛温无毒，主治消谷，逐水除痰，杀三虫，伏尸寸白。"《本草纲目》中指出，槟榔可以"治泄痢，重心腹诸痛，大小便气秘，气喘急，疗诸疟，御瘴疠"。槟榔味苦、性辛、温，归胃、大肠经，具有杀虫、破积、降气、截疟、行水的功效，曾被用来治疗蛔虫、绕虫、绦虫、钩虫、姜片虫等寄生虫感染。在抑菌、促胃肠运动、灭螺、驱虫、杀虫、诱发口腔粘膜病变等方面作用突出。

12. 胡椒

胡椒，又名披垒、坡洼热、昧履支，拉丁文名：*piper nigrum l*，为胡椒科植物胡椒的干燥近成熟或成熟果实。"胡椒"的"胡"表明这种植物或其果实来自域外，"椒"是香料植物及其果实的通称，主要属于花椒属植物。胡椒分布在热带、亚热带地区，生长于荫蔽的树林中，主要产于印度尼西亚、印度南部、越南、马来西亚、泰国等地，古代传入中国的胡椒来自南亚、东南亚。《大唐西域记》记载，南印度阿吒厘国"出胡椒树，树叶若蜀椒也。"胡椒又指胡椒科植物的果实，即胡椒椒粒。作为香料的胡椒椒粒，西汉时也传入中国，被用于宫室装饰，以椒和泥涂墙壁，取其温暖、芳香、多子之义。汉未央宫有温室殿，"武帝建，冬处之温暖也"。《西京杂记》记载，温室殿"以椒涂壁，被之文绣，香桂为柱"。胡椒是古代印度大量出产的著名香料，不仅传入我国，也和我国的丝绸一样，远销欧洲。从印度洋向东至我国南方沿海地区和经红海至地中海的海上通道因此又称"香料之路"，这是一条沟通亚、非、欧三大陆之间贸易往来的重要通道。胡椒的移植、贸易和扩散是沟通东西方文化交流的一个重要媒介，对中国丝绸和印度胡椒的追求是欧洲人东方贸易的重要动力。胡椒的化学成分研究表明，其生物碱（主要是吡咯烷类酰胺生物碱）、挥发油为本种植物中的主要成分，此外，已分离鉴定的化合物还包括酚类化合物、有机酸、木脂素、微量元素。具有消痰、解毒、温中、下气的功效。应用于呕吐清水，脘腹冷痛，反胃，寒痰食积，泄泻，冷痢，并解食物毒。临床应用上可治疗慢性气管炎、神经衰弱、小儿消化不良性腹泻、肾炎、皮肤病等疾病。

13. 艾纳香

艾纳香，又名冰片艾、大风艾、大艾，拉丁文名：*blumea balsamifera*（*l.*）*DC.*，为菊科植物艾纳香的全草，艾纳香出产于骠国（在今缅甸伊洛瓦底江下游卑蔑附近）。《北户录》记载："艾纳出骠国，此香烧之，敛香气，能令不散，似细艾也。"可见艾纳香确实是骠国的特产，其作为香料燃烧，可以收敛香气，使香气不散，形状类似于艾草。《本草纲目》

记载艾纳香的形态，"艾纳生老松树上绿苔衣也。一名松衣。和合诸香烧之，烟清而聚不散。别有艾纳香，与此不同。又岭南海岛中，横株木上有苔，如松之艾纳。单热极臭，用合泥香，则能发香，如甲香也"。艾纳香始载于《开宝本草》，药用为艾纳香的根、叶、枝。主治感冒、风湿性关节炎、产后风痛、痛经；外用治跌打损伤、疮疖痛肿、湿疹、皮炎。其味辛、苦，性温，具温中活血、调经、祛风除湿之功能，用于治疗外感风寒、腹痛、肠鸣、月经不调、泻痢、肿胀、筋骨疼痛等病症。艾纳香叶含挥发油，其中以L-龙脑为主，另含倍半萜烯醇、桉叶素、柠檬烯等。

14. 甲香

甲香，又名海月、催生子、水云母，拉丁文名：*turbo cornutus solander*，为蝾螺科动物蝾螺或其近缘动物的掩厣。功能主治为：治痔瘘，疥癣，脘腹痛，痢疾，淋病。《本草拾遗》："主甲疽，瘘疮，蛇蝎蜂螫，疥癣，头疮。"《唐本草》记载："主心腹满痛，气急，止痢，下淋。"《南州异物志》记载："甲香，螺属也，大者如瓯面，围壳有刺，可合众香，烧之皆使益芳，独烧则臭，一名流螺。诸螺之中，流最厚味也。其蠡大如小拳，青黄色，长四、五寸。人亦唤其肉，今医方稀用，但合香家所须。"李时珍转引苏颂的记载说："颂曰：海螺即流螺，厣曰甲香，生南海，今岭外、闽中、近海州郡及明州皆有之，或只以台州小者为佳。"亦即南海可能亦有出产。《海药本草》记载有甲香。因为唐代贡献甲香的城市中有安南的陆州，《唐代的外来文明》称甲香为"'半'外来之物"。另外，从以上所列的唐宋时期甲香产地可以看出甲香的生产条件并非十分苛刻。所以海外出产甲香是很有可能的。《本草图经》云："甲香，生南海，今岭外、闽中近海州郡及明州皆有之。海蚀之掩也。"可见甲香螺属也，原产自南海诸国，在宋代已经移植到中国，是一种半外来品。近缘动物拉冠小月螺的全体含一种新外源凝集素。内部器官含岩藻依聚糖酶A和B，组织含褐藻酸盐裂解酶Ⅰ、Ⅱ、Ⅲ，糖酶主要有：蜜二糖酶，糖原酶，蔗糖酶，乳糖酶。此外，还含海藻糖、梅褐藻酸酶、角叉菜胶酶、琼脂酶。

15. 降真香

降真香，又名山油柑、沙柑木、沙塘木。拉丁文名：*acronychia pedunculata*（*linn.*）*miq.*，为芸香科山油柑属植物降真香，以根、心材、叶、果入药。《海药本草》："生南海山，又云生大秦国（今罗马）。"《诸蕃志校释》卷下中记载："降真香出三佛齐、阇婆、蓬礼，广东、西诸郡亦有之。气劲而远，能辟邪气。泉人岁除，家无贫富，皆热之如潘柴然，其直甚廉，三佛齐者为上，其气味清远也。一名曰紫藤香。"可见，降真香出自南海国家三佛齐、阇婆和蓬礼，广东、广西亦有种植。其中三佛齐的降真香质量最好，气味清远。三佛齐即室利俾逝，为今天爪哇的巨港湾。降真香主要含有挥发油类化合物，生物碱及酚类，叶具有芳香气味，可以治疗感冒、咳嗽，果肉味甜，熟果可食，微带麻舌感，并可入药助消化，根可止血定痛、消肿生肌、平气喘，树脂具有解热、止痢等作用。民间常用来治疗腹泻、疼痛、风湿、咳嗽、哮喘、溃疡、皮肤瘙痒、鳞屑，具有解热、止血、壮阳等作用，现代药理研究表明，降真香具有抗菌、抗肿瘤及细胞毒性等生物活性。

16. 詹糖香

詹糖香，又名山苍子、山鸡椒、山香椒、山香根，拉丁文名：*lindera erythrocarpa makinl lumbellata bl*，为樟科山胡椒属植物红果钓的枝叶经煎熬而成的加工品。《陈氏香谱》卷一引《唐本草》云："（詹糖香）出晋安岑州及交广以南，树似橘，煎枝叶为之，似糖而黑多，以其皮及蠹粪杂之，难得纯正者，惟软乃佳。"可见詹糖香出自晋安岑州及交广以南，煎其枝叶而为之，类似于糖而黑色较多。味辛，性微温。具有祛风除湿、解毒杀虫之功效。主治风水、恶疮、疥癣。

17. 荜澄茄

荜澄茄，又名山香椒、山苍子、山鸡椒、山香根，拉丁文名：*piper cubeba*，为樟科植物山鸡椒的干燥成熟果实。据考证，荜澄茄始载于阿拉伯医圣阿维森纳所著《医典》中。荜澄茄原产于印尼苏门答腊岛、马来西亚槟城及巴布亚一带。它也是胡椒家族的近支，其外形与胡椒极其相似，只是多了小而尖的硬柄，如同一个尾巴。因此也称"带尾胡椒"。味辛，性温。归脾、胃、肾、膀胱经。具有温中散寒、行气止痛的功效。用于胃寒呕逆，脘腹冷痛，寒疝腹痛，寒湿郁滞，小便浑浊。叶外用治痈疖肿痛，虫蛇咬伤，乳腺炎，预防蚊虫叮咬。根用于胃寒呕逆，脘腹冷痛，寒疝腹痛，寒湿郁滞，小便浑浊。现代药理研究发现，其具有解热、镇痛、镇静作用，抗真菌、抗细菌及广谱抗菌作用，利胆，抗腹泻，消毒防霉，抗虫，抗心血管疾病，抗胃溃疡，抗癌作用等。

18. 儿茶

儿茶，又名乌爹泥、孩儿香、孩儿土，拉丁文名：*acacia catechu*，为豆科植物儿茶的去皮枝、干的干燥煎膏。冬季采收枝、干，除去外皮，砍成大块，加水煎煮，浓缩，干燥。它主要是作为药用，但它还可入茶、做香料、咀嚼槟榔等。儿茶产自苏门答腊至中南半岛一带，也是榜葛剌、满剌加、爪哇、暹罗等国的朝贡物品之一。《本草纲目》记载其："清上膈热，化痰生津，涂金疮、一切诸疮，生肌定痛，止血收湿。"《本经逢原》载其："孩儿茶，一名乌爹泥，性涩收敛，止血收湿，为金疮止痛生肌之要药。"儿茶的古方制剂，《孙氏集效方》《本草权度》《纂奇方》《积德堂方》《董炳方》中都有详细记载。味苦、涩，微寒。归肺、心经。具有活血止痛、止血生肌、收湿敛疮、清肺化痰的功效。用于吐血衄血，疮疡不敛，跌扑伤痛，外伤出血，湿疹、湿疮，肺热咳嗽。儿茶的入药部位可分为心材、钩藤的枝两部分。现代化学研究已从儿茶中分得儿茶红、没食子酸、鞣花酸、非瑟素、儿茶鞣酸、儿茶素、槲皮素、槲皮万寿菊素、表儿茶素、赭朴鞣质、原儿茶鞣质和焦性没食子酚鞣质、儿茶鞣质、儿茶荧光素、儿茶酚等，还得到圆叶帽木碱、儿茶钩藤碱A-E，以及钩藤碱、异钩藤碱、二氢柯楠因碱。具有保肝解毒、抗病原体、抗氧化、增强机体免疫力、抗心律失常、降低血管的通透性、防癌抗突变、降低血糖血脂和胆固醇等药理作用，用于治疗肝病、多种细菌感染性疾病等。

19. 燕窝

燕窝，又名燕蔬菜、燕菜、燕根、燕窝菜、白燕盏，拉丁文名：*collocalia esculenta l.*，为雨燕科动物金丝燕及多种同属燕类用唾液或唾液与绒羽等混合凝结所筑成的巢窝。起源于印尼中爪哇省，在盛行燕窝养身文化的地区，被视为一种食补极品、名贵药材。金丝燕族包括金丝燕属、侏金丝燕属、雨燕属、瀑布雨燕属，金丝燕属中大金丝燕（又称黑巢金丝燕，栖息于菲律宾、新加坡、泰国、越南、文莱、印尼、马来西亚、缅甸）和爪哇金丝燕（又称白巢金丝燕，广泛分布于东南亚）的巢全部或主要由唾液构成，羽毛杂草等杂质很少，经采摘、加工后的成品称为燕窝。据传明代七下西洋的郑和是第一个食用燕窝的华人，然而考古人员在马来西亚发掘唐代瓷器的同时发现取窝铲，推断唐代已出现燕窝贸易，并明代郑和下西洋后成为明成祖的贡品。根据已考证的情况，明代中后期王世懋的《闽部疏》是国内记载燕窝的最早文献，明末清初的汪昂和张璐分别在《本草备要》和《本经逢原》指出燕窝能补阴、化痰、止咳、使金水（肺和肾）相生，则是全球记载燕窝疗效的最早文献。金丝燕是雨燕科金丝燕族动物的统称，由于物种形态特征高度相似，研究人员尝试根据形态、行为、遗传特征确定其分类，但尚未得出明确结论。燕窝味甘，性平，能养阴润燥、益气补中，治虚损、咳痰喘、咯血、久痢，适宜于老年慢性支气管炎、体质虚弱、营养不良、肺气肿、肺结核、久痢久疟、痰多咳嗽、支气管扩张、咯血、吐血和胃痛病人食用。现代医学研究发现，燕窝可增强免疫功能，有延缓人体衰老的功效。

三、西亚、非洲沿海地区的药物输入

西亚地处亚、欧、非三大洲的连接地带，南、西、北三面分别濒临阿拉伯海、红海、地中海、黑海和里海，故常有"三洲五海之地"的说法。随着苏伊士运河的开凿和波斯湾地区自然资源的开发，西亚的重要性更加突出，其中的曼德海峡、霍尔木兹海峡、苏伊士运河地区和黑海海峡更是海上交流的交通要道。我国进行文化、商贸等交流的海上丝绸之路最远到达北非和东非地区。今天的东非国家包括南苏丹、肯尼亚、卢旺达、布隆迪、埃塞俄比亚、厄立特里亚、乌干达、吉布提、索马里、坦桑尼亚和印度洋西部岛国塞舌尔。北非国家包括埃及、利比亚、突尼斯、阿尔及利亚、摩洛哥、苏丹等。汉初，横贯亚洲的陆上"丝绸之路"得以贯通，沟通了中国和中亚、西亚的广大地区，同时，还开拓了自广州、泉州经南海到印度洋及远至亚丁湾的"海上丝绸之路"，这些通道成为当时乃至今后千百年中国与西域、东南亚诸国进行物产交流的重要途径，外来药物亦沿此通道源源不断地传入我国。其中中国与印度洋沿岸诸国的药物往来，可以追溯到秦汉时期。

宋代，随着"海上丝绸之路"的日益繁盛，双方的药物交流也进入一个新阶段。在当时印度洋沿岸各国中，以西亚阿拉伯、波斯地区为中心的"大食诸国"跟中国的药物交流最为广泛密切。"大食诸国"是宋代与海外进行药物交流的最重要伙伴之一。在当时，大致以阿拉伯地区为中心，包括中亚、西亚，以及北非、东非的一些地区，宋人都统称为大食。正如周去非所说，"大食者，诸国之总名也。有国千余，所知名者特数国耳"。从历史上来看，大食商人贩运到中国的商品，历来是以香药为主。宋代，两地间的官私往还，尤以药物交流为盛。据统计，宋代大食来使有三十余次，每使至，必携带大量药物。《宋史·外国列传》说其国有若干不同的部属，如勾巡、陁婆离、俞卢和地、麻罗跋等国，但皆冠以大食之名，另外还包括层檀、拂林等国当时亦位于小亚细亚一带，属于阿拉伯势力范围内的政权。宋代的交通更加发达，因此与阿拉伯之间海外贸易及通使等活动日益频繁，国人对当时阿拉伯医药知识日趋了解。《诸蕃志》记载："大食……土地所出，真珠、象牙、犀角、乳香、龙涎、木香、丁香、肉豆蔻、安息香、芦荟、没药、血竭、阿魏、腽肭脐、硼砂、琉璃、车渠、珊瑚树、栀子花、蔷薇、没石子。"来自阿拉伯地区的的外来药物品种繁多，进口的数量种类相当巨大。外来药物除经贸易通商进入我国外，阿拉伯地区还通过进贡方式送来不少当地药物。

《宋史·外国列传》中有较为集中的记载，如大食国人花茶、李亚勿、蒲西密等先后赠送的药物有：白龙脑、蔷薇水、象牙、乳香、腽肭脐、琥珀、舶上五味子、犀角、舶上偏桃、千年枣、真珠、无名异等。进献的数量也很可观，如有一次进献乳香达千八百斤，象牙五十株，蔷薇水百瓶，龙脑一百两等记载。据宋代史籍记载，当时从大食进口的药物有荜拨、胡黄连、补骨脂、缩砂蜜（砂仁）、血竭、漪萝等七八十种之多。其中，既有来自阿拉伯地区者，亦不乏来自于北非、东非等地，而为大食商人贩运至中国者。如《诸蕃志》载，弼琶罗国（今索马里伯培拉）"多木香、苏合香油、没药、琅帽至厚，他国（大食诸国）悉就贩焉"。层拨国（今坦桑尼亚桑给巴尔）的象牙、龙涎香等药物，"每岁胡茶辣国及大食边海等处发船贩易"，由大食商人运至中国。

在元代，中国与阿拉伯的医药交流更为兴盛，其规模在中外医药交流史上可谓空前绝后。我国把以阿拉伯医药为主体的医药学称为"回回医药"，元代回回药物输入的途径之一是诸汗国的频繁进贡，有时一年中达5次之多，在其所贡物品中回回药物占了很大比重，且进贡的药物中多有域外珍奇之品。此外，元代的回回商人，还以贸易的形式，沿着古代的丝绸之路，沿着繁忙的海上通道，把中亚、西亚和黑海北岸等地的药物源源不断输入我国。

明清时期，社会比较稳定，经济发展，医学进步。特别是明代，本草学科空前繁荣丰富，永乐三年（1405年），郑和乘远洋帆船，访问了亚、非、欧三洲的三十多个地区，并在这些地方与当地人民发展友好贸易。随行人员中有不少医药家，他们所到之处既进行医药交流，又沿途搜集当地道地药材，经鉴定后带回国内。据统计，明代官修本草《本草品汇精要》中，新增的外来药物品种达到40余种，如紫梗、乌木、樟脑、葫芦巴、儿茶、罗斛、麻藤香等，而本草巨著《本草纲目》更是吸收了大量的外来医药文化，从而把我国本草学推向一个的新的高峰。清代，赵学敏在《本草纲目拾遗》中收录了外来药物达47种之多，有阿勃参、番薏茹、帕拉聘、查克木、拔尔萨摩、伽南香、特迦香、气结、金鸡勒、天师栗、海梧子、千岁子、夫编子等。

1. 乳香

乳香，又名塌香、天泽香、马尾香、乳头香，拉丁文名：*boswelliacarteri*，为橄榄科植物乳香树及同属植物树皮渗出的树脂，阿曼的乳香树群是乳香原产地，Khor Rori古城是乳香贸易古镇，商队绿洲是乳香运输的道路。2000年，联合国教科文组织将阿曼的乳香树群，Khor Rori古城，商队绿洲的遗址命名，成为世界文化遗产——乳香之路。早在3000年前的古埃及时代，这条陆上乳香之路已经存在，它比起古代中国的丝绸之路还要早得多。乳香主要产自西亚阿拉伯半岛的也门，非洲索马里以及埃塞俄比亚等地，为橄榄科乳香树中采集的橡胶树脂香料，点燃后香气浓郁，采集乳香时，先以刀具割开树皮，待树脂流出，凝固后即成。以淡黄色、颗粒状、半透明、无砂石树皮杂质、气味芳香者为佳。作为西亚特产，乳香经印度洋，东南亚运至中国宋时香料品种超过三百种，只有乳香被朝廷视为有用之物而倍加青睐。早在秦汉，乳香就已经出现在中国。广州南越王墓出土的乳香实物，证明最迟在西汉初年，乳香已经从南海传入了中国。传统医学认为乳香的药性为辛、苦、温，有香辛走散、散血排脓、通气化滞的特性，可以归心、肝、脾经，具有活血止痛、消肿生肌之功效。据《本草纲目》记载："乳香香窜，能入心经，活血定痛，故为痈疽疮疡、心腹痛要药……"现代药理研究证实，乳香中主要含有大环二萜、四环三萜、五环三萜和等化合物，具有良好的抗氧化、抗炎、抗肿瘤等作用，临床上具有广泛的应用价值。

2. 血竭

血竭，又名麒麟血、木血竭、麒麟竭、海蜡，拉丁文名：*daemonoropsdraco bl.*，为棕榈科植物麒麟竭果实和藤茎中的树脂。血竭是中医传统的内外伤要药，具有活血、止血、行气、生肌的功能，广泛应用于各种丸、散、膏、丹中。血竭在我国传统医学上的使用至少有1500年的历史，血竭始载于唐本草，原名麒麟竭。《本草纲目》中写道："麒麟竭……多出大食国……"大食国是今天东非阿拉伯国家的古名。经初步调查考证，血竭有多种来源，其中有属于龙舌兰科植物龙血树属的犬岛龙血树、索科特拉龙血树、判古龙血树、阿拉伯龙血树、剑叶龙血树、海南龙血树；有属于棕榈科植物黄藤属的龙血黄藤、马来黄藤、藤血竭；还有属于豆科植物龙血紫檀和大戟科植物巴豆属的流脂巴豆、龙血巴豆、木槿叶巴里。商品血竭的植物来源有4科4属13种，由于科属的不同其加工方法也各异，龙舌兰科植物的加工方法是取其红色木质部，经粉碎，用有机溶剂提取、浓缩精制而得；棕榈科植物的加工方法是取其鲜红色果实鳞片之间所分泌的红色天然树脂，经磨擦加工，软化后再加入贝壳粉、松香等辅料，使之凝结成形而得；豆科和大戟科植物的加工方法是采用割伤茎部流出树脂，再经加工制得。血竭为活血疗伤药，具有收敛止血、软坚散结、活血化瘀、消肿止痛、生肌敛疮等功效，现代药理研究表明，血竭具有降低血糖、镇痛抗炎、活血、止血、抗肿瘤、防止肺纤维化等作用，主要用于溃疡不敛、外伤出血、跌打损伤、瘀滞作痛等症，其在治疗心血管病，抗炎，治疗子宫内膜异位症及止血活血等方面具有很强的活性，临床多用于褥疮治疗，也有对消化道止血等疾病的治疗。

3. 芦荟

芦荟，又名象胆、奴会、卢会、讷会、劳伟，拉丁文名：*aloe vera var. chinensis*（*haw.*）*berg*，为百合科植物库拉索芦荟、好望角芦荟或其他同属近缘植物叶的汁液浓缩干燥物。芦荟为非洲特产，尤以索科特拉岛最为著名，唐时由波斯人和阿拉伯人传入中国。李珣曰："芦荟生波斯国，状似黑锡，乃树脂也。"《诸蕃志》曰："芦荟出大食奴发国，草属也。其状如鱼尾，土人采而以玉器捣研之，熬而成膏，置诸皮袋中，名曰芦荟。"芦荟性味苦寒，归肝、胃、大肠经，具有泻热、杀虫、导积、凉肝的功效。芦荟含多种药理成分。其中蒽酮类成分主要有芦荟苦素、异芦荟苦素及其苷元部分衍生物；糖类成分是芦荟叶凝胶部分除去水分外的主要成分；蒽醌类是芦荟叶渗出液的主要成分，主含大黄素及其苷类；此外还含有有机酸、蛋白质、氨基酸、无机物等。芦荟对免疫系统具有调节免疫力、抗炎作用；对消化系统具有抗溃疡、改善肠道吸收，以及抗菌作用；对心血管系统具有降血脂、降血糖和保肝作用；此外还有抗癌、抗病毒，以及抗氧化作用。

4. 胡芦巴

胡芦巴，又名胡巴、季豆、苦豆、芦巴、芸香，拉丁文名：*trigonella foenum-graecum l.*，为豆科植物胡芦巴的干燥成熟种子。原产于波斯、美索不达米亚沙漠和西亚，野生，药材用，汉代时作为香料传入中国，宋时传至南方各省。在我国最早真正栽培始载于《嘉祐本草》，现主产河南、甘肃、四川等地。《本草图经》云："今出广州，或云种出海南诸番，船客将种莳于岭外，亦生，然不及番中来者真好。"《本草纲目》中李时珍曰："胡芦巴苦温纯阳亦能入肾补命门。"味苦，性温。归肾经。具有祛寒止痛、温肾助阳的功效。用于肾阳不足，下元虚冷，寒疝腹痛，小腹冷痛，寒湿脚气。化学成分主要有三萜、香豆素、甾体皂苷、黄酮及其苷、生物碱、有机酸及油脂等。现代药理研究发现，其具有降血糖作用、降血脂作用、胃溃疡作用、治疗慢性肾功能衰竭、抗肿瘤作用，对急性化学性肝损伤的保护作用及对脑缺血的保护作用。

5. 青琅玕

青琅玕，又名卤股石，拉丁文名：*acropora pulchra*（brook），为热带海洋植物珊瑚所形成的岩石，原产于地中海、红海及吕宋，做药材用。唐代大量传入中国。《新修本草》曰："青琅玕，味辛平，无毒。主身痒，大疮痈伤，白秃疥瘙，死肌浸淫在皮肤中。……此石今亦无用，唯以疗手足逆胪口，化丹之事未的见其术。"味辛，性平。具有祛风止痒、解毒、行瘀的功效。主治用于皮肤瘙痒，白秃，痈疡，产后瘀血内停，石淋。《本经》："主身痒，火疮，痈伤，疥瘙死肌。"其中《本草拾遗》记载："主石淋，破血，产后恶血。屑服，亦煮汁服，亦火烧投酒中服。"现代药理研究发现，青琅玕促进骨缺损部位修复珊瑚具有良好的生物相容性和降解性滑传导作用良好，促进骨缺损愈合，不干扰骨愈合过程，同时珊瑚骨本身的微细结构具有载体作用，吸附抗生素后的缓释作用可抑制局部感染，是一种理想的人体骨替代材料。

6. 硇砂

硇砂，又名赤砂、黄砂、狄盐、北庭砂、气砂，拉丁文名：*sal ammoniac*，为卤化物类矿物硇砂的晶体。产于波斯、阿拉伯、非洲及东南亚火山分布区，其成分主要为氯化铵，味碱咸，用于药材及工业。《新修本草》曰："硇砂，味咸，苦、辛温，有毒，不宜久服。主积聚，破结血、烂胎，止痛、下气，疗咳嗽宿冷，去恶肉，生好肌，金银，可为汗药，出西戎。"《本草纲目》记载："硇砂大热有毒之物，噎膈反胃积块内癥之病，用之则有神功。"味咸、苦，性辛，温，有毒。归肝、脾、胃、肺经。具有消积软坚、破瘀散结、化腐生肌、祛痰、利尿的功效。能够治疗癥瘕痃癖，噎膈反胃，痰饮，喉痹，积痢，经闭，目翳，息肉，疣赘，疔疮，瘰疬，痈肿，恶疮。其产物主含氯化铵，能够祛痰、镇咳和用于呕吐胃液丧失所致之低血氯性碱中毒等临床药效。

7. 胡桐泪

胡桐泪，拉丁文名：*populus euphratica oliv.*[*p.diversifolia schrenk.*]，为胡杨的树脂在土中存留多年后而形成的块状物。胡桐泪产于波斯、非洲、东南亚及我国东南沿海，为胡杨树脂的结晶体，常用于药材。唐代大量传入中国。《岭表录异》载："胡桐泪，出波斯国，是胡桐树脂也，名胡桐泪。"《图经本草》记载："胡桐泪，出肃州以西平泽及山谷中，今西蕃亦有商人货之者。相传，其木甚高大，皮似白杨青桐辈，叶初生似柳，渐大则似桑桐辈。"《新修本草》："胡桐泪、味咸、苦，大寒，无毒。主大毒，焚心腹烦满，水和服之取吐。又主牛马急黄，马黑汗，研二三两灌之。又为金银汗药。"味咸苦，性大寒，无毒。归胃经。具有清热、化痰、软坚的功效。治疗咽喉肿痛，齿痛，牙宣，牙疳，骨槽风，瘰疬。

8. 珊瑚

珊瑚，拉丁文名：*coral*，为红珊瑚科动物红珊瑚、日本红珊瑚、巧红珊瑚、皮滑红珊瑚、瘦长红珊瑚等多种红珊瑚的骨骼。原产自地中海、红海、波斯湾，可做药材和装饰品。古来从波斯等地进口至我国。古代珊瑚的记载可追溯到三国时期东吴的康泰、朱应在《扶南传》中提到："涨海中倒珊瑚洲底有磐石，珊瑚生其上也"。苏恭曰："珊瑚生南海，又从波斯国及师子国来。"寇宗奭曰："波斯国海中有珊瑚洲。海人乘大舶，堕铁网水底取。珊瑚所生磐石上，白如菌。一岁而黄，二岁变亦。枝干交错，高三四尺。人没水以铁发其根，系网舶上，绞而出之。失时不取，则腐蠹。"珊瑚味甘，性平。具有去翳明目、安神镇惊、敛疮止血之功效。主治吐衄，目生翳障，惊痫，烧烫伤。通过补精血、补益肝肾、消肿止痛、清热降火、补元气、开窍、开胃、活血化瘀、通利血脉等达到接骨续筋，疗伤，强身壮骨的功效。红珊瑚的微量元素主要为 Mg、Ca、Sr，其微量元素成分中 Si、P、Fe、B、Ba 比较稳定。红珊瑚的化学成分有多种正构烷烃类、偶碳醇、角鲨烯、甾醇、脂肪醇和酸类物质。药理活性研究发现，其具有接骨续筋、抗氧化活性等作用。

9. 琥珀

琥珀，拉丁文名：*ambrum*，为古代松科植物的树脂埋藏地下经久凝结而成的碳氢化合物。产于波斯及其他各国，可做药材。《中国印度见闻录》记载："琥珀生长在海底，状似植物，当大海狂吼，怒涛汹涌，琥珀便从海底抛到岛上，状如蘑菇，又似松露。"唐宋时期琥珀作为高级贡品传入中国，中国汉文史籍里保存了大量此方面的记载。《册府元龟》卷九七二载，唐代宗大历六年九月（771年），"波斯国遣使献真珠、琥珀等"。《宋史》亦载，宋真宗大中祥符四年，"大食遣拖坡离进琥珀"。琥珀主要成分为树脂、挥发油。性平，味甘，具有散瘀止血、镇惊安神、利水通淋的功效。可以治疗惊风癫痫、产后血瘀腹痛、痈疽疮毒、惊悸失眠、血淋血尿、小便不通、妇女闭经、跌打损伤等症。主含琥珀酸，龙脑，树脂，琥珀银松酸，琥珀树脂醇，琥珀松香醇，挥发油，二松香醇酸，琥珀氧松香酸、琥珀松香醇酸，还含有钠、锶、硅、铁、钨、镁、铝、钴、镓等元素。

10. 没药

没药，拉丁文名：*balsamodendrum ehrenbergianum*，为橄榄科植物地丁树或哈地丁树的干燥树脂。以波斯、阿拉伯及非洲东北地区最为著名，味芳烈而苦。《政和证类本草》亦载，"没药生波斯国，今海南诸国及广州或有之。"《诸蕃志》卷下载："没药出大食麻口罗抹国。其树高大，如中国之松，皮厚一二寸，采时先据树下为坎，用斧伐其皮，脂溢于坎中，旬余方取之。"据洛佛研究，没药之名始于宋代，主要产于大食和东阿非利加洲。宋代文献中的没药，主要是由阿拉伯人输入到中国的。没药，为没药属，植物树皮渗出的油胶脂状物质，性平、味苦，具有活血化瘀、消肿生肌的功效，药理研究表明，没药具有退热、抗炎、镇痛、神经保护等多方面的药理活性，无明显毒副作用。临床常用于治疗跌打损伤、瘀滞疼痛等。现代化学研究表明，没药中主要化学成分类型有甾体、单萜、倍半萜、三萜、木脂素等。

11. 迷迭香

迷迭香，拉丁文名：*rosmarinus officinalis*，为唇形科植物迷迭香的全草。迷迭香是一种具有清香气息的香花，原产于南欧、北非、南亚、西亚等地，并引种于暖温带地区。《魏略·西戎传》所记载大秦出十二种香中便有"迷迭"。晋代郭义恭《广志》云："迷迭出西海中。"迷迭至迟汉末时已经移植中国。曹植《迷迭香赋》中写道："播西都之丽草兮，应青春而凝晖……芳莫秋之幽兰兮，丽昆仑之芝英。"王粲《迷迭赋》云："受中和之正气兮，承阴阳之灵休。扬丰馨于西裔兮，布和种于中州。"曹丕《迷迭赋》序云："余种迷迭于庭之中，嘉其扬条吐香，馥有令芳，乃为之赋。"赋中有云："越万里而来征。"他们都强调其来自远方异域，而且来自西方。陈琳、应场等皆有同题之作，都热情洋溢地赞美迷迭的枝干花叶之优美及其芳香之酷烈。迷迭香性温，味辛。功效：安神，健脾，止痛。主治各种头痛，防止早期脱发。其成分主要为二萜酚类、三萜类、黄酮类和精油等，提取物中的鼠尾草酚、鼠尾草酸、迷迭香酸和熊果酸等，精油中的樟脑、1，8-桉叶素、α-蒎烯、莰烯、龙脑等。迷迭香活性提取物具有抗氧化，金黄色葡萄球菌、抑制肝癌细胞、乳腺癌细胞增殖，抑制大肠杆菌、植物病原真菌生长等作用，还具有抗炎、抗病毒、诱导T细胞活化，抗血管形成等作用，对阿尔茨海默病、帕金森病、血管性痴呆也有一定的治疗作用。

12. 龙涎香

龙涎香，又名龙尿、龙腹香，拉丁文名：*ambergris*，为抹香鲸科动物抹香鲸的肠内分泌物的干燥品。龙涎香是大食国所产香料之一。龙涎香是抹香鲸肠内的病理分泌物，主要见于热带和亚热带温暖的海洋中。一般认为它是抹香鲸的贪食，由于消化不良而刺激胃肠粘膜，形成的一种病理性结块亦即结石。以其质轻，故从鲸鱼体内排出之后，便往往会漂浮在海面或被冲上海岸。从鲸鱼体内排出的龙涎香气很弱，经海上长期漂流自然熟化，或经过长期贮存自然氧化，它的香气方逐渐增强。龙涎香传入中国较晚，较早记载可见于《酉阳杂俎》卷四："拨拔力国……多象牙及阿末香"。"阿末香"即龙涎香。它是唐代香料之极品。相传龙涎香是龙的唾沫，取之不易，因此，极为珍贵。龙涎香最主要用于调制合香。宋代龙涎香的进口主要来源于大食国（今阿拉伯地区）。抹香鲸的活动范围现只在热带、亚热带的温暖海洋中，龙涎香由于采集困难，因此在宋代是难得一见的奢侈品。《岭外代答》中"大食者，诸国之总名也。有国千余，所知名者特数国耳。有麻离拔国，广州自中东以后发船……此国产乳香、龙涎等，货皆大食诸国至此博易"。麻离拔国在阿拉伯半岛，当地产龙涎香，并成为宋代商人和阿拉伯商人交易的集散地。研究发现：龙涎香主要由三帖醇龙涎香醇和一系列胆甾烷醇类物质组成。此外，还含有少量对甲苯酚、邻苯二甲酸乙醋等成分。研究发现龙涎香酊剂的成分包含以下五种物质：降龙涎醚、α-降龙涎香醇、γ-二氢紫罗兰酮、γ-降龙涎香醛和γ-环高香叶氯代物。

13. 茉莉

茉莉，拉丁文名：*jasminum sambac*（*l.*）*ait*，木犀科茉莉花属植物茉莉根及花入药。茉莉非本土所产。茉莉由波斯、印度进入中国，《本草纲目·草部》卷十四："末利，原出波斯，移植南海"。《诸蕃志·志国》记载："注辇国，西天南印度也，东距海五里，西至西天竺千五百里。"茉莉具有治疗疽疮解百毒的功效，宋施宿《（嘉泰）会稽志·草部》介绍："水涯香，如荼蘼茉莉之属……治疽疮解百毒有奇效。"《本草纲目·草部》载茉莉根可以作为接骨时的麻药"以酒磨一寸，服则昏迷，一日乃醒，二寸二日，三寸三日。凡跌损骨节脱臼接骨者用此，则不知痛也"。茉莉根，性温，味苦，有毒，具有麻醉、安眠、止痛之功能，捣烂酒炒包敷患处治，跌打损伤、筋骨疼痛、头顶痛；研末热鸡蛋黄调匀塞龋孔内治龋齿；磨水服治失眠症。茉莉主要含有三萜类、挥发油、脂肪酸、苷类、苯丙素类、生物碱类等化学成分，具有广泛的药理活性如催眠、抗菌、镇痛、镇静、退热、麻醉毒性等。

14. 补骨脂

补骨脂，又名破故纸、婆固脂、胡韭子，拉丁文名：*psoralea corylifolia linn.*，为豆科植物补骨脂的成熟果实。《图经本草》载："生广南诸州及波斯国，今岭南山坂间多有之，不及蕃舶来佳。"唐元何七年（812年）诃陵国（爪哇东部）舶主李摩诃进献补骨脂方给岭南节度使郑絪。补骨脂是传统中药，具有固精缩尿、温肾助阳、温脾止泻、纳气平喘之功效，临床应用广泛。现代研究证明，补骨脂含有黄酮类、香豆素类、单萜酚类等多种化合物。药理研究证实，补骨脂具有强心和扩张冠状动脉、平喘、免疫调节、增加冠脉血流量的作用、抗炎、抗肿瘤等多种功效。

15. 缩砂仁

缩砂仁，又名砂仁、缩砂，拉丁文名：*fructus amomi*，为缩砂的成熟果实或种子。据考证，唐代砂仁多为进口，唐末宋初有国产砂仁出现，均产自广东阳春。《海药本草》云："缩砂仁，生西海及西戎等地，波斯诸国。多从安东道来。"砂仁性温、味辛，归脾、胃经，有化湿开胃，温脾止泻，理气安胎的功效。用于湿浊中阻，脘痞不饥，脾胃虚寒，呕吐泄泻，妊娠恶阻，胎动不安。主要化学成分是挥发油，主要含樟脑、龙脑、乙酸龙脑酯、柠檬烯、樟烯。砂仁对消化系统、免疫系统和神经系统有确切的药理活性，还具有镇痛、利胆和抗炎等作用。

16. 腽肭脐

腽肭脐，又名海狗肾，拉丁文名：*callorhinus ursinus l.*，为海狮科动物海狗及海豹科动物多种海豹的雄性外生殖器。腽肭脐最早记载于《药性论》，"腽肭脐，是新罗国海内狗外肾也，连而取之。补中益肾气，暖腰膝，助阳气，破癥结，疗惊狂痫疾"。《本草纲目》云："咸，大热，无毒。治心腹痛，中恶邪气，宿血结块，痃癖羸瘦。"《海药本草》曰："味甘，性大温，无毒。主五劳七伤，阴痿少力，肾气衰弱虚损，背膊劳闷，面黑精冷，最良。"《诸蕃志》云："出大食伽力吉国，其色或红或黑，其走如飞。猎者张网于海滨捕之，取其肾而渍以为油，名腽肭脐。番惟渤泥最多。"味咸，性热。归肝、肾经。具有温肾壮阳、填精补髓的功效。用于阳虚祛寒，早泄，阳痿遗精，腰膝痿软，心腹疼痛。

第四节　药物输入对民族医药的影响及其药物"本土化"

丝绸之路横接欧亚非大陆，促进了欧亚非大陆沿线各国与中国的文化、贸易的往来，其中源于印度阿育吠陀体系的藏医药、傣医药与蒙医药和源于伊斯兰教的尤纳尼传统医学体系的维吾尔医药、哈萨克医药、回回医药随着丝绸之路佛教和伊斯兰教的传入得到发展。其中，我国回回医学的快速发展，都得益于中阿医药的交流。两国医药交流最早可追溯到西汉，当时张骞两次出使西域后，中国与西域之交流日益频繁，据史料记载张骞曾到达大月氏（即今之阿富汗北部）、大宛（即今之中亚费尔干纳）、康居（即今之中亚撒马尔罕）、大夏（即今之阿姆河南）等国，并从大月氏途经安息（即今之伊朗）直抵大秦（即今之罗马）。张骞的副使曾到达身毒国（位于今巴基斯坦一带、孟加拉国、印度北）等，经此路输入中国的物品中有不少药物，根据范行准统计：矿物药如密陀僧石、硫黄等18种，植物药如豆蔻、木香等58种，动物药如龙涎香、羚羊角等16种，共计92种，其中很大一部分是来源于阿拉伯地区的药物。

从唐朝开始，回回人就对香药推广应用颇有贡献，到唐末五代时，最负盛名的回回医药家李珣，所著的《海药本草》中收录的多为来自海外的药物，该书总结唐代南方药物与海外药物临床应用的本草学著作，具有非常高的文献学价值。金元时期，回回医药随着中医的高速发展也进入了兴盛时期，涌现出大批具有回回特色的医药著作，其中，《回回药方》最著名的书籍之一。据统计《回回药方》残卷常用药259种，皆属于海外药物，其中注明中文名称沿用阿拉伯药名的就有61种。

藏医药历史悠久，在公元4世纪，天竺著名医学家碧拉孜和碧棋嘎齐携带《脉经》《治伤经》《药物经》等多部医学经典入藏。公元6世纪开始，中医药学逐步进入青藏高原，公元7世纪，文成公主嫁给松赞干布，入藏时带了四百零四种病方，五种诊断法，六种医疗器械，以及四种医学论著如《门介钦莫》。公元8世纪，金城公主入藏时再次携带众多医学经典，其中有西藏泽师毗卢遮那与汉地大乘和尚共同翻译的《月王药诊》，它是现存最早的藏医学著作。

据《逸周书》中记载，傣族医药至今已有1500多年的历史，它是傣族人民长期与疾病不断斗争中，总结并吸收中医学、印度医学的基础理论知识逐渐发展起来的一门科学。公元7世纪，古印度佛教写有经、律、论三藏的《贝叶经》传入我国傣族地区，傣药中植物类药用种主要有：麻芒、麻嘎喝罕、哥麻口拉、牙竹麻、埋嘎筛、麻景、牙勇、哥丹等。

蒙医药吸收了中医药、藏医药，以及古印度医学理论的精华，逐步形成具有鲜明民族特色、地域特点和独特理论体系，临床特点的民族传统医学。它是蒙古族文化遗产的一部分，也是祖国传统医学的重要组成部分，13世纪初，元太祖成吉思汗统一蒙古民族各部落建立了蒙古大帝国，蒙古社会进入了一个崭新的历史阶段，随着同中原各民族和印度、阿拉伯和欧洲多国的交往，蒙古民族的医药、文化、经济得以快速发展。

维吾尔族医药是维吾尔族人在应用植物、矿物、动物来防病治病的临床经验和制药技术中并逐步形成独具维吾尔民族文化特色的医药学。新疆丰富的自然资源保障了维吾尔药材的来源。维吾尔药物自秦汉以来，经过历代医药学家不断的研究、增补和完善，据文献记载的就有1000多种植物、矿物、动物药材，其中最常用的有450余种，维吾尔药资源分布在亚热带及北温带，维吾尔药材在国外主要分布于北非的埃及、巴基斯坦、伊朗、印度、地中海一带、阿拉伯半岛等地。主要药材有：药喇叭根、香没药树、亚麻车前、安息香、苏合香、乳香、没药、浆果红豆杉、破布木果、没食子、洋橄榄、血竭、马钱子、沉香、海葱、茄参、蜜蜂花、海狸香、欧细辛、檀香、西青果、沙龙子、龙涎香、洋菝葜、洋乳香、番泻叶等150多种。

魏晋南北朝时期是我国封建社会历史上最动乱的时期之一，地方割据势力众多，战争接连不断，政权频繁更迭，社会动荡不安，这一阶段也是民族交流融合的时期。同时，随着商路开辟、佛教的传入和外交代表团的互访，丝绸之路政治、经济、科学、文化、医药交流进入了一个新的阶段。魏晋南北朝时期，药物学有了很大发展，药物学著作丰富，有70多种，包括综合性本草及分论药物形态、图谱、栽培、收采、炮炙、药性、食疗等专题论著。如：《蔡邕本草》《吴普本草》《陶隐居本草》《李当之药录》《李当之本草》《秦承祖本草》和徐叔向的《本草病源合药要钞》等，在药物炮炙方面，出现了炮炙专著《雷公炮炙论》。陶弘景所撰《本草经集注》，是《神农本草经》较早注本之一。

《神农本草经》流传至陶氏所处时代已有4个世纪，当时传本因辗转传抄而"遗误相继，字义残缺"，药物数量不一，分类混乱，必须重加纂注。陶弘景在梁武帝的支持下，整理、总结当时药物学，著有《本草经集注》一书，该书在《神农本草经》365种药物的基础上，又增加《名医别录》等书籍中所载药物365种，全书药物品种增至730种。2015年版《中国药典》收载常用中药材600余种，这些常用中药，看似"土生土长"，但实际上许多曾经是外来药物，它们随着古代中外交流的丝绸之路来到中国，外来药物在经历了被中医药文化吸纳、接收和消化之后，他们的外来血统也逐渐被隐藏起来，从此变成了地道的"中"药材。外来药物对我国医药学产生深远影响，极大地丰富了我国的本草学内容。认识、引入外来药物，使其"中药化""本土化"，是扩充中药资源的有效途径之一。

唐代，我国生产力的提高以及中外贸易频繁，加快了外国药物的输入，药物品种日渐增加。唐代国人效仿胡人的生活方式，因此外来药物融入了唐人生活的各个方面，诸如饮食、美容熏香、信仰、医疗等。外来药物在唐朝人的心中具有很高的地位，唐朝的本草著作中，在比较本土与外来药物的效能时，常认为外国出产的药物品质更加优良。为了适应形势需要，657年，医学家苏敬向唐朝廷提出了新修中药学专著的建议。唐朝政府主持编修《新修本草》（或称《唐本草》）。《新修本草》全书共有54卷，包括本草、药图、图经三部分。其中本草20卷，药图25卷，图经7卷，目录2卷。《新修本草》系统地总结了唐代以前的药学成就，内容丰富，图文并茂，具有较高的科学价值和学术水平。由于该书内容丰富，取材精要，在当时及后世的国内外医学领域中都起到了很大作用。唐朝规定该书为医学生的必修专著，对我国药物学的发展起了极大的推动作用，影响达300年之久，到宋《开宝本草》问世后，才逐渐被代替。我国历代主要本草书籍如《证类本草》《蜀本草》《开宝本草》《本草纲目》等，都贯穿着它的内容。本书在成书五十余年后，日本的遣唐使团学者把它带到日本，该书到了日本，也作为了日本医学生的必修课。该书也传到朝鲜等地，对这些国家的医药发展起了很大作用。

在《新修本草》以后出现的比较重要的私人本草著作主要有孟诜的《食疗本草》、陈士良的《食性本草》、韩保昇的《蜀本草》、陈藏器的《本草拾遗》、李珣的《海药本草》等。其中，《海药本草》全书共6卷，原书在宋末已亡佚，今之辑本仅存药124种。其中大多数是从海外传入或从海外移植到中国南方，而且香药记载较多，如蜜香、降真香、甘松香、丁香、乳香、茅香、迷迭香、安息香等，对介绍国外输入的药物知识和补遗中国本草方面做出了贡献。《海药本草》是我国第一部外来药物的专著，是唐末五代南方出产药物的总结，同时也是地方本草专著。它反映了我国唐代与东南亚、中亚、南亚及西亚各国之间的医药文化交流。

外来药物在宋代，不再仅仅是上层社会的奢侈品，也开始大量进入了中下层民众的日常生活，涉及医疗、饮食、熏香等诸多方面。尤其是局方中外来药物的普遍使用，使外来药物进入中药化的时代。宋金元时期，药物学发展迅速。药物学种类繁多，著作丰富。有官修本草，有个人著述；有综合性本草，也有专科性本草；有的鸿篇巨制，有的内容简要。与前代方书相比，宋代医方的重要特征就是香药在医方中的大量应用。

香药方在宋代医方中占了很大的比例，方书中存在大量的以香药命名的医方，即香药作汤头的医方。《太平惠民和剂局方》中"诸汤"一科中以香药为汤头的全部医方，依序如下所示：豆蔻汤、木香汤、桂花汤、紫苏汤、仙术汤、生姜汤、茴香汤、檀香汤、缩砂汤、胡椒汤。在《太平惠民和剂局方》中以各种香药命名的医方很多，例如：安息香2首，白术11首，豆蔻5首，草豆蔻1首，柴胡5首，沉香13首，丁香12首，高良姜2首，桂3首，诃子3首，胡椒2首，茴香3首，藿香4首，鸡舌香1首，姜5首，荆芥3首，龙脑4首，木香13首，蒲黄1首，肉豆蔻2首，乳香5首，麝香5首，苏合香2首，缩砂2首，檀香1首，细辛2首，香薷3首，阿魏1首，紫苏7首。

苏合香是宋代医药应用中最著名的香药之一，以其名字命名的苏合香丸常用于急救，在相关医案频频出现，仅《苏沈良方》中就收录相关医案4则，《普济本事方》中记载相关医案2则，《医说》中记载相关医案1则。此方至今仍是中医的典型方剂。乳香是香药贸易中极为重要的进口品之一，宋政府始终对乳香实行专卖，乳香在宋代几乎为外科的首选和必用之药，据统计，《外科精要》中含乳香的药方所占比例在五分之一以上。《证类本草》引用了两首乳香治疗妇科病的医方，还可行气止痛、益精补阳，用途广泛。《伤寒微旨论》在下卷中的温中汤以舶上丁香皮和厚朴为君，干姜、白术、丁香枝、陈皮为臣，此方在君药中，特意强调所用丁香皮须是舶来品，可见作者对当时进口香药的重视。

《苏沈良方》中记载了辰砂丸，是治疗小儿惊热的一味良药。方中用君药为生龙脑，臣药为辰砂、粉霜、腻粉。《全生指迷方》记载了治疗妇科的五香汤，方用木香、丁香、木通、沉香、乳香、升麻、独活、麝香、连翘、桑寄生各二两，大黄一两。香药种类达到五种，全部药味总数十一种，香药味数接近二分之一，这五种香药用量均是用量最多的药物。《博济方》中治疗肠风泻血和痔漏的紫金膏，方用龙脑、麝香、滴乳香、雄黄、密陀僧各一钱，朱砂、阿魏、安息香各一分，砒霜半分。全方共九种，香药达到六种。《圣济总录纂要》膈气门中建中丸一方的香药用量达到四分之三。《小儿卫生总微论方》全方中全部为香药，可称是香药在中药组方中应用的良好体现。

金元医家，在前人的基础上逐步建立了药性理论的体系，对后世产生了深远的影响。宋金元时期官修本草主要有：刘翰等编修的《开宝本草》、刘禹锡等编修的《嘉祐本草》和苏颂等主编的《本草图经》；民间的药物学著作主要有：忽思慧的《饮膳正要》、寇宗奭的《本草衍义》、陈衍的《宝庆本草折衷》和唐慎微的《证类本草》等。其中唐慎微的《证类本草》共32卷，载药1558种，其中新增药物476种，60余万言。每药均有附图，查阅时有按图索骥之便。在药物主治等方面，详加阐述与考证。每药还附以制法，为后世提供了药物炮炙资料。由于《证类本草》的科学价值和实用价值，刊行后受到各方重视，曾被官府几次修订作为国家药典颁行全国，加上了"大观""政和""绍兴"的年号，作为官书刊行。此书流传500余年，一直为本草学的范本。

从唐代到元代，医药交流范围有了空前的提高。在这个很长时期的历史阶段中，医药学家的流动也使中阿医药的交流和传播比过去增多和有效。其中《饮膳正要》《伊儿汗的中国科学宝藏》《回回药方》的编译、编纂，就同时吸纳了双方的医药文化。至明代李时珍撰《本草纲目》时，仍以它为蓝本。李时珍评价该书说："使诸家本草及各药单方，垂之千古，不致沦没者，皆其功也。"

明代，著名的医药学家李时珍以《证类本草》为基础，对本草学进行大量的整理、补充，并加进自己的发现与见解，"岁历三十稔，书考八百余家，稿凡三易"，编纂了本草巨著——《本草纲目》。该书是我国古代文化科学宝库中的珍稀遗产。全书共52卷，载药1892种，书中附有药图1000余幅，附方11 000多个。该书是对16世纪以前我国药物学进行了全面的总结，是我国药学史上的重要里程碑。系统地记述了各种药物的知识：《本草纲目》对每种药物的记述，包括校正、释名、辨疑、集解、修治、正误、气味、发明、主治、附方、附录等项，从药物的名称、形态、鉴别、历史，到采集、方剂、加工、功效等，叙述甚详。尤其发明一项，颇有新意，主要是记述李时珍对药物的观察、研究以及实际应用的新发现、新经验等。

随着国际文化的交流，《本草纲目》早在万历年间就已流传到日本，以后又传到朝鲜、越南等，17—18世纪传入欧洲，先后被全译或节译成日本、朝鲜、拉丁、英、法、德、俄等国文字，流传于国际间，被誉为"中药宝库""东方医学巨典"。清代本草学家，一方面对《本草纲目》进行删繁就简、提要钩玄，另一方面进行拾遗补缺的工作，促进了药物学的发展。为了保证药物的疗效，中国劳动人民在长期的实践中，对于药物的栽培、采收、加工、炮制、贮藏保管等方面，也积累了极为丰富的经验。大量事实证明，中国劳动人民通过长期实践所积累起来的医药遗产是极为丰富、极为宝贵的。

第三章 中医药输出的影响

第一节 古丝绸之路中医药输出——朝鲜

一、中朝两国医学历史渊源

中朝两国山水相依，历史悠久。据史料记载在商朝末期，因纣王倒行逆施，昏庸无道，许多忠臣良将之志不得遂，此时的箕子便离开商朝，后建立了朝鲜。由此可推测，我国与朝鲜早在商朝时期就已经建立了联系。

从医学交流方面来看，原来的朝鲜医学，也是由我国输入的。伴随着汉朝丝绸之路的开通，中国与朝鲜之间的商贸、政治、医药、公共卫生等多方面的交流逐渐展开。到了魏晋南北朝时期，两国交流更加紧密，当时去朝鲜的中国僧侣阿道、顺道、墨胡子等精通医术，出入宫廷，边传教，边诊疗，随着僧医的人数逐渐增多，在朝鲜的影响也越来越大，在朝鲜僧侣中便兴起了一股僧医的潮流。

隋唐时期的朝鲜医学不仅仅满足于阅读中医书籍，而是想要将朝鲜医学发展成为独立的医学体系。据史料记载，在朝鲜孝昭王元年（692年）便设置医学博士二人，对医学生进行全面的规范化教育，不断派遣留学生来中国学习医学制度，并且从中国引进先进的医学教育制度，为朝鲜医学规范化、正规化发展提供了巨大的助力。

在我国古代历史上宋代是一个在经济、政治、文化等领域高度发达的时期，在此时期两国的外交关系迎来了一个春天。首先表现在送书上，宋真宗时期赠送朝鲜使臣《太平圣惠方》；宋哲宗时期赠送朝鲜使臣《古今录验方》《深师方》《张仲景方》《名医别录》《陈延之小品方》等医籍；宋徽宗时期赠送《神医普救方》。除了医书赠送外，两国之间的中药材来往也是较为频繁的，几乎每次使团来宋朝都会以药品相赠，其中1079年的药品赠送是规模最大的一次，中药赠送高达100多种，不但有普通的常见中药，还有牛黄、麝香等名贵药材。最后表现为送医，1078年朝鲜皇帝中风，宋帝派遣翰林医官邢恺、朱道能、沈绅等去诊治，1103年宋徽宗派医官牟介帮助朝鲜兴办医学馆并且作为教授授课，1118年宋徽宗再次派遣翰林医官杨崇立等人去高丽分科教授医术长达3年。

二、中医典籍由古丝绸之路传入朝鲜

《太祖实录》为官修史书，其记载内容言简意赅，理明义彰，对典章制度记述尤为详细，为后人纂修和研究当时的人物史事和国内外的历史提供了重要资料。《朝鲜王朝实录》，又称《李朝实录》，是一部采用编年体汉文记录法编撰的史书，书中详尽地记载了包含军事、外交、政治、法律、经济、交通、医疗、社会、风俗、美术、宗教等多个方面在内的，自太祖到哲宗的25代472年（1392—1863年）间的历史事实。崔秀汉的《朝鲜医籍通考》是一部详细介绍中朝两国历史往来的著作。该书总共分五部分，第一部分介绍历代朝鲜医药学的古医书，为本书的核心部分；第二部分介绍了朝鲜版中医书，是中国医书传入朝鲜后翻刻而成的朝鲜本；第三部分为中国版的朝鲜古医籍；第四部分为日本版的朝鲜古医籍；第五部分为朝鲜的法医学、兽医学等相关医药学书。

上述书中前两部书籍属于官修史籍，作为我们研究记载朝鲜历史的著作，不但内容全面并且具有说服力，足以说明当时的历史情况。因此，我们将从《太宗实录》《朝鲜王朝实录》和《朝鲜医籍通考》出发进行论述分析。

（一）朝鲜历史医籍的考证

1.《太宗实录》中的论述

据《太宗实录》记载："太宗壬辰十二年（永乐十年），八月己未，命史官金尚直，取忠州史库书册以进。"包括《小儿巢氏病源候论》《大广益会玉篇》《鬼谷子》《五脏六腑图》《保童秘要》《五音指掌图》《广韵》《经典释文》《国语》《册府元龟》《神秘集》《新唐书》《尔雅》《白虎通》《山海经》《脉诀口义辨误》《前定录》《黄帝素问》《武成王庙讃》《兵要》《说苑》《前后汉着明论》《广济方》《药名诗》《神农本草图》《桂苑笔耕》《本草要括》《前汉书》《后汉书》《文粹》《文选》《高丽历代事迹》等书册。

2.《朝鲜王朝实录》中的论述

（1）《针灸铜人图》

《针灸铜人图》：太宗乙未十五年（永乐十三年），四月乙丑，遣恭安府尹吴真如京师，贺千秋也。就咨礼部曰："医药活人，实惟重事。本国僻居海外，为缘针灸方书鲜少，且无良医，凡有疾病，按图针灸，多不见效。如蒙奏闻给降铜人取法施行，深为便益。……十月丁亥，帝赐我铜人图仰伏二轴。……十二月丁丑，命刊印针灸铜人图颁布中外。"

（2）《新增本草》

《新增本草》：成宗乙未六年（成化十一年）：六月壬午，左议政韩明浍进《新增纲目通鉴》、《名臣言行录》、《新增本草》、《辽史》、《金史》、刘向《说苑》、欧阳《文忠公集》各一帙、庆会楼、大成殿、明伦堂、藏书阁扁额、龙脑一器、苏合香油二器、墨二封及中朝文士所和押鸥亭诗轴，仍启曰："《纲目》，太监金辅素知上好学，付臣献之。此本中朝亦罕有之，若一失，难再购。龙脑、苏合油各一器、墨一封，太监姜玉所献也，余皆臣私买也……"

（3）《东垣十书》

《东垣十书》：成宗戊申十九年（弘治元年），十月辛丑，同知中枢府事成健尝赴京购求医方，得《东垣十书》来献，仍启曰："臣多疾病，入朝购得此书。今闻内医院亦有此方而不帙，故敢献。"传曰："古云：'凡为人子者，要解医方。'予每念斯语，而万机之间，力未能及。近因大妃违豫，方欲涉猎，而卿进良方，予心乃嘉。其赐马装一部。"仍下其书于内医院，曰："考帙以启，具帙则当使刊行。"

（4）《青囊杂纂》

《青囊杂纂》：燕山君壬戌八年（弘治十五年），三月丙申，朝使李秉正、李昌臣来复命，……昌臣又以《青囊杂纂》《玉音韵海》《切韵指南》等册献之，传曰："（金）辅造给衣、靴等物入内。观其体制，辅所送书册并入内。"秉正等即进之，传曰："《青囊杂纂》属于医家，当下内医院。衣、靴等物还下。"……

（二）朝鲜医籍当代考证

1. 汉唐时期中医医籍传入朝鲜

隋唐时期国家统一，经济繁荣，交通发达等因素促进了医药知识及医疗传播。由"药王"孙思邈所著的《千金要方》《千金翼方》等医籍相继传入朝鲜。据《三国史记》卷三十二《职官志》记载："当时新罗在统一朝鲜半岛后，努力吸收唐朝进步的医学知识，孝昭王理洪元年（692年）僧道证自唐回国，即置医博士，以中国医书《难经》《本草经》《脉经》《甲乙经》《素问经》《明堂经》《针经》等教授学生。"

2. 宋元时期中医医籍大量传入朝鲜

自北宋太宗至南宋光宗（976—1194年）200多年间，大量宋刊本传入高丽。据《高丽史》载："文宗十二年（1058年）'忠州牧进新雕《黄帝八十一难经》《伤寒论》《川玉集》《本草括要》《小儿巢氏病源》诏置秘阁'。"传入后朝鲜将书籍再行刊刻印刷。此时期这些医书为继承、汇集宋以前医书方面做出了重要贡献。《太平惠民和剂局方》为当时最重要的医方，影响远播日本及朝鲜，当时的朝鲜王朝亦是高度重视。朝鲜的医学著作中时常可见《太平惠民和剂局方》的出现，因此此书为日后朝鲜医籍的编纂起到很大的作用。

3. 明清时期朝鲜民族医学理论逐步完善

在崔秀汉先生的《朝鲜医籍通考》一书中对朝鲜半岛各时期之医籍进行考证。从中亦能发掘部分当属明代时才传入朝鲜的医籍。

（1）《脉诀理玄秘要》，元代刘开编撰，朝鲜李朝明宗二年（嘉靖二十六年）时刊行，卷末跋文称："东垣珍珠刘氏脉诀二书，皆出于近代。而实医家之秘宝也。肯掌苑郑廉士洁氏，顷岁偶得于燕北以归，此在中国大府罕有。吾东方盖始见者也，多爱重之情。李惟一传写合为一部，来刊于任所，以助寿民厚生妙用云。嘉靖丁未，时洪州牧使宋之翰志。"既言乃"顷岁偶得"，且"东方盖始见者"，通过跋文又写于嘉靖年间，则可以说明《脉诀理玄秘要》乃明朝时才传入朝鲜。

（2）《东垣处方用药指掌珍珠囊》，日本学者三木荣认为此书系后人伪托李东垣之名而作。此书在朝鲜起码有过两个刊本：①《李东垣用药真珠囊》，洪武三十一年明朝朝鲜刻本，盖为朝鲜初期刊本。②《东垣先生指掌珍珠囊》，弘治癸丑桂堂重刊本之朝鲜刻本，明

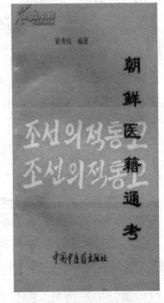

图3-1 《朝鲜医籍通考》

宗二年（嘉靖二十六年）洪州开刊。此书即洪州牧使宋之翰所称之"东垣珍珠"一书，而明宗二年刻本即是本书与《脉诀理玄秘要》二本合刊。此书无论是洪武三十一年明朝朝鲜刻本，还是弘治癸丑桂堂重刊本之朝鲜刻本，都是明朝刻本无疑，也便可断定是明朝时期传入朝鲜。而宋之翰称"东方盖始见者"，或是《脉诀理玄秘要》一书，或是《东垣处方用药指掌珍珠囊》，在李朝初期刊刻后又再亡佚不见，不为朝鲜医家所熟知，至明宗时才又从明朝得到此书。

（3）《救急易方》，明代赵季敷编。朝鲜李朝成宗十五年（明成化二十年，1484年）左右平壤府刊行。现存版本所附跋文中称："岁壬寅（1482年），监司李相国崇元驻节于此，煅然心甚忧之，得救急方一帙。"由此可以推断该书传入朝鲜的时代在成化年间。

（4）《医家必用》，明代孙应奎纂，现存朝鲜李朝明宗中期之印本，此书亦在明朝时便已传入朝鲜。

（5）《玉机微义》，明代徐用诚撰，刘纯续增。本书乃一部大型综合性医书，被《医方类聚》大量引用，可知此书也是较早的传入朝鲜，且受朝鲜医学界重视。

（6）《节斋医论》，明代王纶撰。此书本为王纶《明医杂著》之部分内容，单独刊刻，二者皆于万历前便有朝鲜刊本。

（7）《丹溪先生医书纂要》，明代卢和撰。"宣祖十八年（1585年）刊《考事撮要》载八道册版中，丹溪纂要（醴泉版）。"据此推断，此书当在朝鲜李朝宣祖之前便已传入朝鲜。

（8）《痘科类编释意》，明代翟良纂。现存版本中有明崇祯三年庚午年（1630年）朝鲜庆尚道观察使尹光颜重刻本，岭营藏板刊本（题做《痘科汇编》）。

（9）《医眼方》，明代顾鼎臣撰。朝鲜李朝中宗庚子三十五年庆州府开刊。其中跋文提到此书乃庆州府尹洪慎于己亥年偶得于燕都，而后其妻眼疾试用此方奏效，于是进行刊刻。此书亦是朝鲜最早刊行的眼科专书。

在中朝医学交流的漫长历史中，医学家互访互学、药材互相贸易、医学典籍相互传播，其交流极其频繁。其中，医学典籍的相互传播为彼此的医学发展作出了更大的贡献。中国的经典医籍为朝鲜医家重视并珍藏，大量刊刻传播，随着朝鲜半岛医学的发展，朝鲜医家撰写并刊印了大量中医学著作，这些著作同样被中国医学家所肯定。可以说，正是这种彼此的认同与肯定，使得两国的医学能够不断吸收对方的新鲜血液而持续发展。

三、古丝绸之路对朝鲜的针灸、中药输入

（一）针灸的输入

在后世医家许浚的《东医宝鉴》中，针灸篇就引用中医典籍共40部，其中包括《铜人腧穴针灸图经》《医学纲目》《医学入门》《针灸资生经》《灵枢》《世医得效方》等书。

许浚非常重视针灸在临床上的实用性，因此他在著书时候始终秉持着溯本求源的严谨态度来进行编纂，他在吸收《内经》"九针"理论的基础上，强调针对不同病症的针刺补泻手法，并且重视针具炼制，并结合后世医家的认识提出"九针"的用法及每种针具治疗的适应病证。在艾灸的临床应用上《东医宝鉴》又继承了《内经》"北方之人宜灸火芮。为冬寒大旺，伏阳在内，皆宜灸之。"的观念。他重视丹田，多用灸脐法，在《东医宝鉴》中论有"形气之始""胎孕之始""四大成形"等的宇宙论和人体观，以及"丹田有三""背有三关""保养精气神""搬运服食""按摩导引""还丹内炼法"等道家的内丹修养相关理论。是在《内经》的中医理论上结合仙道养生法，重视固本元气，实现未病先防。他强调精为至宝，重视固涩精液，在《东医宝鉴》中引用《千金要方》："精耗则气衰，气衰则病至，病至则身危"，注重保存精，并记载相关的防治耗精的针灸法。他强调身形脏腑图与背后三关，在《东医宝鉴》中广泛使用背部灸法，认为灸法的补气补阳作用更强，并且内丹家注重阳气。

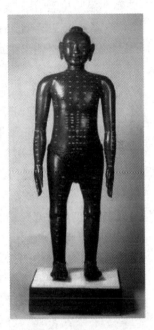

图3-2　针灸穴位图

（二）中药的输入

（1）甘草作为中医常用药物，因其善于调和诸药所以被称为"国老"。其功效主治在中医历代书籍均有记载，如中医四大经典之一的《神农本草经》："味甘，平。主五脏六府寒热邪气，坚筋骨，长肌肉，倍力，金创尰，解毒。久服轻身延年。"后世医家陶弘景《本草经集注》："味甘，平，无毒。主治五脏六腑寒热邪气，坚筋骨，长肌肉，倍力，金疮尰，解毒。温中下气，烦满短气，伤脏咳嗽，止渴，通经脉，利血气，

解百药毒，为九土之精，安和七十二种石，一千二百种草。久服轻身，延年。"李中梓《雷公炮制药性解》："味甘，性平，无毒。入心、脾二经，生则分身、梢而泻火，炙则健脾胃而和中。解百毒，和诸药，甘能缓急，尊称国老。味甘入脾，为九土之精，安和七十二种金石，一千二百种草木，有调摄之功，故名国老。"温病大家叶天士《本草经解》："气平，味甘，无毒。主五脏六府寒热邪气，坚筋骨，长肌肉，倍气力，金疮尰，解毒。久服轻身延年。（生用清火，炙用补中）甘草气平，禀天秋凉之金气，入手太阴肺经；味甘无毒，禀地和平之土味，入足太阴脾经。气降味升，

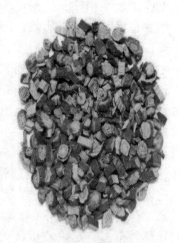

图3-3 甘草

阳也。肺主气，脾统血，肺为五脏之长，脾为万物之母；味甘可以解寒，气平可以清热；甘草甘平，入肺入脾，所以主五脏六腑寒热邪气也。肝主筋，肾主骨，肝肾热而筋骨软；气平入肺，平肝生肾，筋骨自坚矣。脾主肌肉，味甘益脾，肌肉自长；肺主周身之气，气平益肺，肺益则气力自倍也。金疮热则尰，气平则清，所以治尰；味甘缓急，气平清热，故又解毒。久服肺气清，所以轻身；脾气和，所以延年也。"由此观之，甘草在历代为医学大家所重用，同时甘草也随着古丝绸之路传至朝鲜。

在朝鲜李朝太宗时便有记载称："开城留后司留后李文和进甘草一盆，年前所种也。"观此记载，朝鲜早在太宗之时便有人尝试种植甘草。世宗时又曾下令"谕全罗、咸吉道监司，培植倭人所献甘草。"在《成宗实录》中明确记载：成宗乙巳十六年（成化二十一年），闰四月己酉，下书全罗、永安、庆尚、平安道观察使曰："甘草不产我国，世宗朝求之中原，种于上林园，遂分种诸道，欲其蕃盛。种之已久，而今观诸道所启，逐年生植不蕃盛，是必守令不用意培养。或因地瘠，或因杂草，使不畅茂，其瘠土所种，渐次移种，芟去杂草，务令蕃盛。且今欲试用，罗州所种三两、珍岛四两、咸平一两、灵岩一两、宝城一两、吉城四两、庆源四两、稳城二两、会宁三两、钟城三两、蔚山一两、平壤一两，依月令，二月、八月除日采取，暴干上送。"

据史料记载，文宗辛未元年（景泰二年），五月戊戌，谕全罗道观察使曰："前送甘草时，择土性膏腴处，使于罗州、珍岛、光阳三邑，栽植培养，今见卿所报生苗之数，罗州五条产一百九十五条，珍岛二十六条产一百二十四条，光阳九条但一条生苗，余皆不生。上项三邑，风气、

土性，元不相殊，罗州、珍岛所栽，并皆生苗蕃茂，且此栗岛所栽，亦每岁蕃盛，独光阳所栽，己巳年二条、庚午年七条憔枯。其官吏不谨培养，将至绝种，当即治罪，以其经赦不论。宜自今不时差人，以察培养之状。卿亦巡行之际，躬亲审视，使其蕃茂。文宗元年十一月又以"栗岛所种甘草茂盛，命明年春分，种于各道。"虽然朝鲜皇帝皆屡次下令命地方官员细心栽培，但由于地方管理、气候差异等多种原因导致其结果似乎一直不佳。世祖甲申十年（天顺八年）二月庚子，御昼谕咸吉道观察使康孝文曰："利城、富宁、庆兴等官栽植甘草，不用心培养，以致过半憔损。事无大小，官吏之奉行一也。甘草虽小物，可见勤慢。经赦得免，岂逃贤否？监司、守令其罪一也，后勿如此。国家法令不可数犯，慎之。"成宗壬辰三年（成化八年）二月乙酉，传于承政院曰："诸道栽植甘草及南海、东莱栽植良姜，虑不用意培养，以致绝种。自今令奉命朝臣，必审视以启。"成宗癸巳四年（成化九年）三月甲辰，下书全罗道观察使金之庆曰："今观卿启，道内诸邑培养甘草，光阳六十三条内，今有二十六条，咸平一百七条内，今有八十三条，罗州三千七十五条内，今有二千五百二十一条，他邑生长亦不多，非徒不能繁殖，将至绝种，是必守令不谨培养所致，卿亦何不检举乎，自今卿宜巡行检察，务令繁殖。予将遣人审之。"由此可见，朝鲜王朝非常重视甘草的种植。

（2）麻黄为中医常用之解表药，在临床上广泛应用，并为历代医家推崇，如中医四大经典之一的《神农本草经》："味苦，温。主中风伤寒头痛温疟，发表，出汗，去邪热气，止咳逆上气，除寒热，破癥坚积聚。"后世医家陶弘景在《本草经集注》："味苦，温、微温，无毒。主治中风伤寒头痛，温疟，发表出汗，去邪热气，止咳逆上气，除寒热，破癥坚积聚。五脏邪气缓急，风胁痛，治乳余疾，止好唾，通腠理，疏伤寒头疼，解肌，泄邪恶气，消赤黑斑毒。"李中梓在《雷公炮制药性解》："味甘苦，性温无毒，入肺心大肠膀胱四经。主散在表寒邪，通九窍，开毛孔，破癥结，除积聚。去根节者，大能发汗。陈久者良。麻黄专主发散，宜入肺部，出汗开气，宜入心与大肠膀胱，此骁悍之剂也。"温病大家叶天士在《本草经解》："气温，味苦，无毒。主中风伤寒头痛，温疟发表出汗，去邪热气，止咳逆上气，除寒热，破癥坚积聚。（去节，水煮去沫用）麻黄气温，禀天春和之木气，入

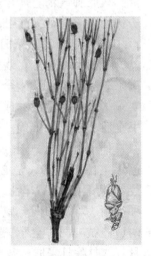

图3-4　麻黄

足厥阴肝经；味苦无毒，得地南方之火味，入手少阴心经。气味轻升，阳也。心主汗，肝主疏泄，入肝入心，故为发汗之上药也。伤寒有五，中风伤寒者，风伤卫，寒伤营，营卫俱伤之伤寒也；麻黄温以散之，当汗出而解也。温疟，但热不寒之疟也，温疟而头痛，则阳邪在上，必发表出汗，乃可去温疟邪热之气，所以亦可主以麻黄也。肺主皮毛，皮毛受寒，则肺伤而咳逆上气之症生矣；麻黄温以散皮毛之寒，则咳逆上气自平。寒邪郁于身表，身表者，太阳经行之地，则太阳亦病而发热恶寒矣；麻黄温以散寒，寒去而寒热除矣。癥坚积聚者，寒气凝血而成之积也，寒为阴，阴性坚；麻黄苦入心，心主血，温散寒，寒散血活，积聚自破矣。"黄元御在《长沙药解》中曰："味苦、辛、气温，入手太阴肺经、足太阳膀胱经。入肺家而行气分，开毛孔而达皮部，善泻卫郁，专发寒邪。治风湿之身痛，疗寒湿之脚肿，风水可驱，溢饮能散。消咳逆肺胀，解惊悸心忡。"因麻黄有良好的解表散寒，宣肺平喘，利水消肿之功效，所以被广泛应用于风寒表症，常用方剂如感冒常用方剂麻黄汤，肺气郁闭之喘证常用方剂麻杏石甘汤，水肿等症常用方剂越婢汤。麻黄作为常用药物，不仅在我国有广泛的临床使用价值，也作为中医代表药物传至朝鲜。

据史料记载在世宗二十年时，朝鲜官员曾采麻黄进献，与中国所产无异。世宗戊午二十年（正统三年）三月戊申，庆尚道监司令教谕朴洪采麻黄于长鬐县以进，与唐麻黄不异，上嘉之，赐朴洪衣一袭。传旨监司："所进麻黄，无异唐产。其产处土地肥瘠及产出多少，备细启达，委差医生，尽心培养。又于沿边各官，徐徐寻觅以启。"传旨各道："于海边各官，访问麻黄产处以启。"《东医宝鉴》中称麻黄"自中原移植于我国诸邑，而不为繁殖，惟江原道、庆尚道有之。"据此来看，麻黄应当是朝鲜李朝时期从中国引入的。

四、朝鲜医学的集大成之作《东医宝鉴》

受丝绸之路的影响，朝鲜医学广泛吸收了由我国传入的历代中医药、针、灸的技术，并在李朝时期由朝鲜医学大家许浚编纂了朝鲜医学的集大成之作《东医宝鉴》。该书不是单纯的临床医书，而是在充分吸收了中医经典之作《黄帝内经》的精华同时，又充分吸取了中国历代医家之所长，尤其是将金元医学和韩国的本土医学充分结合而创作的综合医书，由此可见其不是对中国医学的直接模仿或毫无异议的导入，而是站在朝鲜本民族的立场上将中医学与韩民族本土医学的融合统一，对韩民族医学乃至对全世界的医学研究和发展有重要的贡献。

（一）《东医宝鉴》的成书背景

1. 人文背景

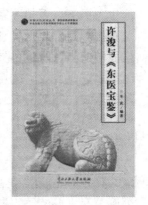

李氏王朝时期政府崇儒抑佛，程朱理学的儒家思想在朝鲜半岛迅速兴盛起来，理学书籍的大量刊印发行以及独具儒家特色的书院、家训的普及使得程朱理学的三纲五常、忠孝为本等伦理思想深入民心，成为规范李朝社会活动及民众行为的规范准则。此时，融合了"程朱理学"思想的"丹溪学说"传入朝鲜后，迅速流传开来，为朝鲜医界接纳和推崇。

2. 政治军事背景

图3-5　《东医宝鉴》

16世纪后期，日本发动了对朝鲜的战争，史称"壬辰倭乱"或"壬辰卫国战争"。此战是由日本将军丰臣秀吉在1592年（壬辰年，中国万历年间，日本文禄、庆长年间）派兵入侵朝鲜引发。因日军入侵使朝鲜陷于灾难的深渊，加之朝鲜国内党派之争连续不断，民众正常的生活受到影响，百姓流离失所，瘟疫肆虐流行。尽管当时已经有了《乡药集成方》《医方类聚》和《医林撮要》等医学著作，但是无法满足朝鲜半岛统治者和民众治病保健的需求。纠正过去错误，编写切合实际的医书，成为当时医学界亟待解决的问题。1596年，朝鲜王朝第十四代君王——宣祖李松意识到眼前的这种窘境，同时忧于百姓的疾苦，故命医官许浚根据现存中朝医籍，编写一部简便、易懂、实用的医书。因此，许浚的《东医宝鉴》作为一部鸿篇巨著应运而生。

3. 医学背景

中朝两国山水相连，文化交流自古来就非常密切，中医作为中国文化的一部分也一同传入朝鲜半岛，之后医学交流不绝如缕。《乡药救急方》《乡药集成方》《医方类聚》等医学典籍的出现就是朝鲜医学一步步向前发展的印记。1281年刊行的韩国现存的最古老的医书《乡药救急方》可视为第一本带有自主性的医书，1433年编撰的《乡药集成方》集先前研究成果之大成，建立了朝鲜医药学体系。1477年刊行的《医方类聚》代表了15世纪朝鲜的医学水平，也反映了中国明初以前的医学成就。

16世纪正值明代医学传入到朝鲜，使得朝鲜本土医学与宋、金、元时期的中国医学相结合，但是金、元医学及明代医学的学术思想，并不能很好地指导此时的朝鲜的实际情况，导致这一时期的朝鲜医学理论处于一种混乱状态。因此，朝鲜医学界急需一部能在明代医学基础之上，融合朝鲜本土的医学思想符合当时需求的医书。

4. 作者生平

据史料记载，许浚（1539—1615年），字清源，号龟岩。从小聪明好学，深受父兄师长之喜爱。后拜名医柳义泰为师，专歧黄医术。1574年（明朝万历二年，李朝宣祖七年，甲戌，）许浚经国家医学考试合格，准予行医。因其博学多才，医道精良，所治多效，医名远扬。30岁便被任命为太医院医官，从此成为皇室的御医。医治了许多疑难杂症，在朝鲜医学界享有盛誉。其平生著作，除了其代表作《东医宝鉴》外，还有《纂图方论脉决集成》《谚解胎产集要》《谚解救急方》《谚解痘疮集要》《新纂辟瘟方》《辟疫新方》等书籍。

（二）《东医宝鉴》概况和编撰体例

1.《东医宝鉴》概况

《东医宝鉴》编辑体系由内景、外形、杂病、汤液、针灸等五个部分组成。全书共25卷，其中目录2卷，杂病11卷，内景、外形各4卷，汤液3卷，针灸1卷。形成了"从内部脏腑到外部形体、从人体生理到病理变化、从患病到治病、从复方到单方、从药物治疗到针灸治疗"的编撰持点，许浚在编写该书时大量引用中医学的医学典籍。

2. 内景篇

内景篇共4卷26节，主要讲述体内的景象，但是这并不是完全的结构，而包括维持体内生命活动和引起障碍的有形和无形的因素。在本篇第1节为"身形"，以此作为全书的开篇，作者引录孙思邈、朱丹溪等医家，阐述了养生保健等思想。而"身形"一节可谓全书的总论，充分体现了该书先保养后治疗和治未病的思想。本篇第2-4节为"精""气""神"三节，《东医宝鉴》遵循了《黄帝内经》中的"人始生，先成精，精成而脑髓生"，"精气神，为人身之三宝"的思想，然后按照先"身形"后"精""气""神"的编排方式。值得关注的是《东医宝鉴》没有按照其他医家的论述将痰饮归入病因，而是认为痰饮是人体的生理要素之一，将其单独归为一篇。

3. 外形篇

外形篇共4卷26节，外形是指身体的外在部位，基本与我们肉眼见的身体各部位相一致。许浚将人体的器官按部位描述，从上到下，由浅入深（皮肉脉筋骨），从中轴到末端，从头颈部—胸腹腰背部—四肢或末端的顺序进行编排。与内景描述的体内脏器和相应的生理、病理相比，外形篇内容较简单。外形篇种类的排列可分为四大部分。第一个部分作者开篇引用孙思邈的："天地之内以人为贵，头圆象天足方象地，"这样区分了头部和身体。根据这些概念，外形篇从头开始描述依次为脸部、身体、腰，最后以胁部结束。第二部分是从皮肤开始依次深入，即肌肉、脉、筋、骨，这样掌握三维外形成为可能。第三部分是中心和末端，四肢、生殖器、肛门、头发或者长在体表的胡须、毛等分类到末端。据研究，在外形篇中，引用的中医古籍著作有《素问》《灵枢》《医学入门》《医学纲目》《世医得效方》《仁斋直指附遗方论》《东垣十书》《丹溪心法》《万病回春》《古今医鉴》《医学正传》等书籍。

4. 杂病篇

杂病篇共11卷38节，该篇的主要对象是没有分到内景篇或外形篇的各种疾病。包括由于外部邪气导致的疾病，体内气不足导致的内伤和很久前就独立的痈疽、疟疾等疾病。还描述了与男性疾病不同的妇科和小儿疾病。本篇第一部分相当于诊断学或者治疗学总论，阐述审病、辨证、诊脉及用药的方法和原则。因为许浚认为："吐法适合用于春天、汗法适合于夏天、下法适合于冬天。"所以在排列上，没有按其他医书中的汗、吐、下顺序编写，而是按吐、汗、下顺序编写。第二部分主要讲述外邪和内伤。外邪排列了风、寒、暑、湿、燥、火。内伤疾病和外感相对应。包括了内伤、虚劳、霍乱、呕吐、咳嗽、积聚、浮肿、胀满、消渴、黄疸等疾病。第三部分包括无法明确区分外感内伤的杂病。第四部分包括单方和针灸等简易治法。在杂病一篇，该书引用了中医古籍《丹溪心法》《世医得效方》《医学入门》《伤寒杂病论》《东垣十书》《素问》《仁斋直指附一方论》《伤寒类证活人书》《太平惠民和剂局方》《古今医鉴》《医学纲目》《医学正传》等。

5. 汤液篇

汤液篇主要讲述有关本草内容的篇章，是由与药物有关的内容和用药原则总论构成。汤液篇共3卷18节，许浚按照先总论药物，后以药物的自然属性分类，将药物按照水部、土部、谷部、人部、禽部、兽部、鱼部、虫部、果部、菜部、草部、木部、玉部、石部、金部的顺序进行编排。许浚认为"天一生水，故以水为首……土为万物之母，故止次之……天地间，养人性命者唯谷耳"。因为水是万物之根本，土地滋养万物，因此土在其后，最后天地间养人类的是谷物，因此谷放在土后，然后写人部，记述来自人体的药物；然后按照动物—植物—玉石的次序，从高到低的、从贵至贱原则进行编撰。从这种排列顺序中我们可以看出许浚没有按药物的重要性标准来分类，而是按自然哲学理论来分类药物。药物理论中说明了药物的气味、升降、君臣佐使理论，以及五脏六腑和各经络相对应的药物理论。在汤液篇中，许浚引用的文献为《证类本草》《丹溪心法》《医学入门》《汤液本草》等书籍。

6. 针灸篇

针灸篇与其他篇不同仅有1卷，只言针灸。此篇按照针灸总论、针灸准则、经络腧穴及针灸禁忌的次序编写。主要由气循行的通路即经络、穴位和针的种类、进针法、灸的理论，以及运用、提高针灸效果的各种禁忌组成。针灸篇最大的特点是实用性。紧扣着"使民易知"的主旨，同时也符合中医"简便验廉"的治病宗旨。许浚没有介绍针灸的相关理论，而是编写了运用针灸必要的内容。关于针灸的具体选穴治疗，许浚在内景篇、外形篇和杂病篇每一节的"针灸法"中都有详细的描述。因此针灸篇的针灸部分只涉及了针灸学总论。该部分引用的中医古籍文献有包括《针灸甲乙经》《明堂孔穴针灸治要》《针灸资生经》《铜人腧穴针灸图经》《针灸大成》《针灸书》；还有关于针灸治疗处方的书籍是，包括《医学纲目》《针灸资生经》《万病回春》《医学入门》《世医得效方》等。

7. 学术思想

缘于中国医学与哲学间的特殊关系，所以许浚在编写该书时将释道思想奉为医学理论基础。如在《东医宝鉴·集例》中，许浚谓"道家以清静修养为本，医门以药饵针灸为治，是道得其精，医得其粗也"，许浚推崇释家的"尚虚论空"，道释二家之思想于许浚《内景篇·以道疗病》得以完整体现；许浚吸取了《内经》中论述的"精气神"为养生延年之要法基础上融合了朝鲜本土医学的养生思想，如他在《正理》及程伊川、张横渠等道学思想影响下，结合《灵枢》《难经》的理论及后世医家的相关论述，阐明了先、后天之气之间的关系，在此基础上，就养生延年过程中如何养气作了较深入的阐述；许氏综合了《内经》中"心者君主之官，神明出焉"、《无名子》"天一生水，在人曰精，地二生火，在人曰神"、《河图》与佛家"四大"说相结合、理学家先驱邵康节"神统于心，气统于肾，形统于首，形气交而神主乎其中，三才之道也"等对"神"的论述，将神志活动统于心，主张"常使人心合于道心，庶得养神之道"；许氏还将《灵枢》"精者，身之本也"与象川翁所言的"精能生气，气能生神，荣卫一身，莫大于此，养生之士先宝其精，精宝则气壮，气壮则神旺，神旺则身健，身健而少病"相结合，提出了各种"全精"之法，如"男女交会"不妄泄、"节欲"不交及以"缩阳秘方"外擦脚心等，堪为养生家效法；许浚强调审证求因别脏为精气神病论治之先决，他在广集前贤相关论述基础上，将精病细分为"遗泄精属心""梦泄属心""梦泄亦属郁""精滑脱属虚""湿痰渗为遗精"等诸条，同时，许氏还在前人认识的基础上，认为精病与心、肝、脾、肾有密切关系；许浚将填精调气安神归结为精气神病的治疗法则，在《东医宝鉴》中记载的"补精药饵""通治气药""用药法""神病用药诀""神病通治药饵"等用药法，记载的药方如人参固本丸、琼玉膏、斑龙丸、地黄丸、延年益寿不老丹、延龄固本丹、固真饮子，记载的中药地黄、首乌、鹿茸、韭子、肉苁蓉、山萸肉、黄狗肉、枸杞子、胡麻、菟丝子、五味子、金樱子、覆盆子、桑螵蛸、龙骨、茯苓等都充分反映了许氏在临床治疗此类疾病的学术思想。

总而言之，许浚在旁征博引儒、道、释之论的基础上，将中医学理论中精、气、神学说做了极大的发挥，极大地丰富和发展了中医学理论的研究内容。

8.《东医宝鉴》参考历代中医文献总录

在党志政的《东医宝鉴——引录中医文献研究》中论述了《东医宝鉴》中所引用的来自不同时代的182种文献。现以朝代为序，将《东医宝鉴》所引文献分列于下：

战国至秦6种：

《素问》《灵枢》《礼记》《左传》《庄子》《列子》。

汉代10种：

《难经》《伤寒杂病论》《史记》《汉书》《周易注》《周易乾凿

度》《周易参同契》《五行相类》《仙经》《淮南子》。

魏晋南北朝14种：

《针灸甲乙经》《脉经》《伤寒论伤寒例》《肘后方》《刘渭子鬼遗方》《本草经集注》《集验方》《雷公炮炙论》《春秋经传集解》《黄庭经》《葛仙翁清净经》《抱朴子》《真诰》《太极真人九转还丹经要诀》。

唐代18种；

《明堂人形图》《千金方》《黄帝内经太素》《孙真人养生铭》《孙真人海上方》《卫生歌》《延寿书》《纂要方》《食疗本草》《天隐子养生书》《外台秘要》《重广补注黄帝内经素问》《养生辨疑决》《经效产宝》《产书》《高供奉方》《南史》《化书》。

宋代58种：

《太平圣惠方》《铜人腧穴针灸图经》《神应针灸要诀》《琐碎录》《证类本草》《养老奉亲书》《养生必要方》《尊生要决》《伤寒微旨论》《神巧万全方》《补注王叔和脉诀》《素问入式运气论奥》《素问遗篇》《伤寒类证活人书》《小儿方》《本草衍义》《圣济总录》《小儿药证直诀》《孙兆方》《类证普济本事方》《太平惠民和剂局方》《保婴全方》《三因极一病证方论》《易简方》《是斋百一选方》《养生类纂》《医说》《针灸资生经》《妇人大全良方》《严巧济生方》《简易方论》《外科精要》《仁斋直指附一方论》《仁斋直指小儿方论》《产宝诸方》《西山读书记》《朱子语类》《难经疏》《婴孩妙诀》《齐东野语》《天原发微》《云经七籤》《皇极经世》《金丹大成集》《翠虚篇》《三元参赞延寿书》《海琼集》《周易参同契解》《悟真篇》《紫阳真人悟真直指三乘秘要》《悟真篇注释》《金丹正理大全玄学正宗》《胎息经注》《横渠易说》《遗书》《朱文公文集》《夷坚志》《事林广记》。

金代9种：

《伤寒明理论》《黄帝素问宣明论方》《伤寒直格》《周氏卫生方》《云岐子脉诀》《素问气宜保命集》《素问玄机原病式》《儒口事亲》《活法机要》。

辽代1种：

《直鲁古针灸书》。

元代28种：

《医垒元戎》《御院药方》《烟霞圣效方》《澹寮集验方》《卫生宝鉴》《活幼也书》《汤液本草》《济生拔萃方》《瑞竹堂经验方》《日

用本草》《饮膳正要》《永类钤方》《外科精义》《寿亲养老新书》《田氏保婴集》《此事难知》《世医得效方》《泰鼎养生主论》《十药神书》《加减十三方》《心印巧珠经》《居家必用事类全集》《经验秘方》《伤寒活人指掌图》《丹溪心法》《东垣十书》《金丹大要》《山居四要》。

明代33种：

《医经溯洄集》《医学入门》《古今医鉴》《种杏仙方》《仙传外科集验方》《医学纲目》《袖珍方》《百病钩玄》《玉机微义》《仙传济阴方》《证治要诀》《寿域神方》《伤寒六书》《伤寒琐言》《奇效良方》《秘传经验方》《明医杂著》《医学正传》《医学集成》《食物本草》《韩氏医通》《医林类证集要》《本草集要》《外科发挥》《外科枢要》《医方集略》《广嗣纪要》《赤水玄珠》《万病回春》《经验良方》《金丹正理大全》《真论》《彭祖养性经》。

（三）《东医宝鉴》主要参考文献

1.《东医宝鉴》与我国医书之间的关系

在《东医宝鉴》编纂时有一部分中国医书对其学术思想产生了深远影响，包括张仲景的《伤寒论》、唐慎微的《证类本草》、明代李梴的《医学入门》、元代朱丹溪的《丹溪心法》、元代危亦林的《世医得效方》、明代楼英的《医学纲目》、明代龚信的《古今医鉴》、战国时期的《素问》、明代虞抟的《医学正传》、明代龚廷贤的《万病回春》。

在此重点介绍《东医宝鉴》与《伤寒论》《证类本草》《医学入门》《世医得效方》《丹溪心法》之间的关系。

（1）《东医宝鉴》与《伤寒论》

《伤寒论》为东汉末年著名医学家张仲景所作。该书所讲的伤寒，有中风，有伤寒，有温病，有风温。伤寒是指外感急性、传染性的疾病，发病急而快；杂病指伤寒之外的许多慢性的疾病，而就人体而言，伤寒和杂病相互联系不可分割。《东医宝鉴》作为朝鲜医学集大成的著作，其编撰别具匠心，许浚先将所引条文列于前，后列方剂名称，方名后写其主治病症，最后是药物并其剂量和煎服方法。采用意引的方法对医圣张仲景《伤寒论》的原文进行引用，并不直接照搬原文，而是将其大意表述出来，文字虽有改动取舍，其精神实质并未改变，集中体现了抓主症的治疗方法。由于中朝两地的水土、气候、体质等差异，加之朝鲜当时连年征战，国内缺医少药的现实状况。因此，许浚在引用《伤寒论》的方剂时将药量减

少，这也充分反映了他因地制宜的学术
思想。

（2）《东医宝鉴》与《证类本草》

《证类本草》是北宋代唐慎微在参
照掌禹锡的《嘉祐本草》和苏颂《本草图
经》基础上，同时参考其他文献中的本草
记载整理编撰而成。该书共30卷，各卷按
玉石、草、木、人、兽、禽、虫鱼、果、
米谷、菜、有名未用等分类。该书是集宋
以前本草学之大成，代表了宋代药学的最
高水平，在明代李时珍《本草纲目》问世
之前，该书一直作为中国、日本、朝鲜本
草学研究的范本。《东医宝鉴》的编撰原
则是在吸收中医药"简、便、效、廉"的
特色基础上遵循"简易实用、使民易知"
原则。在编撰药学内容时，许浚从《证类
本草》等相关本草学著作中提取药物功
效、有无毒性、入药部位、生长采收、炮
制加工、主治病证、服用方法和治病效方
等基本要素，略去对药物名称、形态特征
等项的繁琐考证，通过合理的设计、简
明的表达，使朝鲜普通民众更容易快速
掌握。

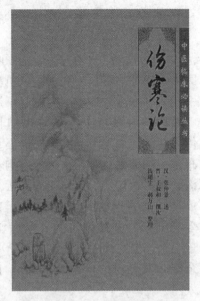

图3-6　《伤寒论》

（3）《东医宝鉴》与《医学入门》

《医学入门》为明代医家李梴编著，
发行于明万历三年（1575年）。该书在编
写时不仅吸收了明代之前医学著作的精
华，同时还加入了作者对医学的独到见
解，在书写时形式上采用歌赋为正文的编
著方式，方便后世记忆，极大的促进了该

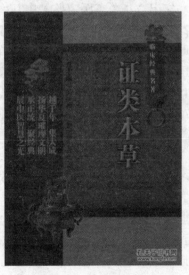

图3-7　《证类本草》

书流传。《医学入门》共计8卷，包括医学略论、历代医家传略、经络、脏
腑、诊断、针灸、本草及内、外、妇、儿各科疾病证治和急救方、怪疾、
治法和习医规格等多方面的内容。该书在针灸方面具有独到的见识，其特
点是：易学易诵，易读易懂，取穴精简，远取为主；主次穴分明，刺有先
后；按时选穴，注重子午流注的运用；采用异穴补泻，上补下泻；注重灸

法，强调调护。该书另一显著的特点在于"习医规格"一篇，对医者提出了各种规范。《医学入门》刊行后成为影响较大的医学入门类书籍，为众多医家所称道。该书传入日本后，日本国内掀起了近百年的"《医学入门》热"，本书初刊后不久传入朝鲜，最先由许浚加以提倡，广为流布，一再翻刻，对朝鲜医界影响较大。李梴的《医学入门》传入朝鲜不久，以其简单易学的特点受到许浚和李氏王朝的喜爱和推崇，并被许浚的《东医宝鉴》大量引录，据统计《东医宝鉴》全书共86万余字，其五分之一的内容来自于《医学入门》。

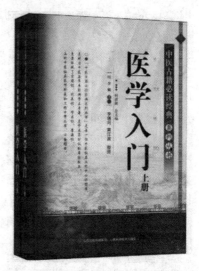

图3-8 《医学入门》

据姜赫俊所写的《东医宝鉴——方剂引文与主要中医原著比较研究》一文记载：《东医宝鉴》中其引用《医学入门》方剂数量为：内景篇一计27首，内景篇二计38首，内景篇三计28首，内景篇四计36首，共129首；外形篇一计33首，外形篇二计24首，外形篇三计39首，外形篇四计51首，共147首；杂病篇一计1首，杂病篇二计73首，杂病篇三计47首，杂病篇四计45首，杂病篇五计44首，杂病篇六计42首，杂病篇七计52首，杂病篇八计78首，杂病篇九计37首，杂病篇十计42首，杂病篇十一计63首，共524首，总共引用了800首方剂。

（4）《东医宝鉴》与《世医得效方》

《世医得效方》是元代医家危亦林编撰的医学著作。危亦林出身于医学世家，幼承庭训，尤精于骨伤科，具有丰富的临床经验，在骨伤科方面也多有建树。《世医得效方》全书共20卷，涉及内、外、妇、儿、骨伤、五官等各科疾病，收载效方3300余首。其体例为，卷1-10主要讲述中医脉症以及杂病，卷11-12讲述儿科病症，卷13讲述外感风邪致病病症，卷14-15为妇产科病症，卷16-17为眼科，口齿科等五官科疾病，卷18为正骨兼外伤科，卷19为疮肿科，卷20为孙真人养生书，而针灸的论述则分散在各科之中。

该书首次记载了脊椎骨折并且提出了悬吊复位法、架体复位法，以及他所研制的麻醉方药"草乌散"等都是后世推崇的内容。《四库全书提要》称该书"是编积其高祖以下五世所集医方，合而成书……所载古方之多，皆可以资考据。"该书不仅对我国医学产生巨大的影响，而且作为中医学代表性著作，随着古丝绸之路传至海外。如高志凤翼《骨继疗治重宝记》、华冈青洲《春林轩治疗图识》和二宫彦可《正骨饱》等医籍对该书中的"六出白，四折骨"理论、十不治证、麻醉方药等皆有所引用和改良，并且对日本的接骨术产生了积极的影响。

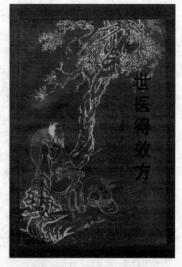

图3-9　《世医得效方》

《世医得效方》传入朝鲜后，受到许浚的重视。许浚将危氏首创悬吊复位法，发明架体复位法，以及麻醉方药"草乌散"，"骨伤科方面的贡献""简便实效的针灸疗法"和"实用丰富的秘方效方"三大医学特点等充分的吸收至《东医宝鉴》中。在引用上，许浚在《东医宝鉴》中所引《世医得效方》的内容，其引文出处被标为"得效""得效方"两种情况，表述方式虽异，但出处相同。其征引《世医得效方》1092次（条）中尤以外形篇卷二（耳、鼻、口舌、牙齿、咽喉、颈项、背）征引频次最高，而本草与针灸引文最少。元代危亦林收载的秘方及其在骨伤科的学术思想受到许浚的高度重视，被大量收录。可见，《世医得效方》的医学精华也因此被朝鲜医家所充分吸收。

据姜赫俊所写的《东医宝鉴—方剂引文与主要中医原著比较研究》一文记载：《东医宝鉴》中其引用《世医得效方》方剂数量为：内景篇一计19首，内景篇二计19首，内景篇三计12首，内景篇四计40首，共90首；外形篇一计37首，外形篇二计19首，外形篇三计25首，外形篇四计24首，共105首；杂病篇一：1首，杂病篇二计22首，杂病篇三计13首，杂病篇四计19首，杂病篇五计17首，杂病篇六计39首，杂病篇七计24首，杂病篇八计29首，杂病篇九计34首，杂病篇十计18首，杂病篇十一计40首，共257首，总共引用了451首方剂。

（5）《东医宝鉴》与《丹溪心法》

朱震亨，字彦修，又称朱丹溪。朱震亨师从理学大家许谦，精研理学，学有所成，后在其老师的指导下钻研医学。凭借着坚实的理学功底，加上医疗实践的历练，丹溪最终实现了理学与医学相融合汇通，创立了滋阴学派，并形成了"养阴学说"理论体系，位列金元四大家之一。其代表作为《丹溪心法》。《丹溪心法》总共分5卷，其卷首载医论6篇，然后列举各科病证共100篇。其每篇论述流程为，先述丹溪理论，次述朱丹溪弟子戴思恭之论，再次为医方，另附针对该病的病因、证候及治疗方法。在书末载"故丹溪先生朱公石表辞"和"丹溪翁传"。该书全面记载了朱丹溪所提倡的养阴学说，还记载了关于杂病的论治方法。

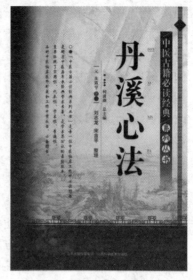

《丹溪心法》是其传人整理丹溪著作中影响最大的一部书籍，被历代医家所推崇。朱丹溪对内伤火热病机的论述，丰富和发展了"火热论"的学说，对后世温病学说的产生和发展产生过深远影响。其创制的"大补阴丸""越鞠丸"等一系列名方，迄今仍在临床沿用。《丹溪心法》书中养阴及从气、血、痰、郁论治杂病的思想，受到许浚的重视，故其中的相关内容被许浚所引用。

图3-10 《丹溪心法》

据统计《东医宝鉴》征引了《丹溪心法》1306次（条），所引字数达6.3万余字，其中尤以外形篇卷三（胸、腹、腰、胁、皮脉、筋）征引频次最高。《东医宝鉴》对于《丹溪心法》的引用，采用在既保留《丹溪心法》原著的学术思想基础上而又不失许浚自己的编书特色，并在一定程度上表达了作者的医学思想。据考证，在《东医宝鉴》中收入的《丹溪心法》能够全面地反映朱丹溪的医学思想和学术特点的内容包括：倡导养阴学说、程朱理学为指导思想、阳有余阴不足、杂病证治"气血痰郁"立论等几个方面。因此，带有理学特色的丹溪学说被许浚及其他朝鲜医家快速接受和吸收，从而反映在他们的医学著作中。

（6）其他著作

《黄帝八十一难经》简称《难经》，传为秦越人所作，成书于秦汉。《难经》全书以问答的方式阐发《内经》之义，合为八十一难，内容涉及生理、病理、诊断、治疗等各方面。该书首创独取寸口和寸关尺的三部诊脉法，补充阐述了奇经八脉的循行路线和功能，提出了与《内经》不同的三焦和命门学说等。《难经》的五脏学说阐发了人体脏腑的解剖形态和生理功能，补充和完善了《内经》的藏象理论，提出了"右肾为右命门"的理论，详细论述了三焦的形态和功能，成为后世三焦理论的源头；提出了"原气论"，突出"原气"是人体生命活动的原动力，为后世很多医家所重视。许浚在编写《东医宝鉴》时采取了直接引用、整合引用、化裁引用等方式共引《难经》88次。

《医学纲目》是元末明初著名医家楼英编辑的医籍，在《东医宝鉴》中许浚所写的"治痛痘大法"是对于《医学纲目》"肿疡"篇的直接引用。可见许浚对于楼氏的"阴阳五行与病证治则结合"学术思想持充分肯定的态度。

《古今医鉴》是由明代医家龚信及其子龚廷贤编纂的综合性医学著作，因其作为一部临床实用书籍，记载了大量的民间验方外治和针灸疗法等简便实用的方法，其内容有很多是以歌诀概括，便于记忆。使得该书不仅流传于中原大地而且也随着古丝绸之路传至朝鲜。许浚在《东医宝鉴》中对《古今医鉴》的引录，多以验方和外治为主。

《医学正传》为明代医家虞抟所撰，该书博采众家所长，如诸病总论以《内经》为纲，脉法多尊王叔和，伤寒多取张仲景，内伤多宗李东垣，儿科多本钱乙，余病则承朱丹溪，另外收录诸多家传之方、个人验方也是该书较为显著的特色。许浚在《东医宝鉴》中除了针灸篇没有引用该书，其他4篇均有不同程度的引用并收录了虞氏的家藏183首秘方。

《万病回春》为明代医家龚廷贤编撰，该书是龚氏"祖轩、岐，宗仓、越，法刘、张、朱、李及历代名家，茹其英华，参以己意，详审精密，集成此书。"该书具有"注重脾胃""灸法为先""摄生养性"等学术特点，许浚在忠于原著、继承龚廷贤的医学理念的基础上，联系朝鲜的习惯和自身的经验，对相关引文进行了适当的修改，把《万病回春》中的特色内容引入到《东医宝鉴》中，丰富了朝鲜医学的学术内容。

（四）回顾历史，展望未来

《东医宝鉴》是朝鲜医学大家许浚立足于孔子的"述而不作"的精神，从"万人皆为我师"的角度出发，历经数十载，阅读了内藏书500余卷编写而成。从引用书籍的种类和频度考察，除了83本医学书籍以外，加上道书、史书、历书、儒家书籍一共200余种，是一部参考庞大数量的医学书籍而总结的传达丰富医学知识的实用医书。其主要取材于中国的医药文献，重在对实践医学的吸收，并将其融入朝鲜的社会现实和医学实践，以独特的方式、创新的体例进行编撰，较以往医籍更有条理，并且全面地总结古今的各种医说，并折衷诸家的理论，进行对比和补充，不但融合统一了当时的医学，而且形成了理法方药齐全的医学体系，可以说该书完美的做到将中国医学与朝鲜民族本土医学的融合统一，并且采用通俗易懂的文字和简便易学的医疗方法，使原为朝鲜少数特权阶层所专有的医疗知识普及到民间。

我国正处于大发展、大变革的时代，经济全球化、政治多极化已经成为世界不可阻挡的潮流，虽然前途是光明的，但是道路是曲折的，在前进的路途中还有很多"拦路虎""绊脚石"，比如国际金融危机深层次影响继续显现，世界经济缓慢复苏、发展分化，国际投资贸易格局和多边投资贸易规则酝酿深刻调整，各国面临的发展问题受到严峻挑战。在这个大时代的背景下我国领导人高瞻远瞩，统筹布局，提出了顺应世界多极化、经济全球化、文化多样化、社会信息化的潮流，秉持开放的区域合作精神提出"一带一路"倡议，致力于维护全球自由贸易体系和开放型世界经济。共建"一带一路"旨在促进经济要素有序自由流动、资源高效配置和市场深度融合，推动沿线各国实现经济、政治协调，开展更大范围、更高水平、更深层次的区域合作，共同打造开放、包容、均衡、普惠的区域经济合作架构。共建"一带一路"符合国际社会的根本利益，彰显人类社会共同理想和美好追求，是国际合作和全球治理新模式的积极探索，将为世界和平发展增添新的正能量。而我们当代的"一带一路"建设是在继承我国数千年的古丝绸之路发展的基础上，提出的交往领域范围更广，涉及国家更多的新型发展。"一带一路"倡议将致力于亚欧非大陆及附近海洋的互联互通，建立和加强沿线各国互联互通伙伴关系，构建全方位、多层次、复合型的互联互通网络，实现沿线各国多元、自主、平衡、可持续的发展。当前，我国经济和世界经济高度关联。我国将一以贯之地坚持对外开放的基本国策，构建全方位开放新格局，深度融入世界经济体系。推进"一带一路"建设既符合我国当前经济发展利益，也是加强和亚欧非及世界各国互利合作的必然要求，中国愿意在力所能及的范围内承担更多责任和义务，为人类和平发展作出更大的贡献。

第二节　古丝绸之路中医药输出——日本

一、中日医学历史渊源

（一）中日医学历史回顾

中日两国交流源远流长，两国人民的往来从时间上可远溯至上古，而从交往范围上，其涉及经济、政治、文化、医疗等多个方面。相传，秦末徐福率男女数百人东渡，种植、养蚕，医药和百工技艺传入日本。以后汉人东渡者络绎不绝，把中国大陆的先进文明传播而至。从东汉到南北朝，中日已有直接外交。到了隋唐时代，中日文化交流则进入了高潮阶段。隋唐以后，直到清末之前，就是从日本的奈良时代到江户时代末年，中日两国之间的文明好似水乳交融，彼此浸润，互补短长。

中日两国的医学交流，同样有着悠久的历史，虽然历经三国、两晋、南北朝，但是其往来从未中断。据史料记载在南北朝天正二年（552年），梁元帝赠日本《针经》一套；天嘉三年（562年），吴人知聪携带《明堂图》等医书164卷，以及儒释书籍、佛象、乐器等，自高丽抵达日本。隋代大业四年（608年），日本推古天皇派药师惠日、楼汉直福田等去中国留学，专攻医术，历时15年，学成回国，带去《诸病源候论》等重要中医著作。唐代，中日学术交流更加盛行，通过遣唐使、留学生、僧侣等，除带去当时中国的典章制度、文化、技术之外，大量的医药典籍也同时流传到日本，日本仿唐制制定"大宝律令"，从此，日本医学以中国医学为蓝本，脱离了魔术医学（在此之前的日本医术是以巫术为主的医术）的羁绊。宋金元赴日医家中，有文字可考的，如1014年，宋僧惠清赴日，定居镇西行医，同年又受按察纳言藤原清贤之托，带砂金千两回宋朝求治眼病方。宋医郎元房到日本后，受到执政者北条时赖等人的信任而任侍医，在日本镰仓行医三十余年，颇有声望。这时期赴日的中国医家，据浅田宗伯《皇国名医传》记载："王鞬南，元人，投化，居京师业医。陈宗敬，元人，应安初元亡投化，居筑前博多，博学通医方，人称日陈外郎，以其曾仕为礼部员外郎云。室町幕府闻其名，召之，不应。后从僧无方参禅，改名明照。子孙传其遗方，所谓外郎透顶香也。许仪明，明江右人，投化，居萨摩为医。"明代，日本僧医月湖久居中国杭州，广搜医学典籍，其弟子田代三喜留学中国12年，回国大倡金元医学。清代赴日医家浙江钱塘人戴曼公（名笠），是名医龚廷贤的弟子。他于1652年抵日，削发为僧，在日旅居十九年，传授医学，并把人痘接种法传播到日本。

日本在中医药学的影响下逐渐形成了日本传统的汉医（即"汉方医学"），它不仅在学术理论体系方面，而且也在治疗实践方面与中国的中医药学一脉相承，有着不可分割的联系。从历史上看，也曾有不少日本医家前来中国留学，同时也有很多著名中国医家东渡日本讲学和治病。还有不少日本汉医学者，精通中国古汉语，熟诵中医经典著作，并著书立说。迄今为止，仍有很多在中国久已亡佚的珍贵古典医籍在日本被保存和发现。中国传统医药学的代表人物，如神农、黄帝、张仲景等古圣先贤，迄今仍受到日本汉医界的尊崇和祭礼。所有以上这些事实，都充分说明了中日两国传统医学相互间的影响是非常悠久和深远的。

（二）赴日使臣——鉴真东渡

隋唐时期，是我国历史上最辉煌的年代，我国的医药卫生事业也得到蓬勃发展，在世界逐渐形成了汉文化圈，中医药学作为先进的医学名扬海外，我国也成为亚洲医药的中心。这一时期的中日文化交流也达到了历史新高潮，两国的学者、工匠、医生、画师的往来日益频繁，其中我国赴日的中医药学者中，最为著名的当属我国唐代高僧鉴真。

鉴真，俗姓淳于，唐代佛学大师，生于唐垂拱四年（688年），卒于广德二年（764年）。鉴真自幼出家，游历洛阳、长安等地。经过名师弘景、道岸、融济三位法师，以及太师文纲的传授，他不仅精通佛经、医药并且对于庙宇建筑也有很高的造诣。713年，鉴真重返扬州在名刹大明寺讲律、授戒、建寺、写经，同时他还亲自躬调药物给群众治病，在民间有着很高的声誉。其门下弟子、听众、受戒者多达四万余人，其中有二百三十余人为其著名弟子。742年10月，在唐留学的日本僧人荣睿、普照到了扬州。当时鉴真正在扬州大明寺讲律，荣睿、普照向其顶礼说："吾国在海之中，不知距齐州几千万里，虽有法而无传法人，譬犹终夜有求于幽室，非烛何见乎，愿师可能辍此方之利乐，为海东之导师可乎。"当时已五十五岁的鉴真，早就认为中、日两国是"山川异域，风月同天"的有缘之国，所以欣然应允此事，鉴真的二十一位弟子也表示愿意同行。此后，鉴真率弟子自743年开始，六次东渡，历时十载，屡经周折，终于在753年12月20日到达日本鹿儿岛。在此期间，鉴真的弟子祥彦死在吉州（今江西吉安），日僧荣睿死在端州（今广东肇庆端州区），鉴真自身双目失明，然而这一切都始终没有动摇他东渡日本的决心。

754年，鉴真抵达当时的日本首都奈良，受到朝廷和僧俗的热情欢迎，被安置在东大寺唐院。鉴真到日本后，第一次临证就治愈了光明皇太后的病，756年，圣武上皇患病，先后经一百二十六名精于医道的僧人诊视，其中以鉴真及其弟子的诊治效果最好，受到日本朝廷的褒奖。756年，日本孝谦天皇授鉴真"大僧正"之位。次年又把备前国（今冈山县）的水田一百町（一町等于9917.36平方米）赐给唐禅院，作为鉴真的活动费用。759年，孝谦上皇和淳仁天皇赐旧宅地给鉴真，鉴真在这块地上建造了"唐招提寺"，孝谦上皇亲自为该寺题匾额，唐招提寺的建造不仅是传戒讲经的寺院庙堂，也是传播中国医药的中心。同年，朝廷又赐水田六十町、旱田十三町。于是，唐招提寺就成了鉴真讲经授戒、看病施药的基地。763年，鉴真逝世于唐招提寺，享年七十五岁。

1. 鉴真东传方药

鉴真东渡，不仅开创了日本律宗之源，而且对于中医药学在日本的传播，起了重要的作用。据日本汉方野崎药局主席野崎康弘考证，鉴真曾将36味中药带至日本，其中包括麻黄、细辛、芍药、附子、远志、黄芪、甘草、苦参、当归、柴胡、川芎、玄参、地黄、紫苏、丹参、桔梗、旋覆花、苍术、知母、半夏、芫花、栀子、五味子、黄柏、杏仁、厚朴、肉桂、杜仲、唐木瓜、大枣、蜀椒、八角、白芷、黄芩、花椒和吴茱萸等药物。

据《唐大和上东征传》，鉴真第二次渡海所携的香料药品有："麝香二十剂、沉香、甲香、甘松香、龙脑、香胆、唐香、安息香、栈香、零陵香、青木香、薰陆香都各有六百余斤；又有毕钵、诃梨勒、胡椒、阿魏、石蜜、蔗糖等五百余斤，蜂蜜十解，甘蔗八十束"，大都是具有开窍通关作用的药品。部分药物功效如下：

麝香，《神农本草经》记载："味辛，温。主辟恶气，杀鬼精物，温疟，蛊毒，痫痓，去三虫。久服除邪，不梦寤厌寐。"在陶弘景的《本草经集注》记载："味辛，温，无毒。主辟恶气，杀鬼精物，温疟，蛊毒，痫痓，去三虫，治诸凶邪鬼气，中恶，心腹暴痛胀急，痞满，风毒，妇人产难，堕胎，去面䵟目中肤翳。久服除邪，不梦寤魇寐，通神仙。"由此推测麝香为诸香之最，其气可透入骨髓，故于经络无所不入，属于开窍要药，善辟秽浊恶气，能定惊。

沉香，叶天士的《本草经解》中记载："气微温，味辛，无毒，疗风水毒肿，去恶气。沉香气微温，禀天初春之木气，入足少阳胆经、足厥阴肝经；味辛无毒，得地西方之金味，入手太阴肺经。气味俱升，阳也。沉香辛温而香燥，入肝散风，入肺行水，所以疗风水毒肿也。风水毒肿，即风毒水肿也，肺主气，味辛入肺，而气温芳香，所以去恶气也。"由此可知，沉香作为温性药可降气温胃，上治肺气不降，下治肾气虚寒。

安息香，清代御医黄元御的《玉楸药解》中记载："味辛、苦，气温，入手太阴肺、足厥阴肝经。除邪杀鬼，固精壮阳。安息香温燥窜走，治鬼支邪附，阳痿精遗、历节疼痛，及心腹疼痛之病。熏服皆效。烧之神降鬼逃。"由此可知，该药有比较强的驱除秽恶之气，有开窍醒神和行血的作用。

龙脑，在著名医家李中梓的《雷公炮制药性解》中记载："味辛、苦，性温，无毒，入肺、肝二经。主心腹邪气积聚，喉闭乳蛾，舌肿，痔疮，通九窍，消风气，明耳目，杀诸虫，解蛊毒。又主小儿惊痫，大人痰迷。冰片之辛，本入肺家，而肝则受克者也，故兼入焉。主治诸症，俱是气闭生热。而冰片则辛散之极，开气如反掌，故多用之，然亦从治之法也。"由此可见，该药主要功效为开窍醒脑，用于治疗痰热内闭的神志昏迷，胡言乱语等症。此外，石蜜、蜂蜜可调和药性，阿魏用来消积杀虫。这些药品大多是治疗流行性疫病的主药，而且是日本不能生产、靠国外进口的珍贵药材。

据考证，在正仓院所存六十种药物中，产于我国华北的有朴硝、英核、远志、寒水石、元青、青箱木、奄（龙字古写）骨、白幸骨、童角、青石脂、赤石脂、钟乳床、肉苁蓉、人参、大黄、甘草、芒硝、石盆、防葵、戎盈、狼毒等；产于华中有青箱草、禹余粮、太一禹余粮、雷丸、钟乳床、厚朴；黑黄连、木香、胡椒、诃梨勒等药物产于南洋诸岛、土耳其、印度等地；麝香，仅产于我国的西部和中亚地区；胡椒亦原产印度，现保存在正仓院的日本最早的152粒胡椒籽，即是当年由鉴真携入的。这些中药的传入一个方面是鉴真在日本行医的常用药物，另一方面也丰富了日本的中药品种，促进了日本医学的长足发展。如在日本的《医心方》载有鉴真和尚关于紫雪方的说明。此方功效为清热解毒，止痉安神，擅长治疗热性病热邪内陷，烦躁壮热，谵语昏狂，四肢抽搐等症状。原方出自于孙思邈的《千金翼方》（682年），其紫雪方的主要成分为丁香、沉香、青木香、麝香等。

鉴真的医学造诣还体现在他的学术著作《鉴上人秘方》（1卷）里。虽然该书已经失传，但该书曾见载于藤原佐世于885—897年编成的《日本国见在书目》、深根辅仁于918年编成的《本草和名》、丹波康赖于984年完成的《医心方》等目录学专书和医药著作中。中国学者考证日本古代医药文献，为之辑佚得十四方，其中包括脚气人腹方（《医心方》卷八）、诃梨勒丸方（《医心方》卷三）、服钟乳随年齿方（《医心方》卷十九）、奇效丸（与日本西大寺丰心丹大同小异，见《日本药学史》176页、《唐招提寺论丛》165页）、宗祖大师秘方（《唐招提寺论丛》168页）、患冷方（麹米丸）、患冷方（三陈丸）、患冷方（姜酒汤）、患热方（栀子叶汁方）、患热方（杨树叶汁方）、患痢方、心痛方、霍乱转筋方（以上患冷方等为沙弥看病法，皆见《唐招提寺论丛》166页）、懈怠昏厥涂服方（业方为僧道修行老常用，《唐招提寺论丛》166页）等。

据《唐招提寺论丛》记载鉴真大弟子法进在大安寺传授鉴真的验方给东大寺的惠山、元兴寺的圣一，山田寺的行替，包括三陈丸（陈柳、陈橘皮、陈干姜）治冷痢方、治热病方、治时痢方、治心痛方、治霍乱转筋方等数方，他对于三陈丸的讲解时提到：若有患胃寒病者，可有陈柳、陈橘皮、陈干姜各三大两，研成细末，和蜜为丸，丸如指大，每日早晨服之，此药称"三陈丸"。如果将一小片生姜捣碎，和美酒一升煮热，服一、二次疗效也甚好。患热病者，可有栀子叶一升捣碎，和水绞汁，每日空腹服之。

2. 鉴真在日的影响

佛经中有"五明学"，其中"医方明"的内容，包括根据医理运用方剂、药物、针灸和咒禁法治疗疾病。要做一个高僧，必须做到"医方明"。鉴真在日本期间，培养了一批精通"五明"的高僧。凡是求他授戒者，也或多或少都能学到一些医药知识，这样便促进了中医药学在日本的传播。

鉴真在日本传授了鉴别药品真伪优劣的技术，以及药物的收藏、炮制、配用方法。鉴真初到日本时，中医早已在日本流传，也有很多中药输入。但是，由于缺乏鉴别技术，日本医师常常把药名搞错，更难以分辨输入品的真伪。日本奈良东大寺正仓院于756年奉孝谦天皇和光明皇太后之命，珍藏了六十种中药，请鉴真帮助辨别这些药物，并讲解各种药物的用途。当时，鉴真虽已双目失明，但他靠嘴嚼、鼻嗅、手摸，很熟练、准确地完成了药物的鉴别。鉴真还向求学者们讲授了各种丸、散、膏、丹、酒、露炮制方面的知识。日本人民对鉴真在日本药物学发展方面所起的作用给予了充分的肯定和高度的赞扬，称其为"药王""日本神农"。1974年，中日友好协会副会长赵朴初访问奈良唐招提寺时，森本孝顺长老以印有鉴真肖像的药袋郑重相赠，足见鉴真在日本医学发展史上影响之深。时至今日，日本医药界依然奉鉴真为始祖，京都的一些药店奉鉴真为"药神"，某些汉方药袋上甚至会标注"开山鉴真大和上传方"或绘上鉴真的画像。

鉴真的东渡弘法事业，通过他个人崇高的品质，精深学养和坚强意志，将盛唐时代的文明传入日本，不仅为大唐文化与日本文化结下了不解之缘，也为人类文明进步做出了不可磨灭的贡献。因此作为日本两部在医药学界非常有影响力的两部书籍《日本医学史》《日本药学史》，都对鉴真给予了高度的评价。日本当代著名作家井上靖，于1958年曾据鉴真事迹写成历史小说《天平之甍》。剧作家依田义贤将其改编为剧本，搬上舞台，1979年又摄制成影片《天平之甍》。这部影片在中日两国上映时，都受到热烈欢迎。中国也在扬州古大明寺原址仿唐招提寺金堂，建造鉴真纪念堂，同时修整了鉴真史迹陈列室。

二、中日历代中医药交流简述

（一）隋唐时期

隋唐时期是中国历史上最鼎盛的一个时期，这一时期通过战争、贸易、朝贡等多种形式，尤其是海上丝绸之路的兴起更是极大程度地促进了中日的文化交流，与此同时中医学也随之传播到日本发展为汉方医学。日本国此时正处于平安朝时期，其统治者则以派遣留学生、遣唐使等形式派遣至我国学习，进而促进了两国的交流融合。

这一时期日本在吸收中国医学的基础上先后创作了《医心方》《药经太素》《难经开委》《大同类聚方》《金兰方》《太素经集注》《本草和名》《掌中方》（1卷）及《养生抄》（7卷）、佚名氏《养生秘钞》（1卷）、物部广泉《摄养要诀》20卷、丹波雅忠《医心方拾遗》（20卷）、丹波康赖《康赖本草》（2卷）、丹波雅忠《清法略治》（12卷）、大村直福吉《治疮记》、丹波康赖《神遗众古秘方录》（3卷）、丹波雅忠《医略抄》（1卷）、丹波雅忠《神遗方》（3卷）、佚名氏《医大同白知要论》（100卷）、丹波义济《勘细记》（12卷）、和气纪业《延寿明经》（100卷）、和气常成《家藏方类》（100卷）、释莲基《长生疗养方》（2卷）、和气定盛《和药方》、丹波宪基《病源抄》、丹波知康《灸穴抄》、丹波赖基《药种功能抄》、和气定长《疗治方》、具平亲王《弘决外典钞》（4卷）等29部著作。其中《医心方》是留存于世并对后世产生深远影响的一部书籍，因此，我们将选取《医心方》来论述日本医学的发展。

1.《医心方》撰写背景

（1）国内背景

日本平安朝时期是其医学史上一个重要阶段。在这一时期日本疫病流行，在基层社会由于医疗条件的限制导致疾病难控，并且蔓延全国。而在日本社会上层则是以服石最为流行。如日本皇族天皇病弱，其六十一代至六十六代朱雀帝至一条帝，六位天皇中五位都卒于42岁之前。当时皇室、公卿多服石，这也是他们产生中毒的常见原因之一。

（2）国外背景

在这一时期，日本多次派遣遣唐使赴唐朝学习。同时也使得大量的中医书籍传入日本。据《日本国见在书目》约898年所载，当时日本存有中医籍166部、1309卷。701年，日本文武天皇新制定的律令《大宝律令》正式完成，《大宝律令》的体例与唐朝《永微令》相似，其中"医疾令""职员令"所论与医药学习、分科相关，但此二令已佚，现据富士川游《日本医学史》所辑转载如下，"医针生各分经受业。医生习《甲乙》《脉经》《本草》，兼习《小品》《集验》等方。针生习《素问》《黄帝针经》《明堂》《脉诀》，兼习《流注》《堰侧》等图、《赤乌神针》等经。医生既读诸经，乃率二十人分业教习，以十二人学体疗，三人学创肿，三人学少小，二人学耳目口齿，各专其业。医针生，博士二月一试，典药头助一年一试，宫内请年终总试，一准大学生例。体疗者，限七年成，学少小及创肿者，各五年成，学耳目口齿者，四年成，针生七年成，有私自学习，解医疗者，投名典药试验堪折，听准医针生例考试。凡国医师教授医方及生徒课业年限，并准典药寮教习法。置大学及国学，宫内省置典药寮，中务省置内药司。

2.《医心方》的撰写体例

《医心方》共三十卷，是由日本医学大家、针博士丹波康赖所撰著。在体例上他主要模仿唐·王焘所撰的《外台秘要方》进行编著。同时在借鉴了《诸病源候论》的病候以述病机之法，并且参照了其他的中医类书籍，进行分科加以纂述，写成《医心方》（30卷）。它不仅是日本平安朝时期医籍的典型代表，也是隋唐时期中日医学交流史上的成功之作。

从体例上看《医心方》主要分为三个层次。采用总分式的形式，分别是卷目、子目、子目下引文。在《医心方》的卷目排列顺序中兼具医学和疾病主症所在人体部位分类，其中将医学分类治病和养生两大类，将治病卷目设置在前，并依次分为针灸、内、外、妇、儿几大类进行论述；而养生卷目则设置在后，并依次按照外用、内修、房内、食疗等几大类进行论述。

《医心方》子目则多采用其所用引文中论述疾病主症的病名。而各主症的名虽然存在同子目下引文所引《诸病源候论》诸候名一致的情况，但丹波康赖在编写各卷子目时的疾病主症与《病源》诸候排列顺序不同，他采用了由上到下、由外到内的顺序排列。

《医心方》子目下引文分为"论"类、"方"类两种，通过广泛的搜集资料对比发现《医心方》引《太素》和仁和寺本的《太素》原文对勘可知，《医心方》引用"论"类医籍之时，丹波康赖对所引医籍原文虽多有省略虚词、提炼文意以节录原文或增加字句以顺文势的做法，但这是以《医心方》所引文献尊重原文、且所引文献文字大多以尊重原文为前提；

《医心方》引《千金》与新雕本《千金》、备急本《千金》原文的对勘，发现《医心方》引用"方"类医籍之时，对所引医籍诸方的先后顺序进行了调整，且对各方的表述形式进行了一定的规范。

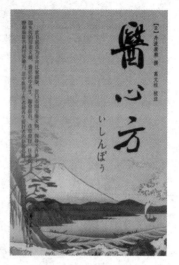

图3-11　《医心方》

3.《医心方》中的文献研究

《医心方》书中引用中国医学及各类文献达277种，据统计《千金要方》是《医心方》引用频率较高的文献，除卷19外，其余29卷均引有《千金要方》的内容，初步统计其中全书仅直引高达500余处。同时《医心方》还引录了大量的《葛氏方》的内容。据《日本国见在书目录》的"医方家"记载："《葛氏肘后方》一，《葛氏肘后方》三陶弘景撰，《葛氏百方》九，《葛氏方》九。"

《医心方》对于《葛氏方》采用了直接引用和间接引用两种形式。其中直接引用，在《医心方》中多采用"《葛氏方》治……方"、"《葛氏方》……"和"《葛氏方》云"的形式，例如，《医心方》卷第一"服药节度第三"载："《葛氏方》云：凡服药不言先食后食者，皆在食前。其应食后者，自各说之……。"就是采用"《葛氏方》云"的形式；《医心方》卷第一"服药中毒方第五"载："《葛氏方》治服药过剂及中毒多烦闷欲死方：刮东壁土少少，以水三升饮之。"则是采用"《葛氏方》治……"的形式；卷第三"治风痉方第五"言："《葛氏方》若身直不得屈伸反覆者方：取槐皮黄白者，切，以酒若水六升，煮得二升，去滓，稍服。"则是采用"《葛氏方》……"的形式。

间接引用《葛氏方》的类似条文即先引用其他医书的相关内容，然后用"《葛氏方》同之"的形式，使得读者通过他人的书籍来了解《葛氏方》。其中《医心方》对于他书的引用常涉及《小品方》《如意方》《范汪方》《千金方》《集验方》《录验方》《产经》《令李方》《刘涓子方》《百济新集方》等10种多成于晋唐的医书。如卷第五"治目不明方第十三"载："《小品方》治目卒不所见方：剉梓木，煮以洗目，日三。《葛氏方》同之。"则是采用"《葛氏方》同之"的形式；如卷第廿二"治妊妇胎死不出方第卅六"载："《小品方》云：治月未足，胎死不出，母欲死方：大豆，醋煮，服三升，死儿立出，分二服之。《千金方》

《葛氏方》同之。"则是按着"《××方》《葛氏方》同之"的形式写的；如卷第十"治黄汗方第廿六"载："《医门方》疗黄汗：黄汗之病，状如风水，其脉沉迟，皮肤冷，手足微厥，面目四肢皮肤皆肿；胸中满方：芍药八两、桂心三两、黄耆五两、苦酒五合。以水七升，煮取三升，饮一升心当烦，勿怪，至六七日即瘥。今按《葛氏方》：芍药三两、苦酒一升。《僧深方》苦酒二升、水二斗。"是按着"《葛氏方》加列述不同"的形式书写的。

《医心方》除了对于《葛氏方》的直接和间接引用外，还充分的吸收了《葛氏方》治法多样、简便验廉的特点。如在卷第五"治吐血方第四十七"载："《葛氏方》治卒吐血方：服蒲黄一升。又方：浓煮鸡苏饮汁。亦治下血漏血，良。"就充分吸收了内服法的简便特点。在卷第三"治中风口方第九"载："《葛氏方》治口喎僻者方：……又方：鳖血和乌头涂之，欲止即拭去。"又如，卷第四"治发令生长方第一"载："《葛氏方》治发令长方：术一升，剉之，水五升，煮以沐，不过三即长。"中充分吸收了外治法的简便特点；在卷第五"治目肤翳方第十六"载："《葛氏方》治卒生翳方：灸手大指节上横理三壮，左目灸右，右目灸左。"充分吸收了灸疗法的简便特点；同时在卷第八"脚气肿痛方第六"所载："《葛氏方》云：若胫已满，捻之没指者方：酒若水煮大豆饮汁。又恒食小豆。又云：若步行足痛不能复动方：蒸大豆，两囊盛，更燔，以熨之。"方中主要选用大豆为主药。卷第九"治喘息方第二"载："《葛氏方》治卒上气鸣息便欲绝方：捣韭，绞，饮汁一升许，立愈。"此方取材于百姓家常所见的韭菜。充分体现了《葛氏方》的取材廉效果验的特点。

4.《医心方》中的针灸学

《医心方》第二卷便是论针灸，包括孔穴主治法、诸家取背俞法、针摩法、灸摩法、针灸服药法、针例、灸例等十二目，其内容丰富，参考文献较多。丹波康赖在攥写《医心方》时坚持以孙思邈所说的"临时救难，必在详审，人有老少，体有长短，肤有肥瘦，皆须妙思量准而断之"为准则，强调取穴的精准性。同时丹波康赖非常注重针灸的安全性，在书中专门设立针禁、灸禁二目，强调行针慎审，如刺项中脑户立死，刺脊中间为伛，刺阴股下阴三寸内陷令人遗尿，刺腋下胁间内陷令人咳，刺缺盆内陷气泄令人喘逆，刺少腹中膀胱溺出令人少腹满等等，以此来警示后人。

虽然说全书共收录穴大约660余个，大部分来自明堂经穴，但是丹波康赖在继承中医的同时也在创新。他并没有按照中医学经络所属对穴位的描述方法，而是全部采用局部描述的方法即头部分五行描述，然后为面、颐、颈、肩、胸、腹部穴位分四行描述，背部二行，侧胁部一行，每穴均注明属于何经、主治、刺入深度或灸壮数。采用这种描述方法不仅可以加深对于局部诸穴之间的关系的理解，同时也可以帮助医者提高对穴位近治的理解进一步扩大其临床应用。

5.《医心方》中的中药学

《医心方》可以说是一部充分反映唐以前药学发展成就的典型著作，该书在编著时就汇集了《本草经集注》《本草拾遗》《新修本草》《食疗本草》《崔禹锡食经》等10余部本草学专著，据考证《医心方》中收载药物920种，其中与《新修本草》相同者850种，见于《本草拾遗》等书者70种，虽然这些本草学著作现大多已亡佚，但是《医心方》的存世，也为我们保存了数部已佚古代药物著作的重要资料；《医心方》除了收集临床常用中药外，还大量收载了《千金方》《食疗本草》《食经》等多部有关食疗学方面著作的内容，为我们研究唐以前药食同源的发展提供了宝贵资料；《医心方》中还详细记录了前人的药用功效和中药辨别的经验，如天麻草，首先首见于《小品方》中记载的治妒乳之天麻草汤，而其他本草著作均未见有天麻草这味中药，也正是由于天麻与天麻草的名称极为相近，故而后世很多医家对两者难以区分。在《本草拾遗》中提到"天麻生平泽，似马鞭草，节节生紫花，经花中有子如青葙子"。据此形态描述可知，所谓的"天麻"决非兰科植物天麻，应属于同名而异物，但是在《嘉本草》中则将这段记载归入"天麻"条中，明显有误。但是在《医心方》中引《耆婆方》注解"茺蔚，一名天麻草"，茺蔚本为益母草之异名，再根据《本草拾遗》的描述，其形态与茺蔚十分相近即紫花益母草。

据统计，《医心方》中仅论述药物名称训释多达20余处，而记载药物的别名亦有50多处，除此之外，还有许多关于药物的形态、产地等方面的记载，均可为一些药物品种的考证提供重要参考。我们对古书的学习应该时刻有一种批判性思维，遇到问题时应该多方取证，务求精益求精。

（二）宋朝时期

宋代是一个非常重视同其他国家进行文化、贸易、医药等交流的时期。据史料记载，早在宋太祖开宝四年（971年），宋政府就在广州，后又于杭、明州等地设置市舶司。市舶司是专门从事海外贸易事务的政府机构。朝廷在这些重要港口设置这样的官方商务机构，显然是支持发展海外贸易。

我国两宋统治时期（960—1279年），与之相对的日本则正好处于平安朝后期（794—1192年）和镰仓时代（1192—1333年）。在北宋（960—1127年）时期，中日两国官方医学交流相对较少甚至一度处于停滞状态，时至南宋（1127—1279年）时期，官方交流有所恢复，但中日两国的民间贸易和文化交流却一直没有中断，尤其是日本僧人为了增强个人佛法修养，巡礼讲经，而来到宋朝，间接地促进了两国医药交流的发展，僧医正是在此时发展起来的，其中镰仓时代日本医学中最具代表性的两部著作《顿医抄》（50卷）和《万安方》（62卷），就是由僧医梶原性全编纂的。

这一时期除了由僧医梶原性全编纂的《顿医抄》和《万安方》两部影响力较大的医书外，还包括僧荣西《吃茶养生记》（2卷）、惟宗具俊《本草色叶抄》（8卷）、惟宗具俊《医谈抄》（2卷）、丹波长基《四花灸法》（1卷）、丹波行长《卫生秘要钞》（1卷）、惟宗时俊《医家千字文》（1卷）、丹波行长《脏腑拾类抄》（2卷）、富小路范实《鬼法》（1卷）、惟宗具俊《节用本草》（8卷）、惟宗时俊《名医传》（2卷）、和气种成《续添要穴》（2卷）及《大医习业》（1卷）、佚名氏《药方书》（11卷）、佚名氏《产生类聚抄》（1卷）、《福田方》外，僧有邻《悲田方》（1卷）、僧泽庵《五脏次第图》（1卷）、僧允能《琉璃壶》（1卷）、中川氏《捧心方》（2卷）、僧月湖《全九集》（4卷）等。其中，《四花灸法》《脏腑拾类抄》《节用本草》《名医传》《续添要穴》《大医习业》等书已失传。

1.《万安方》的攥写背景

《万安方》全名《覆载万安方》，是日本著名的大型医学全书，由日本镰仓时代（1185—1333年）的僧医梶原性全所撰，完成于嘉历二年（1327年）。该书作者征引辑录了宋元时期大量的医学文献，并加以整理分类而成。《万安方》卷三十九末云：“嘉历元年十二月重清书讫……同二十四日墨点了，冬景可秘之，莫令廉学之兄弟看之，或致粉失，或致稽留，可为不孝之家，可为祸害之源”，由此观之，梶原性全写作此书的初衷实则为祖传秘籍，不想被外人看到此书。因此，《万安方》是在成书400多年后被冈本氏第四代传人—冈本寿品于1745年将其手抄后呈献给幕府，自此该书才广为流传。

2.《万安方》主要内容

《万安方》全书共62卷，从攥写的主体结构来看，《万安方》正文可分为两部分，一为引文，一为性全注文。从其撰写内容来看其涉及内科、儿科、妇科、五官科、脏腑图、运气、针灸、丹石炼药法，以及药物等诸多方面的内容。其参考的医学著作有：《诸病源候论》《千金方》《太平圣惠方》《和剂局方》《普济本事方》《易简方》《外科精义》《圣济总录》《婴童宝鉴》《妇人大全良方》等。

（1）《万安方》中的伤寒论

《万安方》抄录中国唐、宋、元医书多达331种，涉及中国古代医家学者279人。其中《万安方》所引《伤寒论》的条文虽不多，但却可以确认是直接引自宋版《伤寒论》。据考证出自宋版《伤寒论》卷第七和辨阴阳易差后劳复病脉证并治第十四的五条原文均载于《万安方》卷八题为"伤寒坏病证"。

"伤寒后劳复，枳实栀子汤，治大病差后劳复者。枳实三枚炙，栀子十四个擘，豉一升，绵裹。右三味以清浆水七升，空煮取四升，内枳实、栀子，煮取二升，下豉，更煮五六沸，去滓，温分再服，覆令微似汗。若有宿食者，人大黄如博棋子五六枚，服之愈。"

"伤寒差后更发热，小柴胡汤主之。脉浮者以汗解之，脉沉实（一作紧），以下解之。柴胡八两，人参、黄芩、甘草炙、生姜各二两，半夏半升洗，大枣十二枚擘。右七味，以水一斗二升，煮取六升，去滓再煎取三升，温服一升，日三服。"

"大病差后，喜唾久不了了，胸上有寒，当以丸药温之，宜理中丸。人参、白术、灸甘草、干姜各三两。右末，蜜和丸如鸡子黄大，以沸汤数和一丸，研碎，温服之，日三服。"

"伤寒解后，虚羸少气，逆欲吐，竹叶石膏汤主之。"

"病人脉已解，而日暮微烦，以病新差，人强与谷，脾胃气尚弱，不能消谷，故令微烦，损谷则愈。已上《伤寒论》第七。"

除了直接引用外，《万安方》中还有间接引自《伤寒论》的内容，包括在《万安方》一书中标明"仲景""张仲景""《伤寒论》"的记载共55处，其中《伤寒论》的内容28处，分别载于《万安方》的卷6、7、8、12、14、31、42、43、52、55，且都明确记有出处。由此观之梶原性全非常重视对于经方的收集以及对于原著的尊重。

（2）《万安方》中的儿科

这部分引录了近百种的中医学相关书籍，其中包括《太平圣惠方》《千金方》等大型综合医籍和《吉氏家传》《张涣》《幼幼新书》《茅先生方》等众多医家的医籍，并且记载了小儿伤寒、惊痫、疳病、咳喘、泄泻等近百种疾病的辨证、方药、相关治法及初生小儿养护法。

　　《万安方》儿科部分的相关内容虽摘抄于中国医书，但其作者将所摘抄的内容进行汇编从而自成体系，独具特色。在与《幼幼新书》中记载的小儿疳病的内容进行对比，发现在《万安方》卷第四十五"小儿七"，论述了小儿诸疳病的辨证论治和方药，但是《万安方》小儿疳病部分所论述的门类数量却不到《幼幼新书》诸疳中所列门类的二分之一，且据考证，《万安方》对五疳、十二疳、二十四疳候的论述内容也远不如《幼幼新书》详细。其作者在《万安方》卷第四十五结语中提到"以上诸疳，自《幼幼新书》第二十三卷至第二十六卷四个卷中出疳种类四十条。事繁证多，临于病家，卒难辨知之，是以今世常所现行，聊抄易识录之，广可见本方而已"。

　　考证《万安方》小儿疳病部分，该节论述了五疳辨证的相关内容。仅仅对五疳病因病机和辨别进行论述和紫霜圆、黄耆饮子等五则方剂，治疗五疳。而在《幼幼新书》卷第二十三的五疳论中大量的方剂未被转引。梶原性全在《万安方》中阐述："以上总治五疳良方如斯。凡各治一疳之药方，可见《幼幼新书》卷第二十三卷。或牛黄、芦荟，或干蚵蚾、蟾蜍等，药材则难得，故不抄载之。疳病尤重，治疗亦难矣。"由此不难发现，梶原性全是秉承实用主义原则，有选择地摘录相关文献。

　　（3）《万安方》中的灸法

　　由于灸法的实用性和便捷性，因此梶原性全非常重视对于灸法的相关记载。其在《万安方》中就引用了包括：《太素经》《千金方》《千金翼方》《太平圣惠方》《黄帝明堂灸经》《苏沈内翰良方》《针灸资生经》《婴童宝鉴》《万全方》《外台秘要》《圣济总录》《易简方》《铜人腧穴针灸图经》《幼幼新书》《备急灸法》《严氏济生方》《伍氏方》《全婴集》在内的数十部古代中国医籍文献，其中针灸类著作如《铜人腧穴针灸图经》《黄帝明堂灸经》《针灸资生经》在《万安方》的灸疗部分引录最多。大量的中医学专著极大地丰富了《万安方》的文献内容。

　　但是梶原性全不仅重视对我国古医籍文献的摘录，同时他也重视灸法的临床疗效。如在卷第四十小儿门"行迟"一段中便有这样的记载："《婴童宝鉴》灸法：小儿五岁不能行，灸足左右外踝各三壮。私云：常可灸足三里并风市穴。"卷第十一"霍乱转筋"也记载："孙真人治霍乱转筋及卒然无故转筋欲死者，灸足两踝尖各三炷……私云：三炷者，古法也。今则可灸七壮，或十五壮，灸而得平。若再三发动，再三可灸之。又手肘转筋，不问内外，转自手掌后，四指一夫两筋间，可二七壮灸之。"

（三）金元时期

金元时期，虽然是少数民族统治时期，但是其统治者秉承改革创新的治国策略，从政治、经济、文化各方面进行改革，鼓励创新，推贤荐能，从而呈现出"儒之门户分于宋，医之门户分于金元"的诸医家学术争鸣的场景。金元诸医家的成就，是我国中医学发展史上继张仲景所处的汉代后具有里程碑意义的一个时期，这一时期新的中医理论被纷纷提出，涌现出了一大批著名的医家，各种医学派别迅速崛起，都向世人展现了这一时期在中医学发展史上的重要地位。改变了唐宋以来推崇集方、成药盛行的僵化局面，开创了医学新局面。四大家各具辨证论治，攻邪除病，泻火扶正，各呈专长的学术新形势，形成了金元时期显著的医学特色，金元四大家无论是学术思想还是医学著作都对后世产生了影响的深远。

1. 金元四大家

刘完素（1120—1200年），字守真，号通玄处士，金元四大家之一，其学术思想的特点，是积极倡导"火热论"，强调"六气皆从火化"，重视五运六气学说。由于刘完素善用寒凉药，故被后世称为"寒凉派"，其著包括《素问玄机原病式》《素问病机气宜保命集》《黄帝素问宣明论方》《伤寒直格》《三消论》《运气要旨论》《治病心印》等。

张从正（约1156—1228年），字子和，号戴人。他主张"古方不能尽治今病"，反对固守《和剂局方》滥用温燥，张氏强调攻邪，并将其归纳为汗、吐、下三法。其在学术上继承了《内经》《难经》《伤寒论》等经典著作的思想，其学术思想由其学生门人整理成册即为《儒门事亲》，该书充分反映了张从正在临证上善用汗、吐、下的治疗方法，被后世称为"攻下派"。

李杲（1180—1251年），字明之，号东垣老人。他在学术上的中心观点是"内伤脾胃，百病由生"，积极倡导内伤脾胃学说，其医学代表著作为《脾胃论》《内外伤辨惑论》《兰室秘藏》《活法机要》《医学发明》《东垣试效方》。因其在治疗上善用温补脾胃之法，故被后世称为"补土派"。

朱震亨（1281—1358年），字彦修。其学术思想的基本点是积极倡导以"相火论"为基础的"阳常有余，阴常不足"的学说，其医学著作为《格致余论》《局方发挥》等。因其在治疗上提倡滋阴降火之法，故被后世称为"滋阴派"。

金元四大家的学术思想，通过海上丝绸之路传播至日本，对日本的医家产生了巨大的影响。据记载在安土桃山和江户时代初期金元四大家的思想在日本便达到了高潮，并且形成了后世派医学（亦称李朱医学），著名的"道三流"学派便是其中的代表学派。正是由于金元四大家学说的传入，活跃了日本医学界的空气，使日本的医者开始摆脱了《和剂局方》的束缚，并且走向实践医学的道路。

2. 汉方医家

我国在金元时期传统医学发展飞速，涌现出了大量的著名医学流派、医书著作精彩纷呈，传入日本为刚打开国门的日本输入新鲜的血液。中日两国医学交流的频度、层次和质量在明清再现高潮，达到了空前的时代。其中田代三喜是把金元医学传入日本第一人。现代著名的医史学大家大塚敬节认为，田代三喜是日本医学史上的划时代人物，他是整个汉方医学体系和后世派的先驱者，在日本医学史里占有重要地位。

田代三喜出生于当时日本武藏川越的一个九代医学世家，自幼深受医学熏陶的田代三喜便是传播李朱医学的先驱。他曾于1487年，他乘商船渡海来中国访学，并且留居中国长达十二年之久。在此期间，他曾先后求学于僧医月湖和虞抟后人的门下，并认真研读金元四大家的学术思想，对李杲、朱丹溪的学术尤为信服。1498年，三十四岁的田代三喜，返回日本时将大量的医学典籍携带回国。并在当地开始行医授徒，倡导李杲、朱丹溪学术，声名益振，人称"古河三喜"。其学术思想，源于朱丹溪的气、血、痰、郁杂病辨证心法，并且在总结朱丹溪的治疗思想时说："大抵治法，以气、血、痰为主。凡病，血虚四物；气虚四君子；有痰二陈，酌量轻重，加入主病引经之药。"至于体内的病变，田代三喜认为是气、血、痰（水毒）三者所致。

其治疗大纲：治气病用通气汤（人参、白术、陈皮、茯苓、甘草）；治血病用补荣汤（当归、川芎、芍药、地黄、茯苓、甘草）；治痰病用和中汤（大黄、藿香、厚朴、白术、桔梗、茯苓、半夏、紫苏、甘草、生姜）。临证时以此三方为基础，随证加减。并且，在田代三喜晚年口授给曲直濑道三的临床秘诀《泪墨纸》中记载有57种加减法。如气病时，痢加芍药、木香、槟榔、桔梗；黄疸加茵陈、山栀、当归、白芍；水肿加木通、槟榔、泽泻、猪苓、当归、去甘草；呕逆加半夏、良姜、丁香、柿蒂；健忘加菖蒲、茯神。血病时，眩晕加白芷、菊花、茯神、人参；大便秘结加桃仁、枳壳、槟榔；消渴加麦门冬、地骨皮、知母、黄芩；衄血加阿胶、茜根；脱肛加香附、荆芥、木通。水病时，泄泻加苍术、芍药；中暑加香薷、白扁豆；喘息加桑白皮、枳壳、前胡；疝积加槟榔、莪术、三棱。其代表作为《三归回翁医书》（又名《三喜十卷书》）。该书名为十卷，实为八卷，共九册。但是由于田代三喜行医范围在远离当时的文化中心京都的古河，以至于其学说未能在全国产生影响。

作为他的继任者曲直濑道三在京都进行讲学行医，李朱医学开始影响全国。因此，也产生了以曲直濑道三与二代玄朔为代表的"道三流"学派。"道三流"学派在充分继承朱丹溪的"医之视病问证，已得病之情矣。然病者一身血气有浅深，体段有上下，脏腑有内外，时月有久近，形志有苦乐，肌肤有厚薄，能毒有可否，标本有先后，年有老弱，治有五方，令有四时，某药治某病，某经用某药，孰为正治反治，孰为君臣佐使，合是数者，计较分毫，议方治疗，贵乎适中。"和"古人以神圣工巧言医，又曰医者意也，以其传授虽的，造诣虽深，临机应变，如对敌之将，操舟之工，自非尽君子随时反中之妙，宁无愧于医乎？"的金元医学辨证论治的思想，打破了当时医界以《和剂局方》指南，忽视辨证的僵化思想，形成了博彩众家所长，随机应变的灵活辨证体系，为日本医学的发展迎来了崭新的春天。

（四）明清时期

元代时期，中日官方交流一度停滞，时至1404年明朝建立后两国开始重建邦交，在近百年中，两国外交始终保持良好的发展状态。在明代嘉靖二十六年（1547年）中日所进行勘和贸易成为了两国在这一时期最后一次的官方交流，之后倭寇不断入侵我国东南沿海地区，侵扰我国边境，加之丰臣秀吉在率军侵犯朝鲜，明朝政府派兵支持朝鲜国，导致中日两国关系恶化。虽然这一时期中日两国官方只是维持了近百年的交流，但是两国的民间往来并未中断，中药材和医务人员一直保持交往。如赴日医家就是保持中日医学交流的非常重要的媒介。据史世勤在《明清时期中国赴日医师及其对日本汉方医学的影响》中记载仅明清时期我国赴日的医家就有27人之多：陈宗敬、庸山、许仪后、张膏、孟二宽、陈明德、陈义都、戴曼公、王宁宇、张寿山、刘有林、曹数也、道亮、林瑞云、澄一、化外、心越、陆文斋、吴载南、朱来章、陈振先、朱子章、赵松阳、周南、李仁山、胡振、程赤城。正是由于这些赴日医家才为日本传送了中医诊疗的实践技能，传授了中医药的宝贵经验，极大地促进了日本汉方医学的发展。

清代时期，日本朝野已深感中国医药的重要性，多次请求我国派遣医匠东渡日本授艺。据记载，在享保三年戊戌（1718年即康熙五十七年）命征西医（因中国在日本之西），是年杭州陆文垒，苏州吴载南、朱来章，赵松阳和周岐来等相继前往。九年甲辰（1804年即嘉庆九年）又命募求医书，中国船舶因资医书赴日。文化元年甲子，征苏州胡振（字兆新）于崎吞，使小川汉庵，千贺道隆，吉田长祯三医士就学。除这一批应征东去之外，早就有以私人身份东渡传医的，如"五云子名守宇，太原王氏，应安中到日住江户（东京）以医行一时，从游极众……门人数辈、列于医官一派，传授至今弗衰。"由此可见，我国的赴日医家层出不穷，这不仅促使我国中医学名扬天下，同时也极大地提升了日本医学的发展，为日本汉方医学的发展奠定了坚实的基础。

1. 龚氏医学的发展

我国医师赴日行医中，有一位重要的医家戴曼公。据记载，戴曼公，杭州人，当时龚廷贤年八十余，尚强健为医，曼公从之游，乃传其术，明乱归隐，后赴日居崎番，以治痘禁方书授池田篙山，遂大著于世。作为龚廷贤的门人之一戴曼公于1653年赴远日本。进一步扩大了龚氏医学在日本的发展。

龚廷贤继承了金元四大家补土学派的学术思想。也正因为他传承四大家的思想而深受日本汉方后世派、部分古方派、折衷派等医家的推崇。由于龚廷贤受到日本医界的重视，其著作在日本也被大量翻印，如《万病回春》自1611年在日本首次翻刻（据曲直濑玄朔1611年所写的跋称："《万病回春》之书，先是本朝既有刊行……"似乎在1611年前曾翻刻过，但已不可考）后，至1734年103年间共翻印18次。目前在我国图书馆藏有庆长十六年（1611年）版、元和年间（1615—1621年）版、万治三年（1660年）版、贞享元年（1684年）版等4个版本，《云林神殿》1591年在中国初版。1603年在日本即有翻刻本。此外，在日本有翻刻本的龚氏著作有：《鲁府禁方》1648年刻本、《种杏仙方》1650年刻本、《古今医鉴》1650年刻本、《寿世保元》1645年刻本、《济世全书》1636年刻本。由此可见龚氏的学术思想在日本的影响力是很大的。

作为一代名家，龚氏的著作不仅在海外负有盛名，在国内也很有影响力。如《万病回春》全书共8卷，是包含内、外、妇、儿等在内的一部综合性医学著作，刊于明万历十六年（1588年）。时至今日该书在国内的翻刻达到30余次；《寿世保元》10卷，是龚氏的另外一部流传较广、影响较大的著作。刊于明万历四十三年（1615年），其在国内共被翻刻80多次。除此之外，龚氏的其他著作，如《种杏仙方》《鲁府禁方》《云林神殿》《小儿推拿秘旨》《古今医鉴》等也都名扬海外，被多次翻刻。

2. 赴华习医

明代时期，有很多日本医家来华求学，其中以吉田宗桂擅辨药性最为突出，被世人称为日华子。另一位竹田昌庆，擅长医方，于应安二年，拜名医金翁力习医十年，当时皇后难产濒危，派遣他前去诊疗，皇后服药半剂即诞下皇子，皇帝大悦并封他为"安国公"。永和四年，携医书及铜人归国。通过以上两个赴华习医的日本医者的案例可以发现，他们在华通过刻苦的钻研，不仅荣获了很高的声誉，而且也极大地提升了自己的医术技能，可谓名利双收。除此之外来华的医者还有：田代三喜，于明世宗嘉靖十六年（1537年）来华受业于月湖及恒德之孙，尽得李杲、朱震亨之术，经十二年业成，他成为李朱学派的倡导者，子孙世传其业；净运，赴华习成张仲景方法归朝，并撰有《续添鸿宝抄》《遇仙方》《新椅方》诸书；山科景绍，在日师从竹田定盛学医，主修本草，来华习良药多种而还；真长航海至华，并拜熊宗立为师的藤原永全奉朝命赴明，精研医学等。以上均为留学有成就的医家。清代时期，日医来华留学的医者虽有减少，但仍有手书刻板龚氏《万病回春》的渡边幸庵。以上的赴华医者经历了长途跋涉不仅为日本的汉方医学发展做出了不可磨灭的贡献，也扩大了中医学在世界的影响力。

3. 日本汉方医学的兴起

日本医学的发展深受我国医学的影响，在不同的时期涌现出不同的代表医家、学术专著。根据其不同的学术思想大致可以分为后世派、古方派、折衷派、考证派。

（1）后世派

后世派的理论体系受中国传统基础医学影响最深，他们坚持中医四大经典，尤其是以《黄帝内经》为基础，以金元四大家的学说为主导，强调辨证论治和临床实践性。该学派有先驱人物田代三喜，同时也涌现出了曲直濑道三、曲直濑玄朔、长泽道寿等医学大家。

（2）古方派

古方派的学术思想主要以中医四大经典中的的《伤寒杂病论》为基础，特别是该学派的奠基人坂净运曾经赴明学习深受当时中国明清医家对《伤寒论》研究的影响，将《伤寒杂病论》传回日本并且开始提倡经方研究。由此日本兴起了儒学复古运动，他们对《黄帝内经》等医学基础理论和辨证论治的否认与反对，强调方证相应，并且踊跃出了一大批医学大家如永田德本、名古屋玄医、后藤艮山、吉益东洞、山胁东洋等。

（3）折衷派

折衷派是后世、古方两派争鸣的结果，他们博采众家之长，注重临床疗效广泛吸收中国历代医籍所言，不拘泥于一家之言，坚持客观严谨的治学态度。同时也涌现出了一大批医学大家如和田东郭、福井枫亭、浅田宗伯山胁东门等，对汉方医学有巨大推动作用。

（4）考证派

考证派主要受清朝乾嘉学派的影响，对大量中医典籍展开考证、校勘，撰写考证学专著。考证派的研究者多为医官，不仅临证诊疗，还要在江户幕府设立的医学馆讲学，博采历代古籍加以整理分析。其代表医家有多纪家族、伊泽兰轩门下，以及江户医学馆的多纪元坚、森立之、山田业广、喜多村直宽和小岛宝素等医家。

三、中医药学著作传入日本

中医学历史悠久，中日两国医学交流源远流长。中医药学的书籍、文物随着两国人民的频繁交往及两国医药学者的互访已经大量传入日本，对日本传统医学的发展产生了深远的影响。据记载，早在552年，梁元帝曾赠送日本一套《针经》。而关于两国交往的最早文献记载则是吴人知聪，于562年携带中国医书及《明堂图》赴日。

（一）《日本国见在书目》

日历宽平之前的贞观十七年（875年），为日本历代皇室藏书的冷然院遭遇火灾，藏书多数化为灰烬。而《日本国见在书目》这部书正是在这种背景下，由日本学者藤原佐世奉朝廷之命，于885年—897年间编成的一部国家藏书目录，也是日本现存最古老的一部完整的汉籍目录学著作，在中国文献学史和日本汉学史的研究中是一部很有价值的著作。该书体例仿照《隋书》，分为经史子集四部四十类，经部为易、书、诗、礼、乐、春秋、孝经、论语、异说、小学；史部为正史、古史、杂史、霸史、起居注、旧事、职官、仪注、刑法、杂传、土地、谱系、簿录；子部为儒、道、法、名、墨、纵横、杂、农、小说、兵、天文、历数、五行、医方；集部为楚辞、别集、总集等40类。

据李志芳先生在《日本国见在书目录》初探一文中对于这四十类的具体名称及主要内容详细论述如下：易家为周易及相关书籍；尚书家为尚书及相关书籍；诗家主要为毛诗等；礼家为周礼，唐礼等；乐家为各种乐器及书谱等；春秋家为左传等；孝经家为孝经等；论语家为论语等；异说家为春秋纬、易纬、孝经等；小学家主要为小学篇、千字文、说文解字等；正史家为各朝正史；古史家为汉记、后汉记、三国春秋等；杂史家主要为战国策、吴越春秋、晋书、唐历等；霸史家为赵书、十六国春秋等；起居注家为晋、唐起居注；旧事家为汉武帝故事、魏文贞故事等；职官家为汉官职、职官要录、百司举要等；仪注家主要为唐、宋仪注，十二月仪等；刑法家主要为隋、唐律，判书等；杂传家主要为搜神记、灵异记、伍子胥传等；土地家主要为山海经及国内外地志国记等；谱系家主要为诸家谱、释迦谱等；簿录家主要为史目、目录等；儒家主要为儒家典籍；道家主要为老子、庄子、老子化胡经、抱朴子内篇等；法家为管子、政论等；名家为邓折子、人物志；墨家为各墨家著作；纵横家为鬼谷子；杂家主要为吕氏春秋、淮南子、论衡、抱朴子外篇、文心雕龙等；农家为齐民要术、喜民本业；小说家主要为小说、座右铭、笑林等；兵家主要为孙子兵法、黄帝蚩尤兵法、魏武帝兵书、兵书要略等；天文家主要为天文要录、天文图、天地瑞祥志、帝王秘禄等；历数家主要为玄镜宿曜、婆罗门阴阳算例等；五行家主要为五行杂占、五行经要、相人经、伯乐图、地判经、故墓视法等；医方家主要为黄帝素问、草木方集要、作酒方、张仲景方、千金方、苟杞干煎方、治马病方、神农本草、黄帝内经、脚气病、产经、针灸经、病源论等；楚辞家主要为楚辞及相关作品；别集家主要为陶潜等各诗家集、玄奘集、炀帝集、游仙窟、白氏文集、白氏长庆集等；总集家主要为文心雕龙、文选、帝德禄、荆楚时序等。由上可以看出该书第三十七类为"医方家"。

据潘桂娟教授和樊正伦教授所编著的《日本汉方医学》记载在该书第三十七类的"医方家"中收入了自《黄帝素问》，迄《八史神图》，共著录医书及有关书籍167种。较之隋唐史志目录所载医学书目，有少数名称相符，多数或名称相仿而存小异，或为文简略而难以确定其是非异同。其间虽有疏误之失，但乃可窥见隋唐时代中医药文献传日之大观。

这167种（1309卷）医药学著作为：《黄帝素问》16卷（全元起注）、《素问音训并音义》5卷、《素问改错》2卷、《素女问》10卷、《黄帝甲乙经》12卷（玄晏先生撰）、《甲乙注》4卷、《甲乙义宗》10卷、《甲乙经私记》2卷、《黄帝八十一难经》9卷（杨玄操撰）、《八十一难音义》1卷（同撰）、《大清经》12卷（玄操撰）、《大清经》2卷、《大清诸草木方集要》1卷、《大清神丹经》上篇1卷、《大清神丹经》1卷、《大清全腋丹经》1卷、《药园》3卷（甄立玄撰）、《药辨诀》1卷、《药方草木》80卷、《药石》1卷、《仙药方》1卷、《仙药合方》1卷、《神仙服药仓方经》1卷、《五岳仙药方》1卷、《五岳芝药方》1卷、《神药方》1卷、《杂药方》1卷、《神仙新药方》1卷、《神仙入山服药方》1卷、《桐君药录》2卷、《平昌丸方面口杂药方》1卷、《杂药方》1卷（中尉王荣撰）、《杂药方》1卷（徐文伯撰）、《杂药方》1卷姚大夫撰）、《杂单药方》1卷、《采药图》2卷、《杂药论》1卷、《杂药方》18卷、《杂药图》2卷、《新撰方》1卷、《神仙服药经》1卷、《老子神仙服药经》1卷、《杂药》4卷、《法印》1卷、《方集》29卷（释僧深撰）、《杂药酒方》8卷、《作酒方》1卷、《五加酒方》1卷、《要方》12卷、《集验方》12卷（姚僧垣撰）、《集难方方诀》1卷、《开元广济方》5卷（御制）、《葛氏肘后方》10卷、《葛氏肘后方》3卷（陶弘景撰）、《葛氏百方》9卷、《葛氏方》9卷、《胡治方》3卷、《张仲景方》9卷、《通玄方》10卷、《通玄》10卷、《新录单要方》5卷（魏孝澄撰）、《鉴上人秘方》1卷、《徐太山随手方》1卷、《张家方》1卷、《样要方》10卷、《新修诸要太清秘方》12卷、《惟方》4卷、《孝子孔子枕中杂方》1卷、《大清治方》8卷、《千金方》31卷（孙思邈撰）、《千金方抄》1卷、《治痈疽方》7卷、《五全作方》1卷、《调气导引方》1卷、《导引法图》1卷、《新修大清秘经方》12卷、《石流丹方》1卷、《活妇人方》3卷、《诸香方》1卷、《杂丸方》1卷、《朱砂丸方》1卷、《肾气丸方》1卷、《杂疗》1卷、《神仙法方》1卷、《太一神丹精治方》1卷、《龙树并和香方》1卷、《经心录方》6卷、《延年秘录方》4卷、《练石方》1卷、《养性方》1卷（许先生撰）、《生发膏方》1卷、《枸杞干煎方》1卷、《治消渴方》1卷、《治马病方》1卷、《治马法》6卷、《治马病书》6卷、《小品》12卷、《耆婆茯苓散方》1卷、《痈疽论》1卷、《黄帝服经诀》12卷（王舛和新撰）、《耆婆脉法》12卷（粮罗什注）、《脉经音》1卷（杨玄操撰）、《新修本草》20卷（孔玄构撰）、《神农本草》7卷（陶隐居撰）、《神农音》7卷（李君撰）、《杂注农音》10卷（蒋孝琬加注）、《本草图》27卷、《新修本草音义》1卷（仁揖撰）、《本草音义》3卷（甄立言撰）、《本草音义》1卷（献子严撰）、《本草夹注音》1卷（陶隐居撰）、《本草注音》1卷（杨玄操撰）、《注本草表序》1卷（陶隐居撰）、《食疗本草》3卷（孟诜撰）、《老子教人服药循常住仙经》1卷、《神仙芝草图》1卷、《仙草图》5卷、《芝草图》2卷、《黄帝针经》9卷、《黄帝音》1卷（杨玄操撰）、《类聚方经》120卷、《黄帝内经明堂》1卷（杨上善撰）、《明堂音义》2卷（杨玄操撰）、《食经》3卷（马琬撰）、《食经》1卷（同撰）、《食经》4卷（崔禹锡撰）、《新撰食经》7卷、《食禁》1卷、《食班》1卷（御注）、《集验》12卷（锡大夫撰）、《古今集验》50卷（甄立言撰）、《古今录验》50卷、《龙树菩萨眼经》1卷、《脚气论》1卷（周礼撰集）、《产经》12卷（德贞常撰）、《产经图》3卷、《黄帝针灸经》1卷、《黄帝三部灸经音义》1卷（季议忠撰）、《玉遗针经》1卷（甄立言撰）、《删繁论》10卷（谢云泰撰）、《刘涓子》11卷（龚庆宣撰）、《内经太素》30卷（杨上善撰）、《如意方》10卷、《摄养要诀》22卷、《练皮煎》1卷、《医家杂书》19卷、《丹诀》1卷、《杏丹方》1卷、《徐文伯》1卷、《染苏方法》1卷、《赤松子试》1卷、《八史术》1卷、《八素》8卷（董逞注）、《老子道德经》1卷、《五脏论》1卷、《病源论》50卷（巢元方撰）、《素女经》1卷、《禁法》9卷、《灵音奥秘术》1卷（陶隐居撰）、《龙树菩萨印法》1卷、《龙树菩萨印马鸣菩萨秘法》1卷（沙门菩提造）、《轩辕皇帝录集》12卷、《思名》1卷、《三五禁法》8卷、《三五神禁治病图》1卷、《八史神图》1卷。

虽然《日本国见在书目录》是对火灾后的残留汉籍统计，并且在漫长的历史岁月里也经历了各种天灾人祸，能够流传到今天的也不过十分之一，但其记载的数量仍十分可观，由此也可以推知火灾前日本所保留下来的汉籍数量之多。而当今《日本国见在书目录》中所记载的图书能够保留到今天，这无论对日本还是对中国来说都是非常珍贵的文化财富。这部书的价值，不仅仅弥补了作为中国正史的经史子集志艺中所记载的汉籍图书的缺漏，同时更是为人类文明的延续做出了不可磨灭的贡献。

二、《经籍访古志》

《经籍访古志》是由江户时期日本著名学者森立之、涩江全善等共同撰写的一部关于汉籍善本的目录学著作，是研究日藏汉籍善本不可或缺的参考书目，为中日两国学者所青睐。全书共八卷，其中儒家类六卷，附录也即医家类两卷。儒家类按经史子集四部分类法，分为四部分，其中经部、集部又分为上下两卷，共六卷。该书的撰写体例是参照《天禄琳琅书目》及《爱日精庐藏书志》的体例。在《经籍访古志》中收录了三种零残的旧期著名学者竹添光鸿撰述《左氏会笺》时仍以钞卷子本春秋类典籍，其中分别为石山寺藏，现存一卷，传云李唐人所书；押小路大外记家藏，现存一卷，系清原赖业手钞；崇兰馆藏，现存桓公第二、庄公第三两卷。以上三通俱零残不全，而官库所储独为足本，真可堪称绝世珍品。

据潘桂娟教授和樊正伦教授所编著的《日本汉方医学》记载，全书共著录中国古籍654种，所收医药书籍共183部，分别见于子部"法家类"和"补遗"中。这些医药学著作是：

1. 医经类

《重广补注黄帝内经素问》24卷、《重雕补注释文黄帝内经素问》24卷、《新刊补注释文黄帝内经素问》12卷（合《素问遗编》1卷、《运气论奥》3卷、《黄帝内经灵枢》12卷）、《新刊黄帝内经灵枢》24卷、《黄帝内经灵枢略》1卷《黄帝内经太素》30卷（缺卷1、4、7、16、18、20、21）、《王翰林集注黄帝八十一难经纲目》、《王翰林集注黄帝八十一难经》5卷、《黄帝八十一难经纂图句解》7卷、《扁鹊八十一难经辨正条例》1卷、《金匮玉函经》8卷、《伤寒明理论》3卷（合《方论》1卷）、《伤寒论》10卷、《注解伤寒论》10卷、《新编金匮要略方论》3卷。

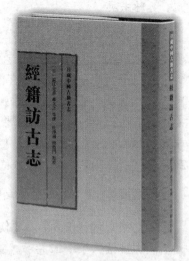

图3-12　《经籍访古志》

2. 本草类

《新修本草》20卷（存卷4、5、12、13、14、15、17、18、19、20）、《经史证类大观本草》31卷（合"目录"1卷）、《绍兴校定经史证类备急本草》19卷、《新编类要图注本草》42卷（合"序例"5卷、"目录"1卷）、《类编图经集注衍义本草》42卷（合"序例"5卷、"目录"1卷）、《重修政和经史证类备用本草》30卷（合"目录"1卷）、《本草衍义》20卷（合"目录"1卷）、《新刊风科本草》3卷、《图注节要补注本草歌括》6卷、《和刻局方图注本草药性歌括总诀》4卷、《家传日用本草》8卷、《饮膳正要》3卷。

3. 明堂经脉类

《黄帝虾蟆经》1卷、《黄帝内经明堂》13卷（存卷1）、《针灸甲乙经》12卷、《黄帝明堂灸经》1卷、《新刊铜人针灸经》7卷、《新编西方子明堂灸经》8卷、《铜人腧穴针灸图经》3卷（合《穴腧都数》1卷）、《新刊补注铜人腧穴针灸图经》5卷、《备急灸法》1卷、《针灸四书》（包括：《新刊子午流注针经》1卷、《新刊窦汉卿编集针经指南》1卷，合《针灸杂说》1卷、《新刊黄帝明堂灸经》3卷、《新刊庄季裕编灸膏肓腧穴法》1卷）、《针灸资生经》7卷。

4. 脉书类

《脉经》10卷、《新刊注王叔和脉诀》3卷（合《新刊补注通真子脉要秘括》2卷）、《新编洁古老人注王叔和脉诀》10卷、《紫虚真人脉诀秘旨·玄白子西原正脉脉诀·玄白子相关脉诀·玄白子腧脉八段锦脉法·微旨严三点脉法》合1卷、《脉诀》1卷、《新刊广成先生玉函经解》2卷、《察病指南》3卷、《决脉精要》1卷、《脉诀理玄秘要》1卷（合《东垣珍珠囊》1卷）、《诊脉要捷》1卷、《脉诀刊误集解》2卷、《新刊脉诀》2卷。

5. 伤寒类

《伤寒总病论》6卷、《伤寒百问》6卷、《伤寒百问经络图》9卷、《增注类证活人书》22卷、《类证伤寒活人书括》4卷（卷3末缺，卷4存1页）、《类编伤寒活人书括指掌图论》10卷、《伤寒补亡论》20卷（缺卷16）、《类证增注伤寒百问歌》4卷、《注解伤寒百证歌发微论》4卷。

6. 众疾方论类

《华氏中藏经》2卷、《华先生中藏经》8卷、《葛仙翁肘后备急方》8卷、《新刻褚氏遗书》1卷、《诸病源候论》50卷（合"目录"一卷）、《千金方第一》1卷、《重刊巢氏诸病源候总论》50卷（合"目录"1卷）、《备急千金要方》30卷（合"目录"1卷）、《重刊孙真人备急千金要方》30卷（合"目录"1卷）、《孙真人备急千金要方》93卷（合"目录1卷）、《外台秘要方》40卷（合"目录"1卷）、《重刊唐王焘先生秘要方》40卷（合"目录"1卷）、《元和纪用经》1卷、《大宋新修太平圣惠方》100卷（有缺，补抄）、《传家秘宝脉证口诀并方》3卷（缺上卷及下卷治杂病方）、《苏沈内翰良方》10卷、《宋徽宗圣济经》10卷、《大德重校圣济总录》200卷（合"目录"1卷）、《增厂校正和剂局方》5卷、《太平惠民和剂局方》10卷、《增广太平惠民和剂局方》10卷（合《指南总论》3卷，缺总论上卷、《图经本草》1卷）、《史载之方》2卷、《鸡峰普济方》30卷、《类证普济本事方》10卷（缺9、10、11、12、13、14、15，补写；合《类证普济本事方后集》10卷）、《三因极一病证方论》18卷、《校正注方真本易简方论》3卷、《续易简方论》6卷、《续易简方后集》5卷、《续易简方脉论》1卷、《杨氏家藏方》20卷·《卫生家宝》6卷（缺卷1、6汤方下卷）；合《卫生家宝汤方》2卷）、《叶氏录验方》

3卷、《备全古今十便良方》40卷（缺卷13、14、15、16、17、18、19、20、21）、《方氏编类家藏集要方》2卷（缺下卷）、《芝田余居士证论选奇方后集》10卷（存卷2、3、4、5）、《新刊续添是斋百选》20卷、《温氏隐居助道方服药须知》1卷、《医说（第九、第十）》2卷、《活人事证方》20卷、《活人事证方后集》20卷、《魏氏家藏方》10卷（缺卷3）、《严氏济生方》10卷（缺卷1、6、8、10，补写）、《严氏济生续方》1卷、《黎居士简易方论》11卷、《仁斋直指方论》26卷（合《小儿方论》5卷（缺3、4、5卷）、《伤寒类书活人总括》7卷、《医学真经》1卷、《太医张子和先生儒门事亲》3卷、《保命集》3卷、《原病式》1卷、《兰室秘藏》3卷、《东垣先生试效方》9卷、《新刊风科集验名方》28卷、《岭南卫生方》3卷（合"附录"1卷）、《澹寮集验方》15卷、《癸巳新刊御药院方》11卷、《卫生宝鉴》24卷（合"补遗"1卷）、《医垒元戎》12卷、《伊尹汤液仲景广为大法》4卷（合《（附录）皆效方》1卷）、《济生拔萃方》18卷、《类编经验医方大成》10卷、《泰定养生主论》16卷、《瑞竹堂经验方》15卷、《永类钤方》22卷、《世医得效方》20卷（合"目录"1卷）、《仁存孙氏治病活法秘方》10卷（缺卷1）、《十药神书》1卷。

7. 眼科类

《秘传眼科龙木总论》10卷。

8. 外科类

《刘涓子鬼遗方》5卷（合《刘涓子治痈疽神仙遗论》1卷）、《痈疽辨疑论》2卷（下卷佚）、《外科精要》3卷、《外科精义》2卷。

9. 妇人类

《产经》2卷、《经效产宝》3卷、《产育宝庆集》2卷、《新编妇人大全良方》24卷（自序缺，补钞）、《新刊妇人大全良方零本》2卷（存卷23、24）、《新编妇人良方补遗大全》24卷、《济世产宝论方》2卷、《胎产救急方》1卷。

10. 小儿类

《钱氏小儿药证直诀》3卷（合《蜇氏小儿斑疹备急方论》1卷）、《类证注释钱氏小儿方诀》10卷、《颅囟经》2卷、《幼幼新书》40卷（合"目录"1卷）、《全婴方论》23卷（缺卷1、2）、《小儿卫生总微论方》

20卷、《陈氏小儿病源方论》4卷、《陈氏小儿病源方论》4卷、《陈氏集验小儿痘疹方论》1卷、《类证陈氏小儿痘疹方论》2卷、《活幼心书》3卷、《新刊演出省翁活幼国议》20卷。

11. 养生类

《养生类集》2卷、《养生月览》2卷、《三元参赞延寿书》5卷、《寿亲养老新书》4卷、《山居四要》4卷、《经籍访古志》及《补遗》中所收医药书籍，有不少属宋、元、明刻珍善本医书，有的中国国内已无收藏。

因为该书是由森立之和他的团队多人共同完成，所以难免存在着诸多问题，如：在各部的撰写体例上有着很大差异；在子部关于资料收录的问题等。虽然这也为后世在整理资料方面增加了难度，但是由于该书是对汉籍古版书籍进行细致地筛选，择其优者而录之，从而保证《经籍访古志》所收录的古籍都具有一定的代表性。同时《经籍访古志》是日本医家运用自考证学与校勘学两法结合对中国典籍进行的研究，避免了传统记账式目录学著作存在的诸多弊端。因此，后世评价之："然海东群籍总汇于斯，固集古者所取资，采风者所必录也。"

清代著名学者杨守敬在日本访书时就是以《经籍访古志》为重要参考，按图索骥访得众多古籍善本的。在杨守敬等人的努力下，《经籍访古志》在日本由中国学者刊刻并传至中国。

四、汉方医学的发展

（一）后世派

1. 曲直濑道三

室町末期至安土桃山时代，就后世派而言形成了"以田代三喜为先驱，以曲直濑道三为核心"的代表医家。因为道三把当时的中国医学（明朝的医学）引入日本，使其在日本扎根，因此，人们称他为日本医学的"中兴之祖"。曲直濑道三作为田代三喜的唯一的嫡传弟子，深得其老师的真传，并且将李朱医学真正扎根在日本，其门人弟子延续不绝，所以后世医家也将"后世派"医学称为"曲直濑流医学"或"道三学派"。

曲直濑道三发现日本有关辨证论治的书籍非常缺乏，便开始涉猎百家，博览群书摘取了《内经》《脾胃论》《兰室秘藏》《格致余论》《丹溪心法》《明医杂著》《医学正传》等64部医书之精华，融己之心得，编成《启迪集》（8卷）。他在该书"自序"中写道："医者必谋其术。岐黄问答，医之法也；临机应变，医之意也。"强调《内经》的理论必须与临床的辨证论治原则有机结合，同时还提出："吾侪禀生缘于洛滏，而学医术于利阳，立志于救恤布业于宇内。上始于轩歧《内经》，下及于百家医书，日夜习味之，渐究其旨趣。阅朱氏《发挥》，捡刘氏《微义》，而知医法有圣俗；察彦修《簒要》，审天民《正传》，而识药方有精粗矣。予久出入华夷而多疗沉疴，获救活者难以具载。"这一段自述，也表明了他在学术理论上，秉持学术包容的态度，博采众家之所长。

（1）《启迪集》概述

《启迪集》共分90余门（篇），阐述了以内、妇、儿科为主的各种疾病的证治。其中曲直濑道三共参考中医书籍达64部，据安井广迪统计，该书引载有人名的文献，其引用次数的前十位是：《医学正传》（明·虞抟）、《玉机微义》（明·刘纯）、《医林集要》（明·王玺）、《丹溪心法》（元·朱丹溪）、《惠济方》（明·王永辅）、《医方选要》（明·周文采）、《妇人大全良方》（宋·陈自明）、《诸证辨疑》（明·吴球）、《伤寒活人指掌图》（明·吴恕）、《明医杂著》（明·王纶），其中大都属于李朱学术体系的著作。

《启迪集》作为一部划时代的医学巨著，受到正亲町天皇的赞许，命当时的著名学问僧周良策彦为该书写序。周良策彦在序中赞誉曲直濑道三"早年发愤，游方不远千里""学习研精覃思而究其蕴奥""医疗有验，活频九之病""公素谙书外书，得意外意，授诸门生，弘诸洛西东及遐迩州县，则识者必日。不出卷则知天下医术，其《启迪集》哉"。

（2）其他专著

除了《启迪集》外，曲直濑道三在研究中医药学，总结自身学术的基础上编纂了二十几部医药学著作。主要有《云阵夜话》（1卷）、《切纸》（2卷）、《出证配剂》（1卷）、《老师杂话》（1卷）、《药性能毒》（1卷）、《遐龄小儿方》（1卷）、《类证辨异全九集》（7集）、《医疗众方规矩》、《治法指南篇》（15卷）、《合药直传集》（1卷）、《辨证配剂医灯》（3卷）、《医家要语集》（1卷）、《诊脉口传集》（1卷）、《捷径辨治集》（1卷）、《正心集》（1卷）、《辞俗功圣方》（2卷）、《盍静翁答话》（1卷）、《翠竹翁问答书》（1卷）、《授蒙圣功方》（2卷）、《广观摘英集》（2卷）、《宜禁本草》（2卷）、《苏参汤方》、《注能毒》、《针灸集要》（1卷）、《秘灸一卷》（1卷）、《指南针灸集》（1卷）、《可有录》（1卷）、《养生秘旨》（1卷）、《寿福七珍》（2卷）等。此外，据《乾乾斋架藏和书目录》和《京都帝国大学富士川本目录》所载，曲直濑道三还著有《修意撮要》《黄素妙论》《百腹图说》等著作。

2. 曲直濑玄朔

曲直濑玄朔（1549—1631年），本名正绍，号东井，出生于京都。本为曲直濑道三的外甥，后过继为道三养子，并成为道三的后继者。他一生致力于李朱医学"日本化"，继承和发扬曲直濑道三的学术思想，使后世派得到了较为迅速的发展。玄朔从小被道三养育，是在医学环境的熏陶下逐渐成长起来的。在"道三流金元医学"已经成为当时日本医学的主流医学背景下，曲直濑玄朔又将《医方考》《万病回春》《医学入门》《本草纲目》等最新文献中汲取的新的医学知识，纳入到养父开创的"察证辨治"体系当中，从而进一步完善和发展了"道三学派"，使之继续站在日本医界最前线。

其学术代表作为《医学天正记》（2卷）、《十五指南篇》（3卷）、《延寿配剂记》（4卷）、《医方明鉴》（4卷）、《常山方》（12卷）、《惠德方》（3卷）、《济民记》（3卷）、《山居四要拔萃》（1卷）、《延寿撮要》（1卷）、《药性能毒》（1卷）、《日用灸法》、《注能毒》（2卷）、《延寿养生论》（1卷）、《养生月览》《日用食性》、《道三翁养生物语》（1卷）、《延寿院切纸》（1卷）、《师语录》（2卷）、《日用诸疾宜禁集》（1卷）、《医方绳墨》、《新旧撰方》等书。

3. 后世学派其他代表医家

倡研修医学之次序小学七科和大学八科，同时深受龚廷贤所著《万病回春》影响的长泽道寿，其著有《医方口诀集》（1卷）、《治例问答》等书；有出身医学世家同时师承曲直濑正纯深受李梴所著《医学入门》影响的古林见宜，其著作有《日记中栋方》（2卷）、《正温方》（5卷）、《速效方》（1卷）、《正入回世》（5卷）、《纲目撮要方》（2卷）、《医学入门假名钞》、《医统粹》、《假名云林神毂》（2卷）等；有"道三流医学"中最正统的继承者和"启迪院"的主办人，深受影响最大的是龚廷贤所著《万病回春》影响的冈本玄冶，其著作有《医药方林》（3卷）、《家传预药集》（3卷）、《经验医按》（1卷）、《玄冶得效配剂》（1卷）、《玄冶配剂口解》《玄冶秘授口诀集》（1卷）、《玄冶百方》（1卷）、《玄冶方考》（3卷）、《玄冶法师家藏方》（1卷）、《玄冶目付之书》（2卷）、《玄冶药方口解》（1卷）、《修治异名药替名付》（1卷）、《伤寒众方规矩》（6卷）、《新增补家传预药集》（7

卷）、《增补济民记》（6卷）、《通俗医海腰舟》（1卷）、《灯下集》（2卷）、《日用功方》（4卷）、《八段坐功图》（1册）等；有善用温补之剂深受《和剂局方》《万病回春》及李东垣医书中的方剂影响的香月牛山，其著作有《妇人古土富贵草》《香月世谱》（1卷）、《妇人寿草》（3卷）、《牛山活套》（3卷）、《牛山方考》（3卷）、《小儿必用养育草》（6卷）、《小儿必用记痘疹》（2卷）、《医学钩玄》（3卷）、《格致余论备考》（2册）、《老人必用养草》（5卷）、《卷怀食镜》（1册）、《运气论奥算法俗解》（3卷）、《萤雪余话》（5卷）、《药笼本草》（3卷）、《万里神交》（1册）、《习医先入》（3册）、《游丰司命录》（3卷）、《活套机法》、《活法机法》等；有师承曲直瀬玄朔学习李朱学术，同时在学术上信奉刘河间、张子和之说，用药以运气学说为准绳，治疗以寒凉攻下之剂为得意的冈本一抱，其著作《味冈三伯切纸》、《味冈流药性修治》、《运气论谚解》（3卷）、《原病式首书》（1卷）、《医学讲谈发端辨》（3卷）、《众方规矩指南》（1卷）、《病因指南》（5卷）、《和话医疗指南》（4卷）、《本朝古今医统》、《薛氏医案和解》、《医方切要指南》（1卷）、《万病回春指南》（1卷）、《局方发挥谚解》（1卷）、《医学正传或问谚解》（1卷）、《医经溯洄集和语钞》（10卷）、《医方大成论谚解》（5卷），以及《针灸阿是要穴集》《经穴密语集》《脉法指南》《格致余论谚解》《养生法指南》《难经本义谚解》《三藏辨解》《针条拔萃大成》《脏腑经络详解》《年中运气指南》《医方大成论和语钞》等。

汉方医学"后世派"在编纂医书时参考了大量的中医学书籍，据潘桂娟教授和樊正伦教授所编著的《日本汉方医学》记载：《内经》《难经》《脉经》《诸病源候论》《外台秘要方》《千金方》《孙真人海上方》《龙木论》《本草衍义》《和剂局方》《伤寒百问》《三因方》《小儿药证直诀》《广利方》《妇人大全良方》《医说》《本事方》《济生方》《袖珍方》《素问玄机原病式》《脾胃论》《东垣十书》《丹溪秘传方》《格致余论》《丹溪纂要》《丹溪心法》《世医得效方》《卫生宝鉴》《此事难知》《汤液本草》《活人指掌》《兰室秘藏》《外科精义》《外科精要》《外科集验》《医方选要》《王叔和脉诀》《医经溯洄集》《玉机微义》《医经小学》《本草集要》《惠济方》《医学正传》《明医杂著》《医林集要》《医林正宗》《医学发明》《针灸聚英》《田氏保婴集》《王氏指迷方》《子母秘录》《小儿方》《小儿袖珍方》《察病指南》《青囊杂纂》《广嗣要语》《毛诗》《博物志》《事林广记》《琐碎录》《辨疑》《全九集》。以上共62种，加上与《内经》重出的

《灵枢》《针经》两个书名，总计64种。其中引用最多的有以下15种：《伤寒百问》（宋·朱肱）、《脾胃论》（金·李东垣）、《兰室秘藏》（金·李东垣）、《格致余论》（元·朱丹溪）、《丹溪心法》（元·朱丹溪）、《此事难知》（元·王好古）、《明医杂著》（明·王节斋）、《袖珍方》（明·周宪王）、《惠济方》（明·王永辅）、《医方选要》（明·周文采）、《全九集》（日僧月湖）、《医林集要》（明·王玺）、《丹溪纂要》（明·卢和）、《医学正传》（明·虞天民）、《玉机微义》（明·刘纯）。

（二）古方派兴起

1. 背景

日本医家田代三喜与坂净运曾先后来中国学医，其中坂净运在中国主要研修仲景学说，并于 1500 年将《伤寒论》等医籍携带归国，开始传播仲景学说。我国明清时期对《伤寒论》研究达到了一个高峰，在这一时期以方有执为代表的"错简重订派"为先导，1599年赵开美版《仲景全书》在中国流传，其后以喻嘉言、程应旄等人关于错简的唱和，他们主张符合自己流派观点的文字是张仲景的旧文，认为不合时宜的条文均属于王叔和自己加入的内容。随着这些思想和书籍不断出入日本，且受中国研究风气的影响，带动了日本汉医古方派的发展。同时，16世纪初在日本兴起的后世派，开日本汉方医学流派之先河，不仅促进了汉方医学的发展，同时也极大的推动了日本医学界的思想解放，在国际国内两种背景下，17世纪初古方派开始崛起。他们在学术上的主张，崇尚《伤寒论》，否定后世派。在临床诊疗中，注重实证亲试，倡导一元论的病因学说，力主方证相应，推崇腹诊的临床应用。

2. 古方派的代表人物

永田德本（1513—1603年）崇仲景医方，与道三之李（杲）、朱（震亨）医学相对立，主张运用汗、吐、下之法，善用峻剂，以攻邪为宗旨，是一位著名的民间医生。青年时期的他曾求学于僧医月湖的传人玉鼎学习过李、朱学术思想，但后来学习了仲景学说，深感张仲景重视辨证论治有很强的临床实用性，认为其学术更高一筹，便开始积极倡导《伤寒论》的学说。他主张"诸病皆因郁滞而引起，应采取顿服攻邪峻剂的方法来治疗""除汗、吐、下无秘术""药以有毒烈性者好""法宜求越人长沙"。其著有《医之辨》《梅花无尽藏》。这些书均已亡佚，仅在浅田宗伯所著《勿误药室方函口诀》中，尚保留有两首永田德本的处方。一首出自其早期学习李、朱学术时所著《梅花无尽藏》，方名为"治胀满主方"（香附子、陈皮、川芎、茯苓、苍术、厚朴、枳实、黄连、槟榔子）。另一首名"发陈汤"（桂枝、芍药、生姜、甘草、柴胡、半夏、黄芩、苍术、茯苓）。该方是《伤寒论》柴胡桂枝汤方去人参、大枣，加苍术、茯苓而成，主治发热、恶寒、气上冲而头汗出、下利之证。

名古屋玄医（1628—1696年），字富润，又称阅甫，号丹水子、（又号宜春庵）。生于京都，其早年曾从师福井虑庵学习曲直濑道三学派的医术。但是后来由于受临床实践性需要和当时传入日本的最新的中国医书的影响，40岁左右的名古屋玄医开始脱离了曲直濑道三学派，他力倡医方复古之论，谓"夫溯医之源流，轩岐以来，且流派多端也。汉张仲景创医方，其言至矣，非大贤则不易窥也。"推崇喻嘉言《伤寒尚论》，认为"百病皆风寒湿所生，细分之则风寒湿三气，总言之即只是一寒，故百病皆由寒所生。"并始创立新的学派——古方派，产生了新的医学思想。

他在参考并且汇总了《素问》《灵枢》《难经》《类经》《薛氏医书十六种》《古今医统大全》《医贯》《赤水玄珠》《医学六要》《仲景全书》一部分的《伤寒论》等书的精华，在1668年完成了他的第一部著作《纂言方考》。该书中他不但博采众家之长，同时也表达了自己学术风格。如他在《纂言方考》自序中论述了"抑阴助阳"才是医学的根本原理，并且将此作为他的核心思想坚持终生。晚年的名古屋玄医开始致力于张仲景学术思想的研究，尤其对《伤寒杂病论》表现出强烈的兴趣。名古屋玄医非常重视仲景的学术思想。因此，曾感叹"世之医家皆取刘、张、李、朱等后世医家之说，不知张仲景为本"，并且力倡医学复古论，认为"夫溯医之源流，轩岐以来，且流派多端也。汉张仲景创医方，其言至矣，非大贤则不易窥也。"此外，名古屋玄医还自喻为孟子，把金元四家刘、张、李、朱比作杨墨，他认为仲景之学之所以不昌盛，皆源于金元四大家群言淆听。

在1679年他写的《医方问余》中就介绍了很多的《伤寒论》处方；在他编纂的《医方规矩》中，以桂枝汤加味方为主，将各方按病门分别加以记载；《金匮要略注解》是他的最后一部著作，成书于1696年，伊藤素安在该书的序中说到："仲景为方之祖，备百病之法。"该序言所述充分表达了名古屋玄医的思想。

名古屋玄医对张仲景的学术是在继承中创新，他一方面参考喻昌和程应旄的著作，另一方面以扶阳抑阴为主题吸取《伤寒论》的精髓，如喻昌在《医门法律》中提出"倘拘泥于贵阴贱阳之说投以药石，必反其治也"的论述，指出了《伤寒论》中对"回阳法"的重视。程应旄在《伤寒论后条辨》中提出："诚哉，桂枝汤乃太阳之总司，营卫之统领，又不止于太阳之总司，营卫之统领也。仲景以此为一百一十三方之冠，岂苟合也。……桂枝汤主治虽有先后，究其义皆以扶阳为主。"名古屋玄医则一方面参考喻昌和程应旄的著作，另一方面在坚持扶阳抑阴为核心来吸取《伤寒论》的精髓，从而逐步形成了他自己的医学思想。在他所著的《丹水子》序中说到"依仲景之意，而不拘泥于仲景之方"。

名古屋玄医一生著述很多，除了上述的专著外，还包括《续方考》《脉学源委》《经脉药注》《食物本草》《难经注疏》《医方问余》《医学愚得》《经验方》《丹水子》《丹水家训》《怪疴得》《医方摘要》《医学随笔》《病名俗解》《名古屋丹水翁痢疾辨》等书籍。

后藤艮山（1659—1733年）原名达，字有成，俗称左一郎，号养庵，艮山是其别号。他提出万病源于"一气留滞"的疾病观和对中国医学的反思，对日本汉方医学产生了极大的影响，被称为汉方医学日本化的代表—古方派的真正创始人。据传他曾欲拜名古屋玄医为师，但是被拒绝，于是激发了他的斗志，开始发奋自学。

艮山对当时汉方医学之主流——后世派持否定态度，他在中医理论上推崇《黄帝内经》《难经》等经典，在临证中以《伤寒论》《金匮要略》《诸病源候论》《肘后方》《千金要方》等作为遣方用药的指南，他在《病因考》一书中说："凡欲学医者，宜先察庖牺始于羲皇，菜谷出于神农，知养精在谷肉，攻疾乃籍药石。然后取法于《素》《灵》《八十一难》之正语，舍其空论杂说及文义难通者，涉猎张机、葛洪、巢元方、孙思邈、王焘等诸书，不惑于宋后诸家阴阳旺相、脏腑分区之辨，而能识百病生于一气之留滞，则思过半矣。"艮山舍弃传统病因论，认为一气滞留是引起所有疾病的原因。所谓"一气"即是元气，他说："一身之中，四肢百骸，莫不凭乎其气之运矣。分而言之，阴阳水火气血荣卫，合而言之则一元气耳。"因此，艮山治病以顺气为根本，并且创立名方——顺气剂（茯苓、半夏、枳实、厚朴、生姜、甘草），在临床上可根据病情进行加减。例如："某人。风邪感冒，热甚头痛。用顺气剂加芍药、桂枝。晡热，不食，脉微细数，加栝蒌根、茯苓、柴胡、甘草，而后盗汗，前方又加术。"由此可以看出，他对《伤寒论》方药研究之精深。他说："大凡人之为病，虽千品万类，本唯一元气之留滞，而其所患者或出于内，或入于外，斯成各各之病，顺一气则留滞自去，去留滞则一气自顺……"其实，后藤艮山的这种"气滞"论与喻昌的"大气论"的认识是一致的。由于喻昌的著作《医门法律》很早便传入日本，艮山非常推崇其学术观点，在其著作中曾多次提及喻昌。

这一时期的儒学成为日本的官学，并且作为一切学问的基础，而中国医学是在《黄帝内经》等经典的基础上发展起来的，它本身就同儒学一样属于中国传统文化的范畴，因此，要研究中国医学，就应该具备儒学的知识。作为江户前期儒家、古义学的创始人伊藤仁斋的学术思想对医学的革新提供了坚实的理论基础。他反对当时的主流思想朱子学派，主张儒学上的复古，强调溯本求源直归孔子，直接从古典著作中了解儒学的真意，并通过身体力行去进行"仁义"的实践。他在京都开设了"古义堂"，培养了三千余弟子，对当时的学术界和思想界产生了巨大的影响。由于后藤艮山大胆地否定了中国医学的基本理论，将日本医学从中国医学基础理论框架的束缚中摆脱了，并开始走向独立发展的道路，形成了以古方派为代表的汉方医学的特色。

艮山宣扬复古医方，但不拘泥古人之言。由于他重在临床实践，因此把大量的精力投身于实践，导致他的著述甚少，相传只有《病因考》《医蔽》。事实上，由于艮山不好著述，经他本人之手而成的著作较少，据艮山的儿子后藤省（1695—1738年）和富士川游的记载，主要有"风寒暑湿"及"熊胆蕃椒灸说"。流传于世的艮山著作，大部分是由他的高徒香川修庵、山胁东洋，及其子椿庵、其孙慕魔整理的艮山口述或受业笔记。因此，在梁嵘先生所写的《论日本汉医古方派创始人后藤艮山的学术思想》一文中，将有关艮山的著作大体可分为3类：（1）由艮山自笔的著作。一般认为有《艮山后藤先生往复书简》（收集了艮山的书信，包括与友人的学术讨论）、《遗教》（艮山对自己学术观点的总结）、《五极灸法》（阐述了艮山所创的灸法）；（2）由艮山后代编集的著作。如《帐中遗稿》（以专题讨论的形式记述了艮山的学术思想）、《艮山先生医话》、《养浩堂方矩》；（3）由门人编集的著作。如《师说笔记》（艮山授课时的学生笔记）、《病因考》（记述了艮山对于各科疾病的诊疗方法）。这两部书也是流传最广的反映艮山学术思想的著作。艮山的部分学术观点还保存于其门人香川修庵的《一本堂行余医言》及《一本堂药选》中。

吉益东洞（1702—1773年），名为则，通称周助，字公言，东洞是其号，出生于广岛县。东洞初从其祖父之门人津佑顺习金疮外科术，19岁时，发奋立志成为良医，当时他既尊张仲景为师表，刻苦钻研《伤寒论》，又同时研读《内经》《难经》等各家著作。因而，在医学思想上，吉益东洞形成了"实证亲试"，注重实效，竭力反对理论上的穿凿附会，后来发展到把一切中医理论，不问是非，俱斥为"空谈虚论"。

他认为："虽《伤寒杂病论》独出于仲景，然叔和撰次之，加以己说，方剂亦杂出，失本色也者，往往有之，且世遐时移，谬误错乱，非复叔和之旧，不可不择也……"，他甚至认为阴阳五行为"天事"，不可测度，不能实见，乃是与"人事"无关的空洞理论。他还怀疑中医的脏象、经络、药性、诊脉等理论和学说，认为或无眼见之实，或故弄玄虚，多属想象，即使是《伤寒论》，不经亲试，亦不可轻信。因此，他在诸多医家中，推崇扁鹊为医之大宗，认为除张仲景之外，自淳于意以下诸医都是阴阳之医，不足取，故在医籍之中也唯独推重《伤寒论》。因此，对《伤寒论》也有独到的见解，他认为辨证中重点在于把握方的适应证。他选《伤寒论》《金匮要略》中的220方，入《类聚方》中，并加以归纳，方后附列适应病证。东洞对《伤寒论》的研究和"方证相对"的观点，还见于《方极》《药征》《辑光伤寒论》等著作中。

东洞之"万病一毒论"，即言所有疾病皆由一毒所致，亦堪称汉方医学之一大发明。他认为病之大本为一毒，饮食过度、水谷浊气留滞皆可造成"郁毒"，情欲妄动、感受外邪，与腹中原有的内毒相结合，皆能致病。万病既都本于一毒，故治病即在于去毒。药物也是毒，以毒攻毒，毒去则体安。他否定后世派之元气虚损及朱丹溪之阳有余阴不足论。他说："医术唯攻而已，无有补也。药者一攻者也，攻击疾病已。精气者，人之所以生也，可以养持焉。养持之者，谷肉果菜耳，不曰补而曰养。"也还是贯彻他"万病一毒"的观点。东洞诊断疾病，轻视脉诊，注重腹诊，云："腹者，有生之本，故病根于此焉。是以诊病必候其腹，外证次之。"按腹以诊病，经东洞之宣扬，得以在日本推广应用。东洞之"方证相对""万病一毒"、推行腹诊等，建树颇多，在日本引起很大反响，因而门下受业者甚多。他们坚持师说，东西呼应，竞相传播，使东洞之说益彰。

吉益东洞的著作，除以上所述外，还有《医事或问》《古书医言》《医方分量考》《方选》《丸散方》等。经门人整理的著作有《医断》《建殊录》，其中《药徵》影响较大，而《类聚方》和《方极》稍次之。

3. 古方派的其他著名医家

除了上述的古方派医家外，还有山胁东洋、中西深斋、村井琴山、吉益南涯、中川修亭等医家。

山胁东洋十分推崇后藤艮山，山胁东洋认为后藤艮山用艾灸、温泉疗法，以及用悬水喷淋法来治疗狂痫、头痛、目赤、肩背疼重等症，"发千古未发之卓识"，对于经典的认识方面，山胁东洋和后藤艮山一样把《伤寒杂病论》奉为独一无二的圣典。据山胁家常用处方集《养寿院方函》（一名《山胁方函》）记载，其疗效较好的代表方有赤小豆汤、化毒丸、浮石丸、香龙散等。

中西深斋38岁时在京都随吉益东洞学习医学，期间他专心研究《伤寒论》近三十年，并完成了被日本汉医界称之为经纬之作的《伤寒论辨正》《伤寒名数解》。其中《伤寒论辨正》一书从"辨太阳病脉证并治法上"到"辨阴阳易差后劳复病脉证并治法"，从辨证分析判明真伪、考证文义、推求大旨等多方面对原文逐一解释。当时人们对此感叹说："寂寂寥寥中西居，年年岁岁伤寒书。"他脱离了《素问·热论》对三阴三阳的认识，认为三阴三阳并非指六经而言，而是区别疾病之表里、内外的名词术语；如其在对《伤寒论》"太阳中风"的理解就提出：一是指桂枝汤条的太阳中风证，二是指与"伤寒"相对而言的大青龙汤条的太阳中风证，前者是"阳浮"之轻证，后者是"阳浮"之重证。这一认识对日本的《伤寒论》研究产生了极为深远的影响。

村井琴山先后师从于山胁东洋、吉益东洞等名家，其代表作有《医道二千年眼目编》《和方一万方》《诊余漫录外篇》《东洞先师三书删定》《方极删定》《方极删定考征》《类聚方删定》《读类聚方》《类聚方存疑方补纬》《药徵考订》《药量考》《诊余随笔》《聚毒编》《塾中杂记》《痘疮问答》《白酒》《诊余漫录》《古方》《痘诀》《方法法略》《原诊馆七则解》《谕儒医言》《药性歌附余》等，村井琴山的这些著述主要是删定和弘扬吉益东洞的著作和学说的。

吉益南涯为吉益东洞的长子，自幼深受古方派医学的薰陶，日夜钻研，终成一代名家，其著述有《方机》《医范》《气血水药徵》《伤寒论精义》《方庸》《方议辨》《观症辨疑》。经其门人整理而成的还有《成绩录》（中州修亭）、《险症百问》（中川修亭）、《续医断》（贺屋恭庵）、《伤寒论章句》（贺屋恭庵）、《金匮要略精义》（吉益北洲）、《续建殊录》（武贞大）等。

中川修亭师从吉益南涯，虽然主要以吉益南涯所倡导的古方派医学为主，但其在实际临床中也尊重和运用后世方，其中他通过整理吉益南涯的学说，编纂了《成绩录》和《险症百问》两部书，除此之外还有《伤寒发微》《女科筌蹄》《伤寒全论》《医道》《本邦医家古籍考》《处方筌蹄》《哑科筌蹄》《疡科筌蹄》《长沙微旨》《问答五十条》《松浦答问》《医方新古辨》《真庵漫笔》等。

（三）折衷派

1. 背景

16世纪中、后期后世派兴起，于17世纪初、中期古方派兴起，进而在日本医学界形成两派争鸣对峙之势，互论对方之非，力主自身之是，看似是学术斗争，其实这也为日本医学发展注入了新的活力。自此以后日本医学的发展，开始由全盘吸收中国医学，转换为在结合本国特点基础上吸收消化中国医学。但是不管怎么说，医学领域长时间处于两派间对峙的局面，必然导致一些不良影响，所以医学界也迫切需要补偏救弊，引领学术发展，由此在后世派与古方派之后，折衷派应运而生。折衷派既没有一味崇尚张仲景原方、否定后世发展，也没有只承认金元李朱医学，而无视古方，他们主张博采众家之长，注重临床疗效，广泛吸收中国历代医籍之精华，不拘泥于一家之言，坚持客观严谨的治学态度。主要以《伤寒论》学术为核心，同时辅助以《内经》理论和后世新方。

2. 代表医家

望月鹿门（1680—1769年），字君彦，通称三英，出生于江户的一个医学世家，在医学上他自幼受其父亲熏陶。他在学术上主张融会古今，吸收百家之长，不可拘泥于后世派与古方派的观点。他的代表作为《医官玄稿》，是一部介绍中国医学代表文献和古代著名医家生平事迹的专书。卷一，包括原始类、独立类、诊视类；卷二，包括声誉类、古方羽翼类、拟古类；卷三，包括针刺类、说类、传灯类。《医官玄稿》在"原始类"中，将中国历代的医学代表作作为一个体系加以介绍。此外，他还著有《又玄余草》附：拾遗、《劝医抄》《明医小史》《救民选方》等。

和田东郭（1743—1803年），名璞，字泰纯，号东郭，别号含章斋，出生于京都。他自少时起习医，先后师从于户田旭山、吉益东洞等医学大家。户田旭山虽为后世派医家，但对《伤寒论》极为推崇，他认为："医学应宗古经方，而此古经方则应以《伤寒论》为中心"极具折衷思想，而这一思想对和田东郭产生了极大的影响。后来，26岁的和田东郭又到独尊张仲景学术的古方派代表人物吉益东洞门下学习古方派医学，但他对古方派的学问并不十分满意，故在东洞辞世后即退出古方之门。他在治疗上，主张"既不拘于古，也不泥于今，取中道为是"。在治病时，强调既运用古方派医家所热衷的腹诊，也运用脉诊，并将此两诊与察皮肤、舌象、眼中虚实、肾间搏动，合称为"六诊"。可以说和田东郭是生于后世派渐衰、古方派兴盛，折衷性批判已见萌芽的时代，他在吸收两位业师的基础上，依自身见解发展，最终成为在后世派和古方派之间取长补短的折衷派大师。著述有《蕉窗方意解》《导水琐言》《蕉窗杂话》《腹诊后录》《校订腹诊录》《伤寒论正文解》等28部。后世医家浅田宗伯对和田东郭的评价为："东洞医如韩信行军，背水绝粮，置之死地而后生；东郭医如李靖之用兵，度越纵舍，卒与法会。各有其长，不易优劣。"

福井枫亭（1725—1792年），名貌、立启、启发，字大车，通称柳介，号枫亭，出生于京都。他自幼潜心读书，励志复兴先祖之医业，因此，广泛涉猎晋、唐、宋各家著述，博采众家之说，注重临床实践。其著述有《病因考》《方读辨解》《濒湖脉解》《集验良方》《证治辨义》等。

（四）考证学派

1. 背景

考证学派发展形成与江户中期，至明治初期为止，长达百余年，历经三代人的协同努力而形成，而这个时期在我国正处于康乾盛世，考据之学在中国得到了良好的发展并逐渐走向成熟，并形成了乾嘉学派。考证学的研究内容为整理古籍、校勘、辑佚，奉行"实事求是"与"无证不信"的治学精神，作为一种治学方法，其研究范围主要涉及经学、文学、音韵、校勘、典章制度、地理、金石、天算、目录等内容。代表学者有明末清初的顾炎武、黄宗羲，清代的戴震、王念孙、段玉裁、王引之等，他们的著作都影响到日本学术界。从而使得中国的考据之风也随之传播到日本，对日本的学术产生了极大的影响。

中国作为考证学的发源地，清代儒家学者运用文字、音韵、训诂学等工具，在文史考证方面成绩斐然，以致"朴学"成为清代学术的最大代表。虽然清朝考证学派学者对文献学、史学、金石学等方面的研究成果突出，但对医学文献方面的考证研究尚显不足。这主要是因为在我国研究考证的人群主要为掌握政治与学问的是考中科举的人，很少有临床医师的参与。清末医学文献上贡献大的清儒为黄圣烈、钱熙柞、汪间源、陆心源、杨守敬、廖平等，但他们均不是临床医师。而当时日本医学界重视临床轻视理论的医生颇多，日本考证学派反对以古方派为代表的学术态度，其应用基于古医书校勘、辑佚、考注及目录学等清儒考证学的方法。因而日本在医学方面的考证学派应运而生，这一派学者，多为幕府或诸藩的医官，其代表人物有多纪元孝一族、涩江抽斋及其门人和森立之等人。他们在考证时除引用医学、本草书籍以外，还大量参考经史子集和所见字书，将医学考证学推上了顶峰。

2. 代表医家

井上金峨，名立元，字顺卿，通称文平，号金峨，又号考梁翁、柳塘阴人。祖父喜庵、父竟裔均曾任常睦国笠周藩藩医奉候井上正之。先师从伊藤仁斋之弟子川口熊肇，后随井上兰台学儒。最终成为江户中期对儒学有较高造诣的学者之一，同时他对当时学术影响极大，因此也可以说他是日本考证学的创始人。

狩谷掖斋，其名望之，字卿云，通称三右卫门，生于安永四年，为高桥高敏之子，二十五岁的时候成为狩谷保古之养嗣。可以说他是真正确立了日本考证学的医家。作为笔墩的学生，他终身崇奉汉学，自号六汉道人。后世对日本产生深远影响的几位医家如：市野迷庵、涩江抽斋、海保渔村、森立之等人均师从掖斋。作为掖斋的代表作《和名类聚抄笺注》将校勘、版本、目录等知识综合运用。

作为丹波康赖的后裔多纪家族，代代为高级医官，侍奉于幕府。多纪元孝一是日本考证学派学者中最重要人物之一，他于1765年（明和二年）开设专教医官的子弟私立医学校，名为跻寿馆，后赐永寿院。他们在教学过程中，直接或间接地吸收着中国和日本考证学的营养，广泛参考历代注释，深入研究医学、本草学的古籍，并进一步详细考证，加入自己的新见解。这一时期考证派的最大业绩主要是收集写本、刊本，进行考证校勘，并将久隐不显、残佚欠缺的古籍复原，公之于世。

多纪元孝的第五子多纪元德，字仲明，号蓝溪，通称安长，后称安元。元德少负气，以先世名家，欲振兴其业，穷门漏屋无求弗应。好张介宾之方，后溯长沙，其术益精。宽政三年十月跻寿馆改名医学馆，成为官立医学校。元孝之子多纪元德亦被任命为跻寿馆指导监督。跻寿馆的成立不仅极大地推动了江户时期医学教育的发展，还成为汉方医学考据学派生产生和发展的发祥地。大儒井上金峨在评价多纪元德时说："近世言医者，动辄云古方，而其所称古者，不必古；见以为今者，亦不必今。况不能取古今而通施之，其不为误人者殆稀矣。我亦见其为疾者所逐也。法眼刘公，著此篇，其意盖谓古乎吾能为之，今乎吾亦能为之，惟顾其处之何如而。"多纪元德和井上金峨来往甚密，其子多纪元简自幼即随井上学习儒业。

多纪元撤所著《医籍考》搜集了中国历代医书、本草书，并加以精辟的考证，与冈西为人的《宋以前医籍考》珠联璧合，是研究中国医学医史学者的必读之书。其著作有：《难经疏证》《体雅》《疾雅》《药雅》《名医公案》《杂病广要》等。《药雅》主要是对《伤寒杂病论》中所载三十六种药物，作了简明的解释，《难经疏证》堪称日本《难经》研究的代表著作，后被《皇汉医学丛书》所收录。而多纪元撒和多纪元坚两位医家的学术特点是在继承多纪元简之遗志，亦是对元简之学的发挥和深入，如《素问绍识》即是绍先君子（即多纪元简一笔者注）《素问》之识而作也。

多纪元坚，字亦柔，通称安叔。著有《伤寒论述义》《金匮玉涵要略述义》《素问绍识》《素问参杨》《药治通义》《杂病广要》《伤寒广要》《女科广要》《金匮要略广要》《时还读我书》《扁鹊仓公列传》《名医汇论》《诊脉总论》《诊腹要诀》等。现存著述共三十五种。

目黑道琢，名尚忠，字恕公，号饭溪，出生于会津野老泽。目黑道琢是曲直濑道三第七代传人今大路玄佐的入门弟子，精于医学，颇通小学，对考据之学有很深的造诣。初期医学馆的核心人物为目黑道琢。跻寿馆成立之时，受邀为讲师，直到其去世的34年间一直未曾离职。他在江户医名极大，世人称之为"扁鹊再生"。《皇国名医传》云"目黑尚忠，字恕公，会津人。医学精密，尤长于校订。多纪元孝之创学馆，延训督诸生。馆跻为国学，幕府仍命为助教。凡居教职者皆医官，而尚忠以布衣与焉，盖特典也。尚忠初仕大番头青木氏，后仕白河侯，皆辞去。宽政十年，恭庙召见，是年卒。饭溪著有《灵枢笺》《非非十四经辨》、随笔等。"他所涉及的领域甚广，对《素问》《灵枢》《伤寒论》《金匮要略》《难经》《神农本草经》等诸多经典均有高沦。其著作有《难经笔记分》《神农草本经释》《伤寒论汇纂》《伤寒论集解》《灵枢义》《餐英馆杂话》《餐英馆疗治杂话》等，惜大部分已轶失。道琢现存著作颇少，但其影响力极大，其观点在后世医家的著作中多被引用，喜多村直宽在《素问札记》中曾多次引用到目黑道琢之论，如在《素问札记·平人气象论第十八》"和柔相离"条：骊怒公（即目黑道琢一笔者注）曰：按"离"非别离之"离"。可是他培养了伊泽兰轩、蓝川玄慎等后学，奠定考证医学的贡献极大。

伊泽兰轩，福山藩医伊泽长安信阶之子，出生于江户本乡。名信恬，字瞻，通称辞安。伊泽兰轩先后随目黑道琢、武田叔安学习医学，随太田澄元、赤获由仪学习本草，且通儒学，是福山藩医官，精通医学和考据之学。他一生大部分时间在江户医学馆执教，疏于著述，传世的仅有《兰轩遗稿》，是书对《素问》一书中存在的问题进行了考据。他的贡献在于教育方面，他的门人涩江抽斋、森立之、冈西玄亭、清川玄道、山田业广等被后人称为"兰门五哲"的便是活跃在江户后期汉方医学考据学派的代表人物。兰轩生有二子，长子榛轩信厚、次子柏轩信重、信道。兰轩多与跟赖山阳、菅茶山、龟田鹏斋、太田南亩、狩谷掖斋等当时著名学者密切交流。兰轩代表弟子有清川玄道、森立之、冈西玄亭、山田椿庭、涩江抽斋，称为"兰门五哲"。除了冈西玄亭以外，这四位弟子曾任幕府医官。兰轩医学著作有《兰轩千金方标记附翼方》《兰轩外台方标记》《兰轩医话》《青囊括余》《青囊括余拾遗》等，还有《长崎纪行》《崎阳行稿》《客崎随笔》《居家远志》《觉书》《诸书钞录》《市隐诗集》等随笔、诗集作品。兰轩培养出的"兰门五哲"，活跃于江户后期的日本是考证医学中不可或缺的人物。

森立之，字立夫，号积园，又号伊织、养真、养竹等。他师从著名学者伊泽兰轩。森立之是考证学派的最后一位代表人物。他长于目录、版本、校勘之学，谙熟文字、训话、音韵等。他作为江户末期的最后一位考证学家，其著作包括《本草经考注》《素问考注》《伤寒论考注》《难经考注》《金匮要略考注》《四时经考注》《瘟疫论割记》《本草经药和名考》《脏腑部位》《积园丛考》《积园杂钞》《古方类聚钞》等，其中在《素问考注》一书中就指出许多押韵之文，且所指押韵之字多与段玉裁所分十七部相符，如在《素问考注·四气调神大论》"水冰地诉，无扰乎阳，早卧晚起，必待日光"一段中森立之认为"藏、阳、光"韵语；而在《伤寒论考注》《金匮要略考注》书中大量引用、参考了当时发现的《太素明堂》《新修本草》《医心方》《本草和名》等古典医学资料，又采纳蓝轩、掖斋、阮元、钱大昕、段玉裁、王引之、孙星衍等中日学者的研究方法，使医学古籍研究达到了几乎登峰造极的境地，在其诸多著作中他对《内经》《本草经》，以及仲景之学的考注之作贡献尤为突出。

森立之、涩江抽斋等撰写了《经籍访古志》共八卷，该书是关于江户末期现存的元代之前的著作目录，内容分为儒部与医部。首为光绪十一年徐承租序，次为安政三年长夏月海保元备序，然后有涩江抽斋与森立之的附言。卷末有安政三年丹波元坚跋，明治十八年森立之跋。徐承租序云："大抵论缮写刊刻之工拙，于考证不甚留意。"近代日本学者冈西为人云："《医籍考》与《访古志》，此两部著作为一。"可以说，森立之、涩江抽斋等学者继承了元撤的研究成果，发展了考证医学。日本考证学派学者在汉方界、中医界最大的贡献是中医古籍的校刊及复原工作。

小岛宝素一，名尚质，字学古，通称春庵，号为宝素、考古斋、弃疏闲人等。据台湾故宫所藏宝素之著《座右笔记》。宝素著作有《经方权量考》《医经积义》《经脉古义》《疮疹类要》《胎产学要》《伤寒杂病论卷次考》《诊视要诀》《修制法则》《太素补遗》《太素考证》《宋朝医事年表》《皇朝医略》《体疗抄》《医籍目录》《医师令条》《医师心得》《日用良方》《医籍年表》《感旧录》《本草经集注》《经劫产宝补证》等。

蓝力玄慎一，名慎，通称新吾，号茅山。出云松江藩医与藩儒。曾随目黑道琢学医，精于针灸与本草。他的著作有《读甲乙经丙卷要略》《读肘后方》《针灸甲乙经孔穴主治》《穴名搜捷》《茅山本草医传》《博桑果图考》《外台秘要方读》等。《参考挨穴编》是其师目黑道琢的遗稿，玄慎校。该著作据玄慎之序可知成书于"天保己亥年"，即天保十年。还有，玄慎所著《读骨度篇》中频繁地出现"恕公云"，就是目黑道琢之言。道琢现存著作颇少，玄慎继承了道琢之学，并通过此二书告诉我们日本考证学派奠基者的学术具体内容，颇有学术价值。

五、海上丝绸之路对日本的中药、针灸、教育的输出

（一）中医药简述

1. 平安时代

日本的平安时代（794—1192年），此时正值我国的隋唐时期，日本政府继续推行日中经济文化交流政策，仍有留学生、学问僧随船赴唐，他们回国后积极传播中国文化，从而使得医学及医药著作大量源源不断地传入日本，取得了举世瞩目的成就。

日本早期的药物学研究，最初是在平安时代以《新修本草》为中心而展开的。如：10世纪初，深根辅仁集录《新修本草》等三十余部本草、食疗、方书类著作中所载药品的异名、和名、产地，编成《本草和名》一书。该书的体例是在参照《新修本草》的基础上，将所收药物分为玉石（81种）、草（257种）、木（110种）、兽禽（69种）、虫鱼（113种）、果（45种）、菜（62种）、米谷（35种）、有名未用（193种）等类。共收药物1025种，包括《新修本草》所载药物850种，诸家食经所载药物105种，其他药物70种。

宇多天皇宽平三年（891年），藤原佐世奉救登记日本图书，撰成《日本国见在书目》，此书反映了当时中国典籍传入日本的基本情况。《日本国见在书目》共收录医书共160余部，1309卷，其中除了《鉴上人秘方》和《摄养要诀》两书为日本人所著，其余全为中国医书。在"医方家"及

"神仙类"中，载有《桐君药录》《神农本草》《新修本草》《注本草表序》《食疗本草》《本草音义》，以及各家药物学著作。该书主要参考了《新修本草》《本草拾遗》《药性论》《朱思简食经》《晤玄子张食经》《卢宗食经》等书的内容。

984年编纂的《医心方》为日本现存最早的医学大型方书，是日本著名医学家丹波康赖模仿中国医书撰写而成，代表了当时日本的医学发展水平。丹波康赖是早先归化日本的阿智王的8世孙，因任针博士、医博士而获有"丹波宿称"这一赐姓。《医心方》在编纂时虽然参照了大量的中医专著，但是它并不是单纯的引用抄录《千金要方》《外台秘要》等中国医书的内容，而是丹波康赖对相关书籍进行选择、取舍、加工、删除、重新组合、排列、立项、分类、整理编成新的框架。这充分反映了这一时期的日本医家开始在选择、吸收中国医著的基础上，融入了自己的心得体会，这也是医药文化交流深入发展的必然阶段。

2. 镰仓时代

日本的镰仓时代（1192—1333年）约相当于中国宋末、金、元初期。这一时期，中国南宋版医书大规模传入日本，原有的唐医书和新渡来的宋版医书共存，导致日本镰仓时代唐代医学和宋元医学并行，成为当时日本医学的特点。

这一时期的中医药书集如：《本草色叶抄》《医谈抄》《医家于字文》《顿医抄》《万安方》等都有专门章节论述药物学的内容。其中，《医谈抄》，就古来之"和药同定"，提出了诸多疑义，引起后世学者的注意；《医家千字文》，将有关药学的内容，按鱼、虞、灰、真、歌、麻六韵，分为36首加以记述；《顿医抄》"以《和剂局方》《圣惠方》《三因方》等宋代医学书籍为宗，按《诸病源候论》分列病门，折衷《千金方》《千金翼方》《百一方》《事证方》《济生方》《选奇方》《易简方》等多种唐宋医书，摘取其医方，加上自己临床经验而成"，该书不仅专篇列出人体五脏六腑及十二经脉图，并对脏腑的人体解剖位置和功能，而且还从医理到伦理道德，从疾病到养生作了较为系统的阐述，内容十分丰富。该书卷48收载果菜米谷112种，卷49收载玉石草64种，节录中国本草书的内容分述其气味、药效及单方。可以说该书是日本医家在充分吸收我国医著精华基础上的最新医学文献的划时代著作。《万安方》62卷，是木尾原性全在编撰《顿医抄》的基础上所成的又一巨著。在该书（卷59—60）中记载了所收载药物的气味、能毒、采摘时间、修治等。

3. 室町时代

室町时代（1336—1573年），这一时期的日本药物学研究书籍如：《福田方》卷1、卷11中，论述了玉石、诸香、虫兽、草、木、诸脂等各类药物的修治，以及诸药加减、十八反、六陈、十性、七情、诸药合食禁、服药通禁、禁忌、抄药分量、药升两、斤两说、本朝药升定法、诸药辨决异名、诸药戒禁、和药真伪等。该书的药学内容中，不仅包括对中国本草学内容的吸收与整理，而且展示了作者自身的观点和论述，是消化中国本草学说，开展具有日本特色的药物学研究的萌芽。1456年，竹田昭庆编纂的养生书《延寿类要》，在"服食用舍篇"就米谷、菜果、兽禽、虫鱼五部，167种食品的气味和药效节录了从《神农本草经》到《本草衍义》诸家本草的论述。这一时期由中国进口的药物，据《尺素往来》记载，有人参、龙脑、麒麟竭、南木香、缩砂、良姜、桂心、甘草、川芎、当归、巴豆、大黄、虎胆、辰砂、雄黄、炼蜜等药材，以及龙脑丸、沉麝丸、麝香丸、兔丝子丸、阿伽陀药、蜡茶等成药。此外，还有田代三喜编纂的《诸药势摘》《药种隐名》，僧立编纂的《典药拔书》，竹田定桂编纂的《药雅》等药书均是以《证类本草》为基础。

4. 安土桃山至江户时代

从安土桃山时代起，到江户时代末年为止，是药物学发展的兴盛时期。在这近三百年的时间里，不仅有大量的医学著作问世，同时还形成了京都本草学派和江户本草学派两个非常有影响力的学术流派。

（1）在中朝医学交流的漫长历史中，医学著作涌现，包括：

①安土桃山时代

安土桃山时代刊刻有《证类本草》序例部分、（金）张元素《珍珠囊》（2卷）、王好古《汤液本草》（3卷）。

②江户时代

江户时代初期刊刻有［明］李时珍《本草纲目》（52卷）、［明］龚廷贤《药性歌括》、无名氏《食物本草》（10卷）、［元］吴瑞《日用本草》（1卷）、无名氏《本草原始合雷公炮制》（又名《图像本草原始》，12卷）、［明］薛己《本草约言》（4卷）、［明］缪希雍《神农本草经疏》（30卷）、［明］卢复辑《神农本经》（1卷）、［清］郭佩兰《本草汇》（19卷）、［明］李中梓《本草通元》（2卷）、无名氏《本草摘要》等。

江户时代中期刊刻有［宋］许洪《和剂局方指南总论》（3卷）、无名氏《图经本草药性总论》（2卷）、著者不明的《诸品药石炮制总论》《大观证类本草》等；江户时代后期刊刻有前述的《和剂局方指南总论》《图经本草药性总论》《诸品药石炮制总论》，〔清〕陈士铎《本草新编》、〔明〕朱橚《救荒本草》、〔清〕张璐《本经逢原》、〔宋〕寇宗奭《本草衍义》、〔明〕龚廷贤《药性歌括》、〔清〕徐大椿《神农本草经百种录》（3卷）、〔清〕唐秉钧《人参考》（1卷）。

在江户时代时期由中国传入的药物学著作有：〔清〕王逊《药性纂要》（1部1本）、〔清〕沈李龙《食物本草会纂》（2部8本）、〔清〕王翃《握灵本草》（1部6本）、〔明〕张三锡《本草发明切要》（1部6本）、〔清〕汪昂《本草备要》（1部2套）、〔明〕倪朱谟《本草汇言》（1部2套）、〔清〕刘若金《本草述》（1部2套）、〔清〕陈士铎《本草新编》（一部6本）、〔清〕蒲土贞《读本草快编》（1部4本）、〔清〕沈穆《本草洞诠》（20卷）、〔明〕滕弘《神农本经会通》（10卷）、〔清〕何镇《本草纲目类纂必读》（20卷）、《桐君药录》、〔元〕朱震亨《本草衍义补遗》（1卷）、〔明〕郑二阳《仁寿堂药镜》（10卷）、〔明〕吴维贞《药性赋大全》（12卷）、〔明〕朱橚《救荒本草》、〔清〕蔡烈先《本草纲目总目》（1部1本）、〔清〕蔡烈先《本草万方针线》（1部1本）、〔明〕陈嘉谟《本草蒙筌》（1部1本）、〔明〕王纶《本草集要》（1部6本）、〔明〕徐彦纯《本草发挥》（1部4本）、〔明〕宁源《食鉴本草》（1部2本）、〔清〕张璐《本经逢原》（1部）、〔清〕年希尧《本草类方》（1部2套）、〔明〕龚信《本草定衡》（12卷）、〔明〕施永图《山公定旨》（5卷）、〔明〕梅得春《药性会元》（3卷）、〔清〕吴仪洛《本草从新》（1部1套）、〔元〕忽思慧《饮膳正要》（3卷）、〔元〕何士信《图注节要补注本草歌括》（6卷）、〔明〕熊宗立《增补本草歌括》（8卷）、〔明〕刘全备《注解药性赋》（1卷）、〔明〕蒋仪《药镜》（4卷）、〔明〕郑二阳《药镜》（10卷）、〔明〕许希周《药性单方》（4卷）、〔明〕黄济之《本草权度》（3卷）、〔明〕张梓《药性类明》（6卷）、〔明〕龚信《新镌三集本草炮制药性赋》（13卷）、〔明〕皇甫嵩《本草发明》（6卷）、〔明〕周绐濂《补注药性赋大全》（12卷）、〔明〕叶文龄《东垣药性大全》（2卷）、〔明〕贾所学《药品化义》（13卷）、〔明〕杜文燮《药鉴》（2卷）、〔明〕许兆祯《药准》（2卷）、〔明〕杨崇魁《本草真诠》（2卷）、〔明〕徐凤石《本草大成药性赋》（5卷）、〔明〕缪希雍《本草单方》（19卷）及《炮炙大法》（1卷）、〔明〕吴武《雷公炮制便览》（5卷）、〔明〕张光斗《增补药性雷公炮制》（8卷）、〔明〕卢之颐《本草乘雅半偈》（10卷）、〔明〕顾逢伯

《神农本草经》（1卷）及《分部本草妙用》（10卷）、［明］罗心炜《青囊药性赋》、［明］张文介《制药秘传》、［清］陈元功《本草纂要》（1卷）、［清］张志聪《本草崇源》（3卷）、［清］黄元御《长沙药解》（4卷）、［清］陈治《药理近编》（1卷）、［清］王子接《绛雪园得宜本草》（1卷）、［清］黄官绣《本草求真》（11卷）、［清］沈金鳌《要药分剂》（10卷）、［清］孙星衍《神农本草经》（3卷）、［清］陈念祖《神农本草经读》（1卷）、［清］吴世凯《本草经疏辑要》（10卷）、［明］卢和《食物本草》（2卷）、［明］吴禄《食品集》（2卷）、［清］宋公玉《饮食书》（6卷）、夷白堂主人《食物本草》（3卷）等上述中国本草文献和用药学著作的传人给日本近世的药物学研究创造了必要的条件，从而促进了江户时代药物学的全面飞跃。

（2）本草医派

①京都本草学派

稲生若水（1655—1715年）作为京都本草学派的奠基人，名宣义，又称义，字彰信，号若水，又号白雪道人，通称正助，江户人。他自幼跟随其父稲生恒轩学医，又跟随木下顺庵习儒学。元禄六年（1694年），若水应加贺藩第五代藩主前田纲纪之召，稲生若水以儒者身份出仕加贺藩，并在京都开设私塾，培养了众多的本草学门徒，成为本草学界京都学派的创始人。后世本草学家，如松冈玄达、江村简易、内山觉中、丹羽正伯、野吕元丈等人均出其门下。稲生若水一生著述颇多，主要有《稲生若水遗稿》《稲生若水涉猎志类》《本草图翼》《本草别集》《庶物类纂目录》《采药独断》《皇和物产品目》《炮炙全书》《本草纲目指南》《食物传信纂补》《庶物类纂》等。正德四年（1714年），稲生若水据承应二年（1653年）本校订《本草纲目》，并对该书加以日文训点，同时参照《本草纲目》等中国文献，用汉文撰写了《本草图翼》和《结髦居别集》各4卷附于书后，以《新校正本草纲目》为名同时刊行，此为世人所称的"若水本"，是《本草纲目》传入日本后一个重要的版本，也是《本草纲目》最为完善的"和刻本"之一。

其他代表人物还有松冈玄达、小野蘭山等，主要活跃于江户时代前、中期，是日本本草学研究的正统学派。他们以研究中国本草文献为基础，将日本自然产物与中国文献中记载的相关内容进行对照，结合实地调查展开研究。其中小野蘭山曾师从松冈玄达求学4年，在松冈玄达逝世后，小野蘭山在26岁时在京都创设私塾"众芳轩"，设坛讲授《本草纲目》，致力于中国本草著作的整理，同时展开实地考察和药园栽培。在讲经授业的同时，他还多次奔赴各地实地考察、采集药物。其著作有《本草纲目纪闻》

《时珍食物本草目译》《本草纲目启蒙》《本草启蒙拔萃志》《本草启蒙名疏》等。其中作为继贝原益轩《大和本草》之后，在日本本草学史上又一部里程碑式的著作——《本草纲目启蒙》是对《本草纲目》"集解"部分的内容加以扩展，全书参照了200多种中、日、朝古书，援引的材料内容主要涉及药物品种优劣的判断与鉴别，反映了日本学者对中国本草学知识选择性接受的特点，也最能反映其对《本草纲目》的研究心得。

②江户本草学派

江户本草学派起源于日本享保年间（1716—1735年），主要活跃于江户时代中、后期，以第八代将军德川吉宗所提拔的本草学家为核心，其创始人是采药士阿部将翁，其他代表人物主要有田村蓝水、曾占春、平贺源内等。江户本草派在幕府"殖产兴业"政策的感召下，以采药、种药为主，结合实地调查，开展了实用的和实践的本草学研究。

多纪元简不仅是日本考证学派代表人物，也是江户本草学派的代表人物，他除了编著《素问识》《素问开卷讲义》《素问解题》《灵枢识》《灵枢讲义》《医事杂记》《医賸》《医方絜领》《医方类聚抄摘》《药性提要》等数十部医学相关著作。他对《本草纲目》也很有研究。他在习李时珍对药物的辨识时，结合实际情况对药物进行考证，并编撰了《药性提要》，此书为汇粹《证类本草》《本草纲目》等诸书之精华而成，后经山本高明增订为《订补药性提要》行世。此书题言刊于天保八年（1837年），书中山本高明题言云："先生殁后，书贾渴想，取门人所传钞，忽率入梓，讹谬脱漏，齐所不免。披览之际，不胜慨然，大惧非先生之意而贻谬后学也。谨取《证类》《纲目》，汇言诸书，分类校订，且加倭名，并补亲验数药，以授子弟。"多纪元简认为熟知药性是医家处方的前提，于是他择取日用要药400余种，分为草、木、谷、菜、金石水土、禽兽、虫鱼、人部，简记各药性味毒，附以和名，又补亲验数药。

曾占春（1758—1834年）字士考，幼名恒藏，后改为松宇，名槃，又名昌启、象山、昌道、永年，号占春，出生于江户。他曾随田村蓝水修习本草，又从多纪蓝溪习医。27岁开始在江户医学馆的前身跻寿堂讲授本草，名声渐显。宽政十一年（1799年），奉涩江长伯幕府之命前往蝦夷，对所采集的草木科腊叶进行考证。他的这些经历，使他积累了丰富的观察、种植、辨识植物的知识，为其后编撰各类本草著作奠定了良好的基础。他编纂的著作主要有《皇和薹谱》《神农本经讲义》《救荒本草和训灯》《水草识略》《禽识》《药性识略》《人参识》《药品和名集》《药物俗名集》《药品异名集》《成形图说》《辨本草之道》《本草纲目纂疏》等几十部著作。其中，《本草纲目纂疏》为曾占春研究《本草纲目》

的专著。此书注重《本草纲目》对药物的释名、功效、采集方面内容的研究，而对性味、归经和集解方面的论述援引较少，从侧面反映了日本医家研习《本草纲目》时非常注重其实用。

《本草纲目纂疏》的特点就是每条取证于史籍，所选取的药物始于《本草纲目》第 5 卷水部，逐一考辨 1600 余种药物，加以作者自己的考证。其序言"今士考自幼读东壁之书，沉潜反复，旁及群书籍，博稽广搜，矻矻不辍，又且足迹半天下，亲验目睹所获，参证互明，洪纤悉举，遂纂而疏之，以作斯编，士考之用心可谓勤矣。"由此可推断作者是在仔细研读《本草纲目》的同时，博采众家，并旁及群籍，博稽广搜，加上亲身考察所得，然后参证互明，加以注疏，编纂成书，故书名为《本草纲目纂疏》。

（二）针灸传入

针灸疗法在日本传播、运用的历史十分悠久。可以说日本针灸是我国针灸学在国外繁衍的一个重要分支，两国的学术交流渊远流长，据记载，早在562年的吴人知聪，就将多本中国古代医学书籍带到日本。这些不同的医学书籍内容包括草药和针灸，其中就有《明堂图》在内的针灸书，含有当前的经络和穴位图，而这些针灸著作的传入，极大地促成了日本针灸医学的产生并推动其向前发展。

在奈良时代（592—794年），中日交流频繁，当时日本创立了其第一部医疗法律，解释了针灸医疗系统，并说明针灸在国家政府的授权下管理。文件还指出，不仅针灸学生，即使是一般医学生有义务研究穴位。由此可见，针灸作为医学重要组成部分在当时深受重视。《大宝律令·医疾令》中，就设有"针科"，并专门培养针灸人才，设有针博士。《医心方》的作者丹波康赖就是针博士，他在《医心方》卷二专门论述了有关针灸的内容。其中所载的医学制度和学术出现了要求全盘学习唐朝体制的官方行为。日本的针灸学术在针灸基本理论、针刺法、穴位和灸法等方面都继承了中国隋唐针灸医学，这一时期也是日本医学的全盘吸收阶段。

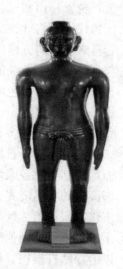

图3-13　经络和穴位塑像

平安时代的日本（794—1192年），此时与我国唐朝有密切的交往，这一时期有很多日本的医者赴华留学，并携带了许多医药书籍回到日本。

安士·桃山时代（1573—1600年），是元、明医学包括针灸医学大量输入日本的时期，在中国学习的日本学者发展了针灸治疗新的风格和技术，并在日本创建了自己的私立学校。其中就有江赖明、吉田意休、匹地喜庵、御园意斋等针灸名流，他们开设针灸医学所、针灸医学馆（即针灸专科），授徒随诊，在临证中对《丙经》《甲乙经》等传统医籍产生了自己独特的理解和体会，并逐步产生了互不相同的临床风格。曲直濑道三创作的《针灸集要》是日本首部针灸专书，他对针灸学的造诣很深，他认为经络和穴位对针灸师和医生十分重要，这种重要性一直持续至今。永禄二年（1559年），吉田意休乘船至明朝向名医杏琢周学习刺针术，7年后回国，他继承中国针灸传统，创立吉田派捻针术；入江赖明在名医吴林达的指导下学习针术四年，回国后独辟溪径，创始了江派式针术；御园意斋随父学习御园式针术，根据金银柔软的特性制作了金针、银针，便于使用，且创立了腹部打针法，开辟了日本针灸独特的治疗方法。

江户时代（1603—1867年），日本医学深受我国医学影响，针灸疗法的应用日趋广泛，针灸学术研究也随之展开。在1635年，当时日本江户政府实施锁国政策，在之后长达200多年时间里，日本几乎切断了与其他国家的所有交流。这一时期日本所特有的发展，就是针灸渗透到人们的日常生活中，特别是艾灸，成为流行的治疗方法，普通人可以自己练习使用。

这一时期最负盛名的当然还应首推江户时代的针灸医家，著名的盲人针灸家杉山和一创制的管针。在此之前，针刺主要的插入方法来源于中国古代，是将针在身体直接插入或借助锤子，管针技术是通过将针放入细管打入皮下的方法，其使患者在针的插入时没有任何痛苦。管针的发明不仅打开了日本针灸的新局面，还极大地促进了细针的推广使用，使其作为日本针灸最有特色的方式之一。杉山和一与其弟子为了普及、推广针灸知识，在日本兴建了许多针灸学校，推动了针灸学的发展。当然在这种时代背景下涌现出很多有造诣的知名医家，比如坂井丰作、藤木成定、管沼周圭、御园中渠、石坂宗哲等医家，他们在临床、针法、定穴、刺穴等多方面均有创见，各家均不乏上乘著作，使日本的针灸医学摆脱了单纯模仿中医医学的发展模式，形成了自己独特的理论特色。其中值得一提的是坂井丰作，编写了《针术秘要》，同时他以《内经》《伤寒论》为准则，基于十四经施行针刺他的针术特点：一是循经络进行横刺，然后合并用汤药，以治疗跌打损伤、神经病变、眼科疾患为主的各种疾病，所用处方，多出于《伤寒论》和《金匮要略》；二是善用哑门、云门、液门、梁门、关门、滑肉门、箕门、冲门、神门、风门、殷门、魂门、肓门、幽门、金门、郄门、耳门、京门、章门、期门、石门等22个门穴治疗有关病症。再者，他还提出"后章门"这一特殊穴位。这个穴位的应用受到明治时代著名针灸家泽田健的重视。

（三）中医学教育传入

1. 背景

随着时间的推移，丝绸之路上"丝绸"商贸在不断发展中，而丝绸之路的道路走向也在不断扩大。隋朝，陆上丝绸之路就出现了北道、中道、南道3条交通线。到了唐朝，陆上的3条交通路线继续发挥作用。唐代政治经济的强大与文化发展的鼎盛，唐代海外贸易的发展，促进了唐朝的造船能力和航海技术的发展，这也为唐代海上丝绸之路的发展提供了良好的交通基础。唐代的海上丝绸之路主要有东海航线与南海航线2条，其中东海的主要出海港口是登州和扬州，主要是开展与朝鲜和日本两国的交流。日本遣唐使和唐代使者赴日以及唐与日、朝之间的贸易往来大多采用这条通道。在唐代时期的海上丝绸之路和陆上丝绸之路可谓是"比翼双飞"两条闻名于世的通道，大大拓展了我国针灸对外交流的地域范围，成为我国中医药文化对外交流的重要交通通道。

2. 中国教育体制

唐朝作为当时的超级大国无论是政治、经济还是文化都对周围国家产生深远影响。尤其是作为文化强国，唐文化对近邻具有很大的吸引力。儒家文化是汉文化的主体部分，集中表现在孔子重视师德教育来实现天下大同的境界，其中包含了"仁爱""博学""学行结合""专业乐业""谦虚谨慎"等重要教学理念。唐代官办教育承隋制。隋政府设置国子学，为独立的教育领导机构，后改为国子监，并且确立了科举制度，重视官办教育。唐朝承袭了隋代的教育制度在针灸官办教育方面，唐朝设置针科，并安排针博士讲课。

而医学教育的课程规定：必须要学《素问》《神农本草经》《脉经》《甲乙经》等基础课程，练习九针（镵针、圆针、鍉针、锋针、铍针、圆利针、毫针、长针和大针）的使用方法，熟习"经脉孔穴""浮沉滑涩"之候等全面的医学知识。同时还要参加月、季、年的考试，并规定学习九年仍不及格者，即令退学。

总之，中国在唐代已经有了比较完善的医学教育机构，而且分科比较详细，除了中央设有太医署外，有的州还建立了地方性医学教育机构。

3. 日本教育体制

日本在"大化改新"之后，在官办医学制度虽没有唐代健全，但也基本模仿并继承了唐朝医学教育制度。先后编纂、整理了《近江令》（22卷）、《净御原令》（22卷）。701年，日本制定国家律令《大宝律令》，其中包括律6卷、令11卷，于次年付诸实施。《大宝律令》的内容几乎是在参照唐代的医学制度下而拟定的。

在教学上，《大宝律令·医籍令》的学习年限，完全仿照唐官方针灸教育制度规定：针科7年、按摩科3年；在针生学习科目设置上，《大宝律令·医籍令》的规定与唐官方针灸教育制度规定科目完全相同，都是《素问》《黄帝针经》《明堂》《脉诀》，兼修《流注经》《偃侧图》《赤乌神针经》；在针科人员数目设置上，《大宝律令·医籍令》则规定针师5人、针博士1人、针生20人，大唐规定针博士1人、针助教1人、针师1人、针工20人、针生20人，虽然人员配备上有差别，但是岗位设置上基本相同。

在朝廷的中务省设有内药司，其设：正一人，佑一人，令史一人，侍医四人，药生十人，使部十人，直丁一人；掌管御药。宫内省设有典药寮，典药寮设头一人，助一人，允一人，大属一人，少属一人，医师十人，医博士一人，医生四十人，针师五人，针博士一人，针生二十人，按摩师二人，按摩博士一人，按摩生十人，咒梦师二人，咒梦博士一人，咒禁生六人，药园师二人，药园生六人，使部二十人，直丁二人，药户，乳户；掌管医事。除内药司和典药寮之外，卫门府设医师一人；左右卫士府各设医师二人。左右兵卫府各设医师一人。太宰府设医师一人。诸国设医师一人。担任医师者，须完成典药寮及国学的教习课程，并经过一定的考试。博士须从医生之中选拔医术精良者担任。各国博士及医师，从本国医生中选用，若本国无合适人选，可从别国录用。补任之后，不得无故离职。

继《大宝律令》之后，718年，即元正天皇养老2年，以太政大臣藤原不比为首，在《大宝律令》的基础上，参照唐《永徽令》，编纂了《养老律令》，共有令10卷，律10卷。圣武天皇时，728年8月，太政官议奏：改变各国史生、博士、医师的人数及考试选拔方法，即史生，大国四人，上国三人，中、下国二人，经六次考试确定人选。博士、医师，经八次考试确定人选。补选博士，三、四国一人医师，各国皆补选日本奈良到平安时代的医学界，基本是以《大宝律令·医疾令》为医事制度的准则，并参照《养老律令》等有关诏令和补充法令，开展医事活动和医学教育，建立医政设施的。905年，时值日本延喜5年，朝廷制定的《延喜式》规定：医生须讲习《太素经》《新修本草》《小品方》《明堂》《八十一难经》等。927年，朝廷制定的《典药式》规定：凡应读医经者，《太素经》限四百六十日，《新修本草》三百十日，《明堂经》二百日，《八十一难经》六十日。其博士、准大学博士，给酒食并灯油赏钱《大宝律令·医疾令》的医学教育制度，对日本古代的医学教育产生了极其深远的影响。特别是奈良、平安时代的医学教育，均是以此为准则的。此后，随着时代的变迁，医学教育制度虽有些调整和变动，但从医学教育内容看，基本上是延续了《大宝律令·医疾令》的遗制。

4. 日本教育新探索

江户时代，为了进一步振兴针灸术，杉山和一奉幕府之令开设了针灸讲习所，据记载，当时在全国的汉方医学教育机构达45所之多。当时以江户的跻寿馆和京都的医学院最为有名。此外，藩校对促进医学教育的发展也有很大的影响。

（1）跻寿馆

江户跻寿馆是在明和二年（1765年），由幕府的御医多纪元孝向幕府提出申请后，在江户（现东京）的神田佐久间町创立的私立医学校（私塾）。医学校主要开设了经络、针灸、诊法、药物、医案、一疑间（答疑）等6课，重点研习《本草经》《素问》《灵枢》《难经》《伤寒论》《金匮要略》等6部经典医著。从天明四年（1784年）开始，由多纪元孝的后代、多纪元德创立了百日教育法的医学教育方法，即在学习以上的6部医书外，开设选修《针灸甲乙经》《千金方》《诸病源候论》《外台秘要》《格致余论》，同时组织参加发药、诊断、治疗等临床诊治实习活动。宽政三年（1791年），跻寿馆作为官设医学教育机构称为医学馆，此时的医学馆主要对官医和他们的子弟进行教育，并且开设大小考试，小试每年春季和秋季分别进行两次，大试每5年进行一次。同时，还开设了临床科目，有外科（外科正宗）、眼科（审视瑶函）、针科（针灸资生经、十四经发挥）、儿科（少小婴孺方）、本草经（本草纲目）等。到江户时代中期，跻寿馆发展成为当时医学教育的中心。

（2）京都医学院

京都医学院是京都的御医烟黄山在天明元年（1780年）创立的医学校。起初，烟黄山只是自己白天讲授医经，晚上和学生一起讨论方书。随着影响力的扩大，其教授内容也逐渐地扩大、分化为医经、经方、儿科、女科、疡科、针灸、本草等多个学科，并邀请有关老师授课，同时还请儒学的老师从经、史、子、集4部中摘录重要的部分进行讲解。同时针对学员还设置了相关的考核标准，根据考试成绩安排座位次序，并发给成绩证明书。

（3）藩校

藩校是专为武家子弟而设立的学校，主要教授汉学、武术等课程。江户时代中期，熊本藩的再春馆作为在日本第一个开设的公立医学校，据统计，在当时的266个藩地中开展医学教育的藩地约有98个，而主要进行汉方医学教育，规模较大的有以下几所。

秋田藩的明德馆亦称为养寿局，在学习课程中，开设本科（内科）、外科、产科、眼科、哑科、针科、金疮科等科，并且为通过考试的学生颁发毕业证书；福井藩的济生馆招收13岁以上的医生子弟，从小学、四书、五经开始，通读完《伤寒论》《金匮要略》者称为萌生，由此开始正规的医学教育，学完素问、灵枢、难经、千金方、外台秘要、瘟疫论、外科正宗，以及内科选要、热病论、病因精义、医疗正始等科目者，称为进业生，之后一进入临床实习，考试优秀者成为业生。和歌山藩的医学馆是面向藩内城乡医生的子弟以及自己的门生而设的医学教育机构，设有诊候、经俞、本草、运气、外伤、内伤、妇人、小儿、疮疡、医案等10科，讲授有产物（药物）会、挨穴（经穴）会、医案会；此外，福冈藩的采真馆、鹿儿岛藩的造士馆、荻藩的明伦馆、会津藩的日新馆内也有医学部。

第三节　古丝绸之路中医药输出——东南亚

一、中国与东南亚诸国的医学交流历史

中国与东南亚的中医药交流开始于秦汉时期，据史书载："秦皇利越之犀角、象齿、翡翠、珠玑，乃使尉屠睢发卒五十万为五军，与越人战"。而后随着中原王朝势力不断向南发展，中原人士的南迁，以日南障塞，徐闻合浦为起点，经都元国（今越南南圻），邑卢没国（今泰国的华富里，Lophburi），谌离国（在暹罗湾头的佛统），夫甘都卢国（即缅甸的蒲甘，Pagan），最后到达黄支国（即印度东海岸的康契普腊姆，Conjeeveram），并经己程不国（即今之锡兰岛，Sihadipa），皮宗（指苏门答腊岛），至日南象郡为回程的南海航线的开辟，促进了中医药的对外传播，同时也推动了中医学的发展。

　　越南人称中医为"北医"，中药为"北药"，大概是因为其来自越地之北的缘故。之后为了与西医相区分，而称"东医""东药"。据越南史书记载：在257年，中国医生崔伟曾在越南治愈了雍玄和任修的虚弱病，并著有《公余集记》行世。在魏晋南北朝时期，炼丹风行一时，为此许多炼丹家到越南去采药炼丹，其中我国晋朝名医、炼丹家葛洪就提出要到交趾去炼丹药。南齐时，阴铿之妻在交州，因受地气卑湿而患下腹胀一症，无法治疗，后遇"苍梧道士"林胜到该地采药，遂以"温白丸"治疗而愈。

　　隋唐时期是我国经济文化空前发达的时期，此时的隋唐统治者实行开明的对外开放政策，与东南亚各国交往的海上交通较秦汉时期更加频繁。据史籍记载，这一时期，我国有沈佺期、刘禹锡、高骈、樊绰等精通医术的名人赴越南，与此同时医学也随之传入越南。据《历代名医蒙求》卷下引玉堂闲话所记，唐人申光逊曾用胡椒、干姜等辛辣药物治好了安南人孙仲敖的脑痛病。唐开元年间，封建中央政府为了发展安南与内地的贸易，曾专门委派市舶使至安南。这极大的促进了中越医药贸易交往，各地商人远途贩运药、茶等百货至安南，又从安南贩运犀、象、玳瑁、珠玑等土产到内地。正如史籍所云："安南溪洞，悉藉岭北茶、药，宜令诸道一任商人兴贩，不得禁止往来。"

　　宋元时代，我国对外贸易十分繁荣，与其他国家有着密切商贸往来。当时，与中国进行香药贸易往来的东南亚国家主要有交趾、安南、真腊、阇婆、占城、丹眉流、罗斛、渤泥、苏吉丹、三佛齐、蒲甘等国。交趾、占城、安南三国相当于现在的越南一带，在宋高宗绍兴六年（1136年），越南皇帝李神宗得了"心神恍惚"的病，来自中国长安的僧人明空给他进行医治，取得显著疗效。明空因此被封为越南"国师"。

　　元代朝时期，元世祖中统三年（1262年）规定：自中统四年始，每三年一贡。史籍中也多有记载回赐越南贡使药物之事。如世祖中统四年（1263年）"帝赐来使玉带、缯帛、药饵、鞍辔有差"。至元四年（1267年），"赐光昺玉带、金缯、药饵、鞍辔等物"。至元六年（1269年），（越南）"又具表纳贡，别奉表谢赐西锦、币帛、药物"。此外，中越民间的中医药交流也很频繁。在中越边境地区，"交人日以名香、犀象、金银、盐、钱与吾商易绫、锦、罗、布而去"。"凡交趾生生之具，悉仰于钦，舟楫往来不绝也。"其中有"以鱼蚌来易斗米尺布"的边民，谓之"交趾蜑"，也有富商博易者，叫作"小纲"，还有越南派遣的使臣来进行交易的，称为"大纲"。这些富商和使臣所带的货物常为金银、铜钱、沉香、光香、熟香、生香、真珠、象齿、犀角等，交换的中国货为药材、丝绸、纸笔等。

越南还时常派人到中国购买药材。如清时陆以恬《冷庐医话》卷五引钱塘县志称，南宋时越南人来临安（今杭州）大量购买土茯苓，造成了这味药的涨价。越南陈朝绍丰年间（1279—1285年）元兵南侵，邹孙以医从军，后战败被擒获，因医治陈朝诸侯王，多见效，受赏致富。邹孙的儿子邹庚承袭父业。陈宪宗开佑十一年秋八月十五日夜，"上皇子暊乘舟泛西湖溺水，得之鱼梁中，上皇命医人邹庚疗治。庚曰：针之则复苏，但恐阳痿，针之果如其言。自是人称庚为邹神医"。邹庚因之累迁冠服侯宣徽院大使，兼太医使。由此可知，我国的针灸疗法，最迟到14世纪时已在越南被传播和采用。而众多的医士、药商及僧人南来，对中医药在越南的传播也发挥了重要的作用。

明清时代，我国与东南亚多国开展了更广泛的中医药交流。其中包括安南、占城、暹罗、爪哇、苏门答腊、三佛齐、满剌加、彭亨、柔佛等。明成祖平定安南后，在安南的部分府、县设立医学和医学司，推广中医学，并且招纳医药人才到明廷供职。据史籍所载，明万历六年（1578年）二月二十一日，黎世宗莫茂洽"被雷降于宫中，半身不遂"，后来经过医治复免，为了纪念此事，"乃改元，以是年为延成初年"。万历九年（1581年），莫茂洽"被青盲暗眼"，于是，"旁求天下有善医者，治疗数年，疾愈复明"。这表明明代时越南的中医药已经达到很高的水平。

清代时期，药材贸易成为中越商贸往来的典型代表。当时，中越药材贸易主要通过海上、陆上两条路。海上主要是从广东、福建走水路运输药材。陆上又分两条主要道路，一是经广西龙州、宁明出镇南关、平而关和水口关，进入越南高平、谅山，贸易地点分别为高平镇的牧马和谅山镇的驱驴；另一条是从云南开化府（今文山县）进入越南。内地赴安南贸易的多是从广西南宁、太平、镇安等府，以及广东的韶州、惠州、嘉应州等地的商人，他们或是单身，或是合伙，置货出口。越南所需药物大部分从中国进口。

据《安南小志》中记载说："安南之商市皆土人等交互贸易，或柬埔寨及目叶部人为之而已，其通商皆是琐碎小事，其大者常为中国商贾及柴棍府豪商谋占之。国中输出之物产有牛角、水牛角、鹿角、胡椒、橄榄、槟榔、象牙、鳖甲、象骨、水牛骨、犀角等等"，其输入之物品是"医药、织布、铁器、茶、陶器、纸、生丝、干果等。"《明清史料》中亦记载道："商民赴安南贸易，所带货物只有寻常药材及紬缎、布匹、鞋袜、纸张、颜料、灯油、茶叶、白糖、槟榔、烟筒之类，进关带来之货不过砂仁、薯莨、白铅、竹木等项。"

除了医药往来之外，明清时期两国的医药书籍交流也比较频繁。当时传入越南的医书有明代李梴的《医学入门》、冯兆张的《锦囊备录》、张介宾的《景岳全书》和李时珍的《本草纲目》等。

根据《郑和家谱》《瀛涯胜览》等书的记载，郑和船队共配医官、医士180余名，大概约150名官兵有1名医官或医士。这些医官、医士大多来自太医院和民间良医，可以说都有较高的医术水平。在《嘉兴府志》中记载，医官"陈以诚善诗画，尤精医，永乐间，应选隶太医院，累从中使郑和往西洋诸国，归擢院判"。《江南通志》也记载安徽太平府名医彭正父子作为郑和船队医生远航西洋之事："彭正，字思直，永乐间以良医再使西洋。子宾，世其业。"

这些专业的医务人随行除了为出使人员医治疾病，还承担着帮助沿途各国人民治疗疾病，向世界传播中医药，以及对药材的鉴定、调查、采集和购买等任务。如陈伦炯的《南洋记》有记载说："暹罗番病，每向三宝求药，无以济施，药投之溪，令其水浴，至今番、唐人尚以浴溪浇水为治病。"又杨文瑛在《暹罗杂记》一书中提到："妇人分娩后，赤身卧板上，烘火数日，口渴则饮冷盐水，虽盛暑亦然，不如是则多生疾病。……小孩初生，每日必浸冷水数次，直至面白唇青，始抱起。妇人抱子睡，必念不堪入耳之催眠歌。叩其故，则曰：'此皆三保公所教也'。"华侨生长温带，骤移于热地，不耐其炎威，故早晚必淋冷水百数十盆。新加坡更近赤道，华侨之淋水较暹罗又多。偶有身体虚弱，因冲凉过甚，而生种种疾病者，虽至腰酸腹痛，寒象显然，华侨："华人淋水，乃三保公所教，必遵守勿违，尔淋水不力，故有是病也。"

郑和七下"西洋"，带去了中国本土的人参、麝香、大黄、茯苓、肉桂、生姜等中药材，受到沿途各国的欢迎，也带回了亚非各国特有的珍贵药材，如犀角、羚羊角、阿魏、丁香、木香、乳香、没药、芦荟、木别子等约78种。其中一部分药物品种，被种植于南京静海寺和天妃宫后院内，直至万历年间，尚保存甚多，供后来习医者之研究参考。郑和船队的医官、医士掌握世界一流的医术，在为西洋各国居民治病过程中向西洋各国传授先进的中国医药学，同时也吸收各国有效的医药学知识，促进了中外医药学的交流，影响是久远的。

二、中医药对东南亚各国的输入

满剌加是指今天的马六甲，彭亨在今马来西亚的彭亨州一带，柔佛即今马来西亚的柔佛州。中国传统医药几乎同时与中国移民传入马来西亚。它不仅受到华人的青睐，也深得马来西亚其他种族人民（马来人、印度人）的信赖。因此，在当地有很多华人开的中药店。如在新加坡，至少在10世纪初，中医药随着华侨的移入而传入。中国药品如大黄、麝香、人参、茯苓、当归、远志等被介绍到新加坡，被誉为"神州上药"。1796年，祖籍广东梅县的华侨万石泉在槟城椰脚街（唐人街）开办马来西亚第一家中药店——仁爱堂。在宋旺相撰写的《新加坡华人百年史》一书里也提到，莱佛士开埠的头十年（1819—1829年），新加坡已有几间华人药材店，如开源、成德记、同善和福和堂。

暹罗即今泰国。根据有关史籍，中国医学大约在13世纪中叶速古台王朝时传入泰国。史金纳《古代的暹罗华侨》一书提到，阿瑜陀耶城最受尊敬的医师来自中国，国王的御医也是中国人。广东省澄海县东里乡旅泰的李松青曼谷创办李天顺堂药材店也是第一个代客煎药赠医的华侨医生。

在暹罗并不是只有中医存在，而是中、暹、西医并存。杨文瑛的《暹罗杂记》对暹罗的医药水平和现状有如下记载："暹罗最通行之医术有中医、西医和暹医三种，西医之悬壶于市者，中、西、暹之人皆有。中暹之医，业斯道者，则判若鸿沟矣！华人不学暹医，暹人亦不习中医。"对于就医者而言"华人有疾，求治于暹医者有之，暹人之就中医者亦不少"。中泰两国的医师在临床实践中互相取长补短，如中国医师也吸收泰国的草药，以丰富草药的品种。暹罗的医生亦采用中医的望、闻、问、切的诊治方法，在所用药品上，暹医不仅使用中医常用的樟脑、冰片、阿魏、丁香、三利、草果、桂皮、苏木、硫磺、川椒、硝石、白礬、刀豆、儿茶、芦荟等药物，在所治疗的病症上，暹医大多"攻泻者多，补益者少""其治小儿则以搅蛆为唯一方法"。据书中作者言，经此法治疗"效者少，不效者多"，"曾见搅蛆数日而发热咳嗽如旧，一经中医按症施治，一二剂而见愈者，比比然也"。由此可见，中医要比暹医先进、科学，这也正是中医能够在该地流行、发展的原因所在。

此外，针灸师泰国也比较流行，一般多为华侨华裔在从事此项职业。同时在印尼，情况亦如此，频繁的贸易往来，使得侨居于印尼的华侨人数也随之增多起来。《开吧历代史记》中有记载，1681年，里耶克罗夫·范·戈恩斯总督因病退休，有一位名叫周美爷的华人医生，一路护理他回到荷兰。一年后，周美爷返回吧城（今雅加达）。之后，凡总督或高级官员有病时，都邀请周美爷给予医治。在相关的记载中，还提到在护送总督回国途中，周美爷曾把他的中国式诊断法知识传授给了总督夫人。上述记载表明中医药不仅得到印尼人民的认可，同时也得到了欧洲人的信任和青睐。

阇婆、苏吉丹在今印度尼西亚的爪哇岛。据记载，中国的川芎、朱砂在该国最为畅销，因为当地盛产胡椒，"采椒之人为辛气薰迫，多患头痛，与川芎可愈。蛮妇擦抹，及妇人染指甲衣帛之属，多用朱砂"。因此，中国商人兴贩，"率以二物为货"。此外，该书还记述了当地人的一些医药风俗，如"荔枝晒干可疗痢疾""蔗汁入药，酝酿成酒，盛如椰子""多嗜甘蔗、芭蕉，捣蔗入药，酝酿为酒"。

三、东南亚等国受中医药输入的影响

（一）中医学在马来西亚的传播

根据《汉书地理志》载称，中国的僧人和商人前往印度时，曾经海路到过马来半岛（公元前206—公元24年）。华人侨居马来半岛最早见于唐朝（618—907年），当时有少数僧侣和商人侨居马来半岛。从15世纪初郑和下西洋之后，中国商人不仅到马来半岛进行贸易交流，而且陆续有华人到马来半岛谋生。至17世纪初，葡萄牙人伊理德绘制的马来地图上已标有"中国村""漳州门""中国先溪""中国山"等地名，到马来半岛谋生的人，绝大多数是闽南和粤东等沿海地区的劳动人民。在马来半岛发展的过程中，华人是开发马来半岛的先驱和奠基人。中国与马来西亚两国的药物交流，现有史籍可考始于郑和访问马六甲，从匡愚医师所著《华夷胜览》中可见一斑。出生于世代医家的匡愚跟随郑和出使西洋时，第一至第三次（1405—1409年）到达的是当时国号称为满剌加（即马六甲）的地方，这标志着有史籍可考的中医师访问马来半岛。在东南亚诸国中马来西亚受中医药影响较早，特别是在西医西药尚未传入之前，中医药已经是马来西亚华、巫、印三大民族赖以医疗和保健的主要手段，并且我国早期前往马来西亚的华侨最多，对马来西亚影响最大。因此，我们就以马来西亚为例论述其受中医药文化影响后的医疗发展状况。

早期马来半岛森林中到处充满瘴疠和疟疾，马来族对医药保健的知识极其贫乏，故死亡率很高。后来他们谋求华人的中医中药的治疗，存活率才增加。时至今日，马来族有病时，到当地的中药店买中成药治疗已极为常见。早年印度族航海马来半岛时，不少人常因在船上患上脓疮或其他疾病不治而亡。反观华人由中国大陆乘帆船来马来半岛时在海上航行亦日久，但却没有上述的病证，究其原因乃因华人多喝茶水吃干菜等富含维生素C的食物，同时，又有藿香正气水和行军散等随身中药。早年华人移居到马来半岛时，多从事开采锡矿和种植橡胶作业，由于不适应当地水土气候，死亡率也很高，但赖中药的治疗才生存下来。数十年后，尽管西医西药也传入了马来西亚，但经过历史的长期考验，人们逐渐发现，西医西药也并非十全十美，如其局限性和不良反应等。于是，人们对待中西医的态度有了重大的改变，认为中西医有各自的优缺点，看病选择中西医并重的人比较多。

在马来西亚分别开设了第一间马来西亚中药店——仁爱堂药行、最早的中医医院——茶阳回春馆，第一座中西医结合医院——同善医院

1796年仁爱堂药行在槟城的椰角街（又称唐人街）创办，迄今已历经200多年。其店的创办人是古石泉，原居广东省梅县松口镇浮西乡。古氏来槟不久，谋求创业。当时，他发现当地华人对中国草药需求极盛，又想到草药可以治疗百病，促进人民健康，于是决定开设中药店。从仁爱堂药店创业发展史，我们看到中医药在马来西亚的逐渐发展过程。

茶阳回春馆是1878年，即叶亚来在吉隆坡第一次建立了华人政权时期。族居在吉隆坡的大埔人成立了一个团体，名为"茶阳公司"，作为同乡人联络感情和急难互助的机构。"茶阳公司"旁设有"回春馆"，作为同乡患病时留医所，即同乡人遇不幸时丧殓的地方。当时尚聘请一名中医师，这便是"回春馆中医留医所"创立的开始。从此，凡贫病住院者，由该馆供给伙食，赠医施药，给同乡人以莫大的方便。在马来西亚中医史上，由大埔人在1878年所创办的回春馆中医留医所先后有32年的历史，比吉隆坡的同善医院还早了3年，是马来西亚最早的中医医院。

吉隆坡同善医院创立于1881年，其前身称为"培善堂"，原由华人甲必丹、叶观盛创建。当时，叶观盛有鉴于锡矿工人患病严重，缺乏医药治疗的现状，遂斥资创立这所医院。当时培善堂只聘请了二位常驻的中医师负责提供医疗服务，对贫困患者赠医施药。

19世纪末，吉隆坡发展迅速。当时吉隆坡附近华人矿区的华族人口激增，约有40 000余人。因此，前往培善堂求诊人数也渐多，叶观盛把自己独资维持有13年的培善堂发展为慈善机构，便在1894年改为"同善医院"。同善医院最初拥有两座医楼，200张床。中医病房是设在1961年落成的福利楼上，共有61张床位。楼下为总办事处、中药室、内科门诊、针灸中心、痔科及跌打伤科。1974年丹斯李延年慷慨捐50万元兴建一幢三层现代化的西医楼，设有95张病床。同善医院现有中医病床61张，每年入院患者大约有500～800名，床位使用率为50%～60%。中医内科门诊和针灸中心有6名全职中医师轮流执医。内科门诊大约每年有30 000人次，而针灸中心则有13 000余人次。

（二）中医学在越南的传播

1. 中医学在越南传播的医学背景

早在秦汉时期，我国与越南便开始了医学交往，中国史籍中已出现了中国医生到越南行医的记载。中国秦汉以来，中医药进一步传入越南，许多中国医生陆续移居到越南行医，如董奉（187—226年）、林胜（479—501年）等，从而使越南医界出现了接受中医药的"北方学派"。据《越南传统医药史》记载，在秦汉时期，中国有一位医生叫崔伟，曾在越南治愈了越南雍玄和任修的虚证疾病，并著有《公余集记》一书，流传于越南。秦汉以来，中国文化传入越南，医药学也进一步随之传入，在越南形成了接受中医学的"北方学派"。《三国志吴书士燮传》注引葛洪《神仙传》曰："燮尝病死，已三日，仙人董奉以一丸药与服，以水含之捧其头摇之，食顷，即开目动手，颜色渐复。半日能起坐，四日复能语，逐复常。"

两晋南北朝时期，约479—501年中国"苍梧道士"林胜到越南采药时，以"温白丸"治愈了患下腹膨胀症的越南患者，此方也就由此流传于越南。到了隋唐时期，中医学在越南仍然保持着巨大的影响。《黄帝内经》《脉经》等医药书籍传入越南。中医许多精通医药的名士，如刘禹锡、高骈及樊绰等都曾去过越南，使中医药知识的传入也更为丰富。唐代据《历代名医蒙求》曾引用《玉堂闲话》所记，中国申光逊精通医术，以干姜、胡椒等辛辣药物，治愈了越南孙仲敖的头疼。

宋元时期，随着活字印刷术的发明，大量医药著作刊行，为中国医籍传入越南创造了有利条件。南宋绍兴年时（1136年），中国陕西长安高僧明空，曾用心理疗法医好了越南李宗皇帝的癫狂重病，而受到尊崇，并被封为"国师"。据越南《大越史记》所载，元代针灸医生邹庚到越南行医，治病神验，被誉为"邹神医"。这时期，越南经常来中国采购药材，中药大量输入越南，更使中医药在越南得到广泛的应用和重视。为了对两国的药物进行区别，越南人称本国的药物为"南药"，中国传入越南的药材为"北药"。

明清时期，中越传统医药交流频繁。越南主要以本国的土产药材换取中国的医药书籍和各种药物，如《月史安南传》记载，越南曾"乞以土物易书籍、药材，从之。"李梴的《医学入门》、张介宾的《景岳全书》、李时珍的《本草纲目》及冯兆张《锦囊秘录》等医药著作相继传入越南。中国医籍传入越南后，产生深远的影响，促进和加强了越南在医学上的提高。这时期，中国在越南设立地方医疗机构，越南的地方医疗机构自此在原有的基础上得以逐渐完善。同时还开设学校，普及中医，为越南人民治病。这一举措，带动了越南大批医药人才的培养，对古代越南传统医药的发展起到巨大的推动作用。

19世纪越南阮氏王朝时期，曾建立"先医庙"，祭祀历代有功于医学的中国医师。阮氏王朝嗣德三年在越南京城内建立的"先医庙"，除正中设立太昊伏羲氏、炎帝神农氏和黄帝轩辕氏的神位外，还配祀很多中国医学家。左间有歧伯、仓公、皇甫谧、刘完素、李明之；右间有俞跗、扁鹊、张机、葛洪、孙思邈、张元素、朱彦修。

至今，两国之间仍在医疗、教学、科研等领域开展着密切交流协作。如越南多次派遣代表团赴中国中医医院、药厂、中医药大学或中医学院进行参观学习；参加湄公河民族医药发展论坛；每年由政府派遣一定数量的研究人员赴华进行科研学习，读取硕士或博士学位等。此外，越南卫生部允许，中国医药公司在越南设立代理公司销售其产品，如三九胃泰集团、天士力集团的复方丹参滴丸、柴胡滴丸等，并批准许多地方特别是广东、广西的中医医生到越南行医。可见，中越两国在传统医药交流踏上一个新的征程。

2. 中医学在越南传播的途径

纵观中越两国交流历史长河，两国的医学往来多是通过人员迁徙如秦始皇统一中国之后，大批人员迁徙至越南，与越南当地人杂居；战争避难，如东汉末年，天下大乱，中原地区许多知识分子及人民避祸战乱至越南，其中不乏学识深厚之士人；商贸往来，如中越两国的经贸往来频繁，很多中国人到越南商贸，其中就有华侨开始在越南行医卖药，并形成华侨药业商会等；宗教影响，佛教和道教在古代中医学传播到越南中也起到重要的作用，如三国时道士董奉、南齐时苍梧道士林胜，这些僧医和道医的双重身份，使他们兼顾了传播宗教思想和传播医药知识的双重任务。

3. 中医学对越南传统医学形成与发展的影响

日本真柳诚教授曾说："中国医学森林中培育的多种树木之果实，输送至周边各国地域后，各自选择了适应本土文化的种子加以栽培；或是与本地种子交杂培植，吸取异国知识的基因，形成新的森林。其各地域结出的果实，即指各国历代医籍。"中医学的果实传播到越南后，也与越南本民族治病的特色结合成越南的"东医学"。

越南现存最古老的医书，是越南陈朝时代（1224—1399年）儒家朱文安（1292—1370年）所编撰的《医学要解集注遗篇》。该书以《黄帝内经》为理论依据，分析各种疾病之病因、病理，叙述诊断与治疗。陈朝时代的另一位医家慧靖（1330—1385年），又名院伯靖，佛门中人，其医术思想主要是充分利用"南药"治病，如《南药神效》记载了越南本地的499味药及越南民族民间的3932首方药治疗184种病，分为十科，有内、外、儿、妇科等；《洪义觉斯医书》包括《南药国语诗》一卷记载了越南药物的590味、《直解指南药性诗》一卷记载了越南药物的220味；《十三方加减》论十三首中医古方加减和自己创制的补阴丹，治疗外感病、温病及内伤杂病。慧靖在建立越南传统医学基础中作出了很大的贡献，被后代继承、发扬及尊称"越南药圣"。此外，越南胡朝时代（1400—1406年）阮大能，京门（海兴）人，专于针灸，著书《针灸捷效歌赋》，记载了许多针灸经验和一些越南人的特殊穴位，如群众穴治癫痫、五花穴治头痛及伏原穴治小儿惊风；潘学先生在1432年（明宣德六年）所撰《本草植物纂要》，其中记载大量中国出产的药材；其他如范百福所撰的《医书抄略》（针灸书），也都是吸收了中国医药的学术思想而写成的。

越南医师在以中国医学著作为主要参考资料基础上编写了《本草拾遗》《南药神效》《仙传痘诊医书》《医书抄略》《中越药性合编》《海上医宗心领》等书籍。其中，最突出及最有代表性的医学家就是越南黎朝时期黎有卓编撰的《海上医宗心领》一书。

4. 东医学集大成之作——《海上医宗心领》

黎有卓生活于18世纪，又名"海上懒翁"。他善于灵活运用中医经典，博采众家之长，结合越南民族民间的治疗成就和自身在临床实践上积累的丰富经验，著成了越南传统医学中第一部内容比较完备的综合性医书——《海上医宗心领》，共28本，66卷，涵盖了经典理论、临床各科、医方药物、医案和养生等内容，将理论基础与临床实践密切结合起来。此书是越南传统医学中宝贵的遗产，成为越南传统医药的里程碑，是越南医生研习医药的必读之书。黎有卓对越南传统医学的发展有着不可磨灭的贡献，被越南人民尊崇为"越南医宗""越南圣医"。

黎有卓的医术思想受到中医经典的巨大影响。他曾云："闭门攻书，求百家诸子，日夜研究，每得先哲格言，急则记之，反复辩论，寤寐沉思……合成一挨，目则观之，口则诵之，行则携之，坐则思之。"又云："乃奉内经为本，锦囊、景岳为提纲，先哲医书参合。或进取旨意，或辩解疑难，或绩编备用，或阅验心得。"可知，黎有卓博采众家，勤奋学习，刻苦精研，加以阐释，灵活运用，师古而不泥古，如摘选《黄帝内经》有关的阴阳五行、脏腑经络、病因病机、诊法治则、辨证论治、方剂配伍、药性理论等理论基石；充分搜集及继承如张仲景《伤寒杂病论》、李东垣《脾胃论》、李梴《医学入门》、龚廷贤《寿世保元》、冯兆张《冯氏锦囊秘录》及张景岳《张景岳全书》等学术成就；在药剂学方面，大量记载了中国古代的药方，如六味丸、八味丸、归脾汤、人参败毒散、补中益气汤、四君子汤、二陈汤、大承气汤等，据初步统计他所收集古代验方可达三千多方。在治法上，黎有卓结合越南气候特点、人民生活习惯、越南南药特色及地方疾病的特殊性等，融入自己的理解与临床实践，提出了有效并且有地域特色的治疗方法，创制了诸多的方药，适应和反映了越南当地体质和所患疾病的属性，成为越南后世医家在临床辨证论治和用药处方的宝贵经验，为发展越南东医学奠定了基础。

第四节　古丝绸之路中医药输出——其他国家

一、古丝绸之路对阿拉伯国家的影响

（一）中阿两国的医学历史背景

中国与阿拉伯各国之间，早在张骞出使西域时期就已经开始了友好往来，搭建了良好的经济与文化交流的平台。通过不断的交流推动了中西文化的互通与发展，为人类文明的进步创造了条件。公元5世纪的前半期，中国与阿拉伯就已有通商往来，宋代，在西亚及中东地区，有许多阿拉伯国家，中国史籍统称其为大食。宋代中国与大食交往甚多，中国和阿拉伯商人往来不断，两地间的医药文化交流十分兴旺，对各自的医药学发展都有很大的影响。正是由于这种往来，中国的医药学逐渐传入阿拉伯，在促进阿拉伯医药学发展的同时，也推进了世界医药学的发展。中国与阿拉伯医药实现交流的途径如下：

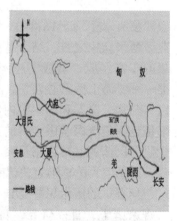

图3-14　中国与阿拉伯各国往来路线图

1. 朝贡

据《禹贡·疏》载："贡者，从下献上之称，谓以所出之谷，市其土地所生异物，献其所有，谓之厥贡。"可见贡赋之物为当地"所生异物"，也就是特产。通过朝贡的方式，阿拉伯地区的国家派遣使将本国特有的药材进献于中国，中国同样也会将当时的一些名贵药材作为礼物以回赠。

2. 贸易

中国和阿拉伯地区国家的贸易往来，是药物交流实现的主要途径。《宋史·大食传》记载了宋太宗接见大食商人蒲押随黎的情况，曾问其国所产时，答曰："惟犀、象、香药"，可见大食商人在中国经商，是以香药和药物为主。《宋史·食货志下》记载："大食蕃客罗辛贩乳香直三十万缗。"宋代由大食商人经市舶司外运的中国药材将近60种，包括茯苓、人参、附子、川芎、肉桂等47种植物药和朱砂、雄黄等矿物药。唐末著名的文学家兼药学家李珣著有《海药本草》，总结和记述了由阿拉伯和波斯等海外传入中国的药物。中国商人也把很多的药物输送到阿拉伯地区的国家。据依宾库达特拔的《省道记》记载，中国出口大食的货物有戈莱伯、吉纳胶、芦荟、樟脑、肉桂、生姜等。

3. 战争

战争在客观上促进了中阿医药的交流。早在唐朝，安史之乱爆发后，唐曾向周边的少数民族和国家求援。当时大食派兵援唐，安史之乱平息后，很多士兵和随军医生便在唐朝安家落户，从而促进了两个民族风俗文化的交流。在元代，蒙古的西征客观上开通了东西方交通的大道，为阿拉伯医药与中国的交流提供了很大便利。此种方式促进了两种医药文化的交流、融合。东汉时期，马援南征交趾，"常饵薏苡实，以胜瘴气"，征战结束后，"载之一车"，以"南方薏苡实大，欲以为种"。薏苡从此传入中国，直至南北朝时期，薏苡已经在中国内地广泛种植，成为了治疗小儿蛔虫的常用药、特效药。

4. 宗教

著名伊斯兰教徒拉施德为中国医学在伊利汗国的传播作出了重大贡献。他非常重视中国医学，主译了波斯文中国医学丛书《伊利汗的中国科学宝藏》，该书的出版加速了中国医学在阿拉伯地区的传播。同时，景教的传播和酷爱医学的景教徒在促进中阿医药交流互通中也起到了举足轻重的作用。景教徒大多热爱医学，他们把古希腊医学带到了东方，并把大量的古希腊、罗马文献译成阿拉伯文。由此古希腊医学和阿拉伯地区民族用药实践经验相结合，成为后来人们所谓的阿拉伯医学（回回医学）。景教徒不仅为阿拉伯医学初期发展作出了重大贡献，而且在中阿医学交流中成为了中坚力量。元朝回回医药专门机构的始创人爱薛出身景教世家，"通西域诸部语，工星历，医药"，1246年到蒙古国充当教士兼侍医，为回回医药在中国的传播起到了重要作用。在为成吉思汗服务的医生中就有景教徒，蒙古定宗贵由更是对景教徒医生礼敬有加，在他们的身边回回医生和汉族医生共处，在很大程度上促进了中阿医学的交流。在朝贡、商易、战争、宗教等几个主要的途经下促进了中医学向阿拉伯地区的传播。如以王叔和所著《脉经》为代表的中国诊断学西传后，有关切脉和传染病症状鉴别方面的知识就被阿拉伯医学所吸收，促进了阿拉伯医学的发展，以致成为后来欧州医学复兴的基础。突出的事例就是在晚唐时期（公元9世纪）阿拉伯医生马萨华在中国切脉法的影响下，也撰写了一部脉学书籍，丰富了阿拉伯地区的诊断思路，加速了中医文化的传播。另外，以葛洪为代表的中国炼丹术西传后，不仅促进了阿拉伯化学的发展，而且对世界化学的出现和发展，都起到了促进作用。后来的化学和制药化学就是在中国西传的炼丹术的基础上发展起来的。因此，西方很多学者都认为"炼丹术即现代化学的前驱，系借阿拉伯通商，由中国传来"。这些历史上宝贵的记载，都说明了中国医学传入阿拉伯，不仅促进了阿拉伯医学的发展，而且对世界医药学的贡献也是不可估价的。

（二）中国医学对阿拉伯的影响

1. 炼丹术传入阿拉伯

在公元2世纪发明于中国，到了唐代，达到登峰造极的时期。炼丹史家如詹生、火卫士，这些人一致认为公元8至9世纪炼丹术由中国传入阿拉伯，12世纪，再由阿拉伯传入欧洲。汜巴《讨论集》说："中国炼丹术的主要思想向西推进，经印度、波斯、阿拉伯及回教的西班牙传播全欧洲。在葛洪数世纪之后，他的理论和方法，有时甚至他的术语，都被这些国家的炼丹家采用。"联系现在的科学发展，我们可以说炼丹术是现代化学的前驱，那么中国炼丹术的理论就可被视为制药化学最早的探索与实践。威廉斯氏《中国简史》载称："欧洲之有炼丹术系借阿拉伯通商由中国而来，是毫无疑问的。黎伯氏化学就是炼丹，因此，中国初期炼丹的试验，也可说是现代化学的滥觞。"葛伊博恩氏说："坎伯路氏是研究阿拉伯医药的权威，他很明确指出炼丹术发源于亚力山地利亚或希腊之说是无佐证的。又戴维斯氏也有同样见解并认为《史记》的记载系炼丹术最早的历史文献，并且肯定是公元前3到公元前4世纪的中国的特产。道教在公元前6世纪即有找寻点金术和长生药的事，这较世界任何国家早得多。有充分证据证明拜占庭的希腊人和回教的阿拉伯人在中世纪初叶即已和中国有交流，因此中国道家的著述与欧州炼丹家的术语，有许多共同点可以理解，尤显著的是培根论用硫磺和水银等物炼金术之法，完全和1200年前魏伯炼金丹之法毫无二致。"

火药、印刷术、指南针是中国的三大发明，这些发明的产生都和炼丹家有关。由于炼丹家最早认识到了磁石的指极性而制造了指南针。至于印刷术有谓它导源于刻符。火药的发明更与炼丹家有直接的关系。火药的主要成分是硝，最初是中国发明的，但是最早是在12世纪中叶才被一般人知道。在12世纪的时候，阿拉伯人也从中国那里知道了火药，他们叫火药作"中国的雪"，叫火箭作"中国的箭"，在阿拉伯1275至1295年出版的一本讲火器的书中说，硝已成了基本的成分。

2. 中国药物输入阿拉伯

《宋会要》记载，经过市舶司由阿拉伯商人的船只，或中国船只运往欧亚等国家的中国药物，有六十多种。在阿维森纳的《医典》中，所列药物，不下八百余种，其中不少是产于亚洲的，尤其是中国产的药物。如以《宋会要》中互市的药物中，有牛黄一味，在中国《神农本草经》中已著录，可见利用牛马腹中结石为药用，当以中国为最早，大概在12世纪，阿拉伯人首先用之，再由阿拉伯地区的国家，转入欧非诸国。在第9世纪时候，中国的商船容积很大，满载东洋产物如芦荟、龙涎香、竹材、檀木、樟脑、象牙、胡椒等，运往印度再转输他处。13世纪阿拉伯医药字家伊本·巴伊塔尔在《药草志》一书中曾大量引用阿拉伯医药学著作，书中详细介绍了当时在阿拉伯地区流行的上千种药物，其中有许多是从中国传入的。如胃结石（中国牛黄），"这种石在印度，在中国，在东方各地均可找到。"合猫里（使君子），"此乃一种小粒种子的波斯名称，来自中国，乃驱绦虫之良药。"乌头（川乌头），"生长在靠近印度边境的中国土地上。"氧化锌（扁青），"这种氧化锌是从中国运出的。"编玛瑙，"分布在也门和中国等地。"良姜"源白印度"（实际上是从中国传到印度的——引者）。樟属植物（肉桂），"该子波斯语的意思是中国木"。大黄，"质量最好的乃中国大黄"。"因为他们（波斯人）称中国为Sin，而称中国大黄为Rawand Sini（即支那大黄）。"檀香，"檀香是一种木，来自中国。"麝香"有麝香羊生存的吐番地区和中国地区相互毗邻，构成一个不可分割的整体"。椰子，"自中国的那种深黑色的（椰子纤维）为最受欢迎。"除此之外，波斯人阿布·艾苏尔著有《药物学大纲》一书，书中也列举了一些唐宋时期传入波斯和阿拉伯地区的中国药物，如肉桂、莪术、中国姜、黄连、中国大黄、庵摩勒、中国豆蔻等。在元代马可波罗的《游记》卷三第二十五章中，也有详细记述中国产的许多药材，经过印度洋而至亚历山大里亚的情形。

3. 集众家医学之大成的《医典》

公元11世纪初的阿维森纳享有"阿拉伯医学王子"，"学者之王"与"医者之冠"等多个盛名，因为他不仅是位优秀的医药学家，而且是历史上最伟大的伊斯兰哲学家、科学家、诗人。在医学领域，阿维森纳与古希腊的希波克拉底，还有古罗马的盖仑，并称西方医学史上的三座里程碑。他编纂世界医学史上一部重要的医学著作《医典》。该书长期被欧洲、阿拉伯国家和地区及北非诸国奉为医学指南。中世纪的欧洲将该书作为权威性的医学教科书一直沿用了700余年。先后被译成波斯文、土耳其文、乌尔都文、拉丁文等多种语言。据统计，在活字印刷术发明以后，《医典》印刷次数之多，仅次于《圣经》。

据朱明和王伟东所写的《中医西传的历史脉络——阿维森纳《医典》之研一文将《医典》共分五部书，第一部书阐述了医学的定义与范围、健康失调与摄生，其中特别介绍了四行体液学说、解剖学、宇宙论和普通生理学等内容；第二部书是关于草药的药性、药理和药物治疗学的内容；第三部书介绍了特殊病理学，是讲头痛、中风、偏瘫、癫痫等疾病，还包括一些特殊身体部位的病理；第四部书介绍了外科处理，包括外伤、神经损伤、骨折、脱臼、溃疡的治疗，还有关于发热的治疗；第五部书记载的是处方，其中大部分是多种草药组成的复方，是一部较完整的方书。

2001年在中德双方的共同努力下，《唐苏克拉玛》残本的影印本和微缩胶片回到了祖国，存于北京中医药大学基础医学院。据研究发现在阿拉伯原文的《医典》的第二部中，阿维森纳明确指出有17味草药从中国进口，其中包括了姜黄（有芳香挥发性）、桂枝、细辛、肉桂（原文称之为"中国树"）、中国荔枝、中国药用大黄、西藏麝香、天然樟脑、芦荟（又称"印度木"）、檀香，产于中国海的玳瑁、莪术和郁金等中药种类，同时《医典》中还记载了许多饮食和药物，如肉汁、驴奶、葫芦、蛋黄、葡萄酒、芍药、大蒜、莴苣、水蛭、牛黄、蝎毒、苁蓉、附子、蛇毒、硫磺等。《医典》的脉学体系与中医脉学相近，关于阿氏的脉学体系，与中医的脉学极其相似。《医典》第一部书"脉论"中共记载了19种脉象，包括有长脉、短脉、和脉、宽脉、细脉、高脉、伏脉、糙脉、大脉、小脉、数脉、迟脉、续脉、结脉、滑脉、涩脉、实脉、虚脉和平脉。范氏在"中国与阿拉伯医学交流史实"一文中谈到：阿维森纳的脉学分类极其精细，多达48种；其中35种与王叔和的《脉经》相同。我们不难发现，《脉经》开篇卷一"脉形状指下秘诀第一"载有浮脉、芤脉、洪脉、滑脉、数脉、促脉、弦脉、紧脉、沉脉、伏脉、革脉、实脉、微脉、涩脉、细脉、软脉、弱脉、虚脉、散脉、缓脉、迟脉、结脉、代脉和动脉共24种脉象。其中7种脉与《医典》"脉论"中记载基本相同。再说，古罗马盖仑的脉学在西方很闻名，且与中国王叔和的脉学历史时期相近。盖仑有"辨脉"专篇，把脉象分为三大类，每类下列9组，合计27种脉象：即第一组为长脉、中长脉、短脉；第二组宽脉、中宽脉、细脉；第三组为浮脉、中沉脉和沉脉。这三组脉象的排列组合形成27种复合脉象。

4. 阿拉伯国家中医药发展前景

回顾历史，自张骞出使西域后我国便建立了和西域诸国的联系。随着丝绸之路的开通，我国的炼丹术、中医脉学、中药材、华佗医术、中医典籍等相继传入阿拉伯国家，促进了阿拉伯国家医学的发展。阿拉伯国家位于"一带一路"倡议的西端交汇地带，是中国提出"一带一路"倡议天然的、重要的合作伙伴。随着《中医药发展"十三五"规划》《中医药发展战略规划纲要（2016—2030）》《中医药法》《中国的中医药》白皮书等政策文件与法律法规的相继出台与颁布，中医药已经被提升到了战略高度，这些政策都为促进中医药产业走出去提供了巨大的政策支持。而阿拉伯共有22个国家和地区，人口总数为3.93亿，是我国中医药拓展的重要国际市场。

在黄奕然和沈远东所写的《"一带一路"背景下阿拉伯国家中医药发展现状》一文中提到阿拉伯国家分为海湾地区、沙姆地区、北非地区。其中海湾地区是阿拉伯国家中经济最为发达的区域，该地区社会福利好、国民收入高且消费能力强，国民对于高品质的健康产品、服务有较高要求。因此，海湾地区是大力发展中医药贸易优先考虑的区域；沙姆地区属于地中海气候，适宜种药用植物，并且该地区在传统草药研究方面在阿拉伯国家处于领先地位，同时该地区民众对减肥、疏肝解郁、壮阳类药物的需求量也较大；目前中医在西亚北非的发展集中在西亚国家，许多西亚国家开设了与中医相关的诊所和药店，推出了以中医药为特色的医疗服务，在西亚产生了一定的影响。

综上可知，阿拉伯国家对中医药有极大的需求，因此我们可以以孔子学院和海外中国文化中心为平台传播中医药相关知识，加强国内中医药大学与当地医学院校及科研机构的合作互派留学生；制定中阿对照中医基本名词术语国际标准科学规范地传播中医药知识；开展针对阿拉伯—伊斯兰传统医学的研究，有针对性地输出中医药知识。

二、古丝绸之路对印度医学的影响

（一）中印两国医学交流史

中印两国的交往可上溯到先秦时期，而医药交流从现有的资料来看，最早与印度佛教的传入有关。佛教传播的过程中裹挟着医药的内容，中印医药交流此种实现途径比较明显。

晋代法显和尚于安帝时自长安出发，西渡流沙，历时十五年，途经三十余国，当时的确到过印度。回国后，他将旅途所见所闻，著成《佛国记》，具有重要史料价值。

隋唐时期，随着佛教在我国的传播，佛教势力逐渐扩大，到印度这个佛教发源地大阴圣请经的中国人日渐增多，他们直接或间接地把中国医学带到印度，从而起到传播中医、交流文化的作用。必须指出，当时去印度的路有好几条，最著名的当然是丝绸之路，即玄奘水经的道路，这是经由河西走廊、新疆、伊朗、阿富汗这条众所周知的通途，他在印度前后17年中，将亲身经历和由传闻得知的100多个国家和地区的见闻，撰写成《大唐西域记》，其中谈到不少印度医药的情况，如："凡遭疾病，绝粒七日，期限之中，多有痊愈；必未瘳差，方乃饵药。药之性类，各种不同；医之工伎，占候有异常。"对中国医学影响深远。其次就是海上丝绸之路，671年，著名僧人义净赴印度求经，就是走的南海这条通道，唐僧义净在印度经历20个春秋，期间他不但用掌握的医疗技术治愈自己的疾病，还介绍和传播中国医学的本草学、针灸学、脉学等知识，并撰写《南海寄归内法传》一书，记述了许多印度医药卫生方面的情况，并把中国的药物和饮食习惯与印度等国进行了比较，此书成为研究中外医药交流的珍贵文献。在我国中外医药交流史上，隋唐时期的中外医药交流是极为重要的一页，并且翻译了《曼殊室利菩萨咒藏中一字咒王经》《佛说疗痔病经》等经书。

据《隋书》和《新唐书》记载，还有很多直接翻译过来的印度医籍，如《龙树菩萨药方》和《婆罗门药方》等。中国医学的发展在唐代带有印度医学的烙印。中印两国僧侣的相互往返，促进了中印之间的医药交流。隋代刘崑《南中负谈》中提到古时西南马队与印度、缅甸等国交易的情况。这条古代的"身毒道"，即通行西域的第三条通道是经由灵关道，即由成都、邛崃、雅安，经西昌、姚安至南华。或由成都、宜宾、盐津、昭通（汉代的朱提），经昆明、安宁至南华，故称朱提道。再由南华经祥云、大理、保山至缅甸，最后到达印度。通过这条又称为"西南丝道"的通途，中印进行了药物交换。印度的药物，由此道输入我国，而我国的药物也从这条道路输往印度。例如义净，就在他的著作中谈到印度把我国输入的人参、茯苓、当归、远志、乌头、附子、麻黄、细辛等药，称为"神州上药"。

应该指出的是，在以上所有的交流通途之外，还有一条不为人们所注意的通道，在中印医药交流中起过十分重要的作用，这就是中国—吐蕃—印度的通途。根据法国的东方学者P.Huard的意见，中医的某些典籍就是经由吐蕃传入印度的。例如，在一次国际学术讨论会上，Huard教授发言说："大约写于公元3世纪（原文误为公元前3世纪——本文作者）的《脉经》流传到吐蕃，在那里被译为藏文，受到吐蕃人的欢迎。它也传播到印度，并由印度最后传到穆斯林国家。在伊斯坦布尔，可以见到《脉经》的阿拉伯文译本，并带有中文原图。显然，《脉经》对阿拉伯脉学是有影响的。"王叔和《脉经》在晋初早已著成。641年，唐朝的文成公主与吐蕃王松赞干布联婚。藏文史书记载：文成公主带入吐蕃的嫁妆中，包括"治四百零四种病的医方百种，诊断法五种，医疗器械六种"，这些书虽未列出书名，但诊断法中肯定有《脉经》，这是毋庸。从藏医脉学和中医脉学的雷同之外。不难看出《脉经》对藏医的影响。西南民族学院于1961年在藏族聚居地区调查，发现有《脉学师承记》一书，是藏族医圣老宇陀所著，其中三部九候等内容与中医一样。可见中医脉学早就传入吐蕃的结论，并非凭空想象的。根据时代及当时历史可能性等线索分析，在这些后来被翻译成藏文的最早经典著作《医学全书》（一译《医学大全》）的汉文原本，最大的可能是孙思邈的《备急千金要方》。当时松赞干布又约请内地医生韩文海德、大食医生嘎林那、天竺医生巴热达扎，共同著成《无畏的武器》。后来，印度医生和内地医生都各自返回原籍，而大食医生嘎林那则在吐蕃与汉族医生共事多年，而且此前汉族医学对藏医学早已产生相当大的影响了。印度医生巴热达扎回国时必然带回一些有关汉族医学的知识，包括中医古代的著作。

根据历史记载，古代印度医学并不擅长于脉诊，而中医的脉诊则是具有世界性影响的一种诊疗法。义净在印度侨居二十多年归来后所撰的《南海寄归内法传》曾写道："若患热病者，即熟煎苦参汤饮之为善，茗亦佳也。自离故国，向二十余年，但以此疗，颇无他疾。且如神州药石，根茎之类，数乃四百有余多，并色味精奇，香气芬郁，可以蠲疾，可以王神。针灸之医，诊脉之术，瞻部州中无加……"由此可见，古印度是不擅长于诊脉术。

在《脉经》中并不仅仅涉及脉学的知识，还包含着与脉学有关的其他医疗知识，尤其是脏腑学说。根据宋代《崇文总目》所载，我国有《耆婆五脏论》，显然是古印度医学谈及脏腑问题的专书。此书曾由朝鲜金礼蒙所编《医方类聚》予以引用，确有其书。但应该指出的是古印度医学并无"五脏"之说，如印度医学内科代表作《阁罗迦全集》中所载之脏腑名称，计为十五个，即脐、心、肺、肝、脾、肾、膀胱、盆腔结肠、结肠、直肠、肛门、小肠、大肠、网膜及胃。因此，耆婆的五脏之说显然是受中医的影响。

宋代南亚地区有许多古国，其中在今印度的有天竺、注辇、故临、南毗、麻曤华、胡荼辣、南尼华曤等，在今孟加拉国及印度西孟加拉邦一带的有鹏茄曤国。在宋代，有不少印度药物作为贡品流入中国。当然，交流是双向的，也有许多中国药物输入印度，或通过印度再输入阿拉伯地区。《诸蕃志》中载，南毗、故临等国的商人，每岁到吉陀、三佛齐等地交易，当地"用荷池、撷绢、瓷器、樟脑、大黄、黄连、丁香、脑子、檀香、豆荚、沉香为货，商人就博易焉"。大黄、黄连是中国特产，大黄性寒，有攻积导滞，泻火解毒之功效，西方医学界对它十分看重，黄连则是治眼疾的良药，两者都是古代中国主要的外销药物。宋代，商人们往往将大黄、干良姜等中国药物运至三佛齐、吉陀等地，与印度洋各国商人交易。通过这种贸易方式，中国药物也随之而远销到了印度、阿拉伯地区。这一点，在当时的阿拉伯史籍中也有记载。13世纪初的阿拉伯人雅库特在《地名词典》一书中，引述了一个叫阿布·杜拉夫的阿拉伯人的游记，其中说到阿布·杜拉夫在故临游历时，见到当地有从中国运去的大黄，并说，"中国大黄是最好的。"这一记载，与前引《诸蕃志》所云正可相互印证。同时，该游记还提到，在故临，"优质雄黄来自中国，是中国京都东门的一股泉水喷出的。"可见当时尚有中国雄黄输入印度。此外，13世纪阿拉伯药学家伊木·巴伊塔尔的《药草志》一书，也记载了一些中国药物经印度传入阿拉伯地区的情况。如书中说廖香来自中国和吐蕃（西藏），"中国人往往携带麝香在海上作长途旅行，……运到阿曼、波斯、伊拉克等各伊斯兰教国家，"当时被称为伊拉克麝香是"因为麝香是（从中国）到印度经由伊拉克运到我们这儿的。"又如良姜，书中说"源自印度"，而我们知道，良姜是中国土产，很早就向国外输出，9世纪阿拉伯作家伊本·库达特拔的《道里郡国志》在介绍中国向阿拉伯地区出口的商品时就曾提到良姜，《诸蕃志》三佛齐条也说中国商人将良姜运到三佛齐，与印度洋各国商人交易，可见印度的良姜实源自中国，印度商人从三佛齐输入中国良姜后又转输到阿拉伯地区。再如肉桂，书中称"桂皮乃印度的一种药"，实际上也是由中国经印度输往阿拉伯地区的。前引伊本·库达特拔《道里郡国志》提到的中国出口货物，就有肉桂。阿布·杜拉夫游记也说，商人们把桂皮从中国带到马来半岛西岸的贾朱拉（哥谷罗，kaklua），然后再从这里转到印度洋地区。在阿拉伯语中，肉桂被称作darcin（现代发音为darsini），意即"中国木""中国树"，其来自于中国，不言自明。13世纪在阿拉伯地区生活多年的卡兹维尼在他的《各国建筑及人情志》中提到，在印度的查贾拉地区，人们视中国树（肉桂）为至宝，"是全体居民的共同财产，并不属任何个人所有"。可见当时有中国肉桂（桂皮）输入印度。

（二）古丝绸之路中印医学融合的产物——藏医学

藏医学是中国医学宝库中的一颗明珠，是中国医学的重要组成部分，是青藏高原以藏族为首的各民族智慧的结晶。藏医学具有悠久的历史，仅以有文字记载的历史来看，也已经有一千多年的历史了。如上所述，西藏地区是中（在这里主要指汉族医学）印医学交流中若干通道中的一条，是中印医学交流的"中转站"。正当隋唐佛教的鼎盛时期，空前统一的吐蕃王朝建立了。她统一了文字，建立了中央集权制的政权。高原人民在原始宗教医学朴素的经验基础上，先吸收了汉族医学的精华，后来又请来印度医生，吸收了印度医学的精髓。在这种广收博采的基础上，形成了三位一体的独特的医疗体系——藏医学。它的主体是本民族的医疗知识与经验，也包含有中医的五行脏腑，经络脉学，治疗药物等内容，同时也有印度医学的三元素（隆—赤巴—培根）、七种物质、三种排泄物，以及药物的六味八性十七效等内容，这些都与古印度医学的内容相似，明显受其影响。分析藏医学与汉族医学在中印医学交流史中所处的不同地位，对研究藏医学的形成是有益的。我们已经知道，印度医学是随同佛教的传播而输入我国的，上面已经分析了印度医学对汉族医学的影响，即便在佛教大盛时期，在印度医学大量涌向祖国内地的情况下，在整个中医学发展中所占的比重较小，对藏医学来说，情况就不一样。佛教传入吐蕃王朝，正是这个政权刚刚形成，吐蕃文字刚刚创制，其医学也正是在这个时候开始奠基、形成的。藏医学本身还没有发展成一套成熟的、独立的医疗体系，因此，其医学就很容易接受新鲜的外来医疗体系的影响，并加以利用、融化成为本民族医学的一部分。藏医学在这方面是吸收、融合其他各种医学精华的典型。如四五行来说，古印度医学有五行，它可能是在"四大"的基础上，受到中医五行学说的影响而形成的，印度医学的五行是"地水火风空"，亦即"土水火风气"，而中医的五行是"木火土金水"，藏医学在某些情况下，用的是地水火风空的理论，但在脏腑方面，其所用的则是中医的五行，即以肝心脾肺肾为五脏。融合其他民族医学之精华于一体，这正是青藏高原民族的优点，也是藏医学的特点之一。

（三）"一带一路"倡议带来的机遇

回首历史，中印两国，早在公元前2世纪，张骞开辟"丝绸之路"时，中医药学就传入了印度；唐朝更是派遣高僧玄奘赴印度求取真经，并且在他写的《大唐西域记》中详细记述当时印度次大陆几十个王国的风土人情和宗教环境，见证了两国之间的友谊；郑和下西洋六次驻泊在印度喀拉拉邦的卡利卡特，将中医药文化进一步传播至此。印度传统医药历史悠久，主要包括阿育吠陀医学、锡达医学、尤纳尼医学和顺势疗法。1973年，印度顺势疗法中央学会建立，负责制定相应行业的教育、临床和职业道德的最低标准。2014年11月，印度政府从卫生部中分离成立正部级的传统医学部（The Ministry of AYUSH）。印度有健全的行政管理部门及法律来保障其传统医学的顺利开展。其中，阿育吠陀医学是印度应用最广、影响最大的医学。

据统计，印度大约有300多家阿育吠陀医院，12 000多个门诊部，各个邦也开设了传统医学医院和基础保健院，共有60多万传统医师分布印度各地。相比较而言，中医药在印度的发展较为局限。印度的中医药诊疗机构不多，也未有相关法律来规范中医药在印度的运行。印度传统医学发展较为成熟，在就医时，当地居民往往会选择传统医药，这为中医药在印度的发展带来很多机会。在21世纪的今天，我国大力提倡"一带一路"，而印度的地理位置则显得格外重要。因此，我们应深化两国互信。进一步推进两国在经济、人文等领域的合作与交流。而中医药植根于中国传统文化，并且在古代与印度的传统医学有着千丝万缕的联系，我们作为中医工作者应该紧紧抓住两国医学的共性为突破口，拓宽与印度本土医学的交流合作，加大中医药走出去的步伐，让印度的民众认识中医药，了解中医药的优势，从而更好地推动中医药在印度的传播与发展。

第四章　古丝绸之路上文化
交流对中医药理论的提升

第一节　古丝绸之路上中外交流对中医理论的提升

一、印度佛医对中医药理论的影响

公元前6世纪，乔达摩·悉达多创立了佛教。对于佛教传入我国的路线，《汉魏两晋南北朝佛教史》中汤用彤先生曾论述到："西汉文景帝时，佛教盛行于印度的西北部，随后传播至中亚。月氏族为匈奴所迫，自中国之西北，向西迁徙。至武帝时已臣服大夏。佛法之传播于西域，传及支那，月氏领地实至重要也。"月氏族的领地处于丝绸之路沿线地区，经济贸易交流十分发达。东汉时期佛教开始传入我国，到了隋唐时代，佛教进入高速发展时期。在我国发展起来的佛教与印度本土佛教有继承关系，但佛教在接受我国儒家、道家思想的影响后，结合中国的文化传统，形成了"中国化"的教义。因此，得到了广泛的传播与信仰。

（一）佛医文化对中医理论的提升

佛教医学是释迦牟尼及其弟子们在佛教理论指导下，结合古印度医学形成的独特医学体系。对此近现代知名学者马忠庚在《从佛教医学看佛教》一文中也认为，佛教医学是印度当时的医学结合佛教义理，其中既能体现佛教自身的教义，又有古印度医学知识水平的反映、表述。肖雨在《佛教医学概论》中认为，佛教医学是佛教文化中浓墨重彩的一笔，它是在佛教教义的指导下，融合了印度医学的理论，从而形成了具有独特理论和方法的宗教医学，佛教的八万四千法门就是对治人的八万四千苦恼的良方，佛教是既治疗人们心理疾病，又治疗生理疾病的一门综合医学。

佛经对中医辨证理论具有一定的影响。鉴于佛医学对中医学的渗透、吸收和融合，故在诸多的诊疗方法与方药的使用上有一定程度的相似性，难以截然分开。但佛医学在基础理论上已经显现出其独特之处，在诊疗上也具有自己的特色所在，在人体的生理解剖、病理现象、养生康复、疾病的治疗方法等方面有了一定的发展。佛学在潜移默化中影响着传统医学，佛教教义渗透到医家思想之中，并应用于中医学范畴中，与医学理论相契合，对中医基础理论产生了一定程度的影响，丰富了传统医学的理论体系。

对天人合一思想的丰富。中国佛教文化中的"百一"理论是佛教的核心理论，佛教认为：宇宙间万物由水、火、地、风四大元素构成，其中任何一种元素出现异常，就会导致疾病的发生。"天人合一"是我国传统哲学观，该哲学观阐述了天与人的关系。中医思想中的天道和人道之分是具有普遍性的天道在具有特殊性的人道中的具体体现。中医学认为，自然之气构成万物，万物又分为阴阳，《黄帝内经》云："积阳为天，积阴为地"；《黄帝内经太素》曰："天为阳也，地为阴也，人为阴阳也，故曰不别气也。"天、地、人本质皆属"气"，形式上又有差别，观察角度和思维方法的不同造成了现象和本质的差异。

对中医的病因病机学说的丰富。佛教指出，患病有二因缘，兵刃刀杖、坠落推压、起居失常、饮食不节为内源，寒热饮渴为外缘，也认为情志可致病，同时重视随季节而调息饮食，以防疾病的产生。中医基础理论中有"三因"学说，即为内因（饮食劳倦、情志所伤等）、外因（外感、外力所伤等）及不内外因。佛教医学认为："病起因缘有六，一四大不顺故病，二饮食不节故病，三坐禅不调故病，四鬼神得便，五魔所为，六业起故病。"佛教也擅长通过心理治疗疾病，邓来送等认为：在疾病扰身之时，通过静养、暗示、调息，起到保健康复的作用，同时指出佛教的八正道、三学、六度等修持之道，都是行之有效的身心疗法。从晋代开始，中医吸收了很多的佛医治疗方法，这使得中医在心理疗法中得到了快速的发展。

（二）佛医文化对中医临床的提升

脚气病，主要是由于感染风毒病邪引起的以脚屈弱为首要症状，随即向上蔓延至四肢、腹背、头项，严重者可侵犯心、肺，引起心率加速、呼吸困难，最终因心力衰竭而导致死亡的一种具有强烈传染性的疾病。"脚气"一词始自梁武帝书"数朝脚气，转动不得"，脚气病历来有不同的称呼，如"脚弱""脚气""湿痹""缓风"等，孙思邈在《备急千金要方》中所云："然此病发，巧得先从脚起，因即胫肿，时人号为脚气。"

深师云脚弱者，即其义也"即是脚气之候，顽弱名缓风，疼痛为湿痹"。汉魏六朝佛医学在治疗脚气病方面作出了突出的贡献。

《外台秘要脚气上气方五首》云："疗脚气上气方…此方敕赐慕容宝节将军，服者云神效，苏恭脚气方云，是婆罗口法"。《外台秘要脚气肺满方二千九首》云；"生猪肉去脂，以浆水洗，于两板中压去汁，细切作脍，蒜薤啖之，日二顿，下气除风，此方外国法。"这些说明脚气病的治疗方法与佛医学的传入密切相关。在孙思邈所著的《备急千金要方》中说到："考诸经方，往往有脚弱之论，而故人少有此疾，自从永嘉南渡，衣缨士人多有遭者。岭表江东有支法存、仰道人等，并留意经方，偏善斯术。晋朝仕望多获全济，莫不由此二公。又宋齐之间，有释门深师道人述法存等诸家旧书为三十卷，其脚弱一方近百余首"，脚气病的大流行促使涌现出不少脚气病的专家，其中僧医为其典型代表人物，如支法存、仰道人、释僧深等。

在《太平御览》所引《千金序》中分别对这三位擅长治疗脚气病的僧医进行了记载，"僧深，齐宋间人，善疗脚弱气之疾。撰录法存等诸家医方十余卷，经用多效，时人号曰《深师方》焉"。"仰道人，岭表僧也。虽以聪慧入道，长以医术开怀。因晋朝南移，衣缨士族不袭水土，皆患脚软之疾，染者无不毙蹈。而此僧独能疗之，天下知名焉"，"沙口支法存，岭表僧也，性敦方药。自永嘉南渡，士大夫不习水土，皆患脚弱，唯法存能捶济之"。在脚气病的相关治疗上，本土僧医因悟论治，对经方进行灵活化裁，打开了治疗脚气病的新局面。从现存文献资料来看，汉魏六朝时期脚气病的论述主要是保存在《僧深方》中。

在《医心方》《千金要方》《外台秘要》等典籍中收录有该汉魏六朝时期佛医学在脚气病治疗上的精华内容。如在《备急千金要方》记载"风毒脚气方"载有支法存运用防风汤治疗"肢体虚风微痉发热"、深师以增损肾沥汤治疗"风虚劳损挟毒，脚弱痛痹或不随"等，《外台秘要》卷十八、卷十九关于僧医脚气病的治疗处方记载有深师以大八风散治疗"毒风湿病肆曳"、深师以茵芋酒治疗"新久风"引起的"体不仁屈曳或拘急肿"等。这些关于脚气病的治疗经验，在中医疾病治疗史上有重要的指导意义。

眼科病治疗在中医眼科学的发展史上，佛医起到了不可替代的作用。据记载，东晋时期《佛说咒目经》是传入我国最早的眼科学专著。汉魏六朝时期的佛医著作就已对眼痛、眼翳、眼肿、眼盲、目冥等眼科疾病进行了记载，并有专门的"眼医"对其进行治疗。"或化或下，或灌于鼻，或复灌下。或刺其脉，或令泪出"，佛医眼科疾病的治疗方法多样化且具有佛医学的治疗特色，丰富了中国眼科医学的理论与方法。在治疗眼科疾病中金针拨障术是佛医的一大特色。在中医学中，常认为金针拨障术最早见于唐代王焘所著的《外台秘要》之《出眼疾候一首》，"……此宜巧金篦决，一针之后，豁若开云，而见白日。针讫，宜服大黄丸，不宜大泄。"然而，早在汉魏六朝时期就已在佛经、史学著作中有关于金针拨障术治疗眼疾的记载。北魏翻译的佛经《大般涅槃经》记载"百盲人为治目，故造诣良医。是时，良医即以金篦决其眼膜，指示向言：'见不'。盲人答言：'我犹未见。'后以二指、三指示之，乃言少见"，大约在该书翻译的时代，金针拨障术的实践操作也随之传入了中国，对中医眼科学的发展产生了深远的影响。《北史》卷八十四《孝行》记载，后周时期孝子张元为其失明3年之久的祖父求佛，请师父来家读佛经，到了第七天，他夜里梦见一老翁用金镜治疗其祖父的眼疾。《南史》记载梁文帝的儿子萧恢患有眼疾，"有道人慧龙，得疗眼术，恢请之，乃至，空中忽见圣僧。及慧龙下针，豁然开朗"。这被认为是中国医学史上最早关于白内障治疗的案例记载。《梁书》中记载费太妃的目盲是北渡道人慧龙采用金针拨障术治愈的。该时期的金针拨障术为后世眼科手术的发展奠定了重要的基础。

汉魏六朝眼科疾病的药物疗法有较为丰富的经验。《杂阿含经》中提到"眼药丸"，但文中未记载药丸的组成成分。《道行般若经》记载"持摩尼珠近眼"的方法治疗眼痛。《正法华经》中显、良、明、安四种药物哺祖捣合治疗盲目，并提出可以配合针灸消息补泻以增强疗效。《大方广十轮经》记载"阿摩那果捣雍和合成其宝药"，外涂以治疗盲冥或先天性眼盲。由于药物涂眼工具使用不当会造成眼伤，《十诵律》记载佛陀主张采用以铁、铜、贝、象牙、角、木、瓦为原材斜制成的匕器进行上药。本土僧医也形成了自己治疗眼病的经验方，如《外台秘要》中记载"深师疗青盲方""深师疗眼赤痛方""深师疗眼泪出，鸡舌香丸方""深师眼痛散"等，《医也方》收录了"《僧深方》治目白翳方""《僧深方》治目盲十岁，百医不能治，郁金散方"。

在汉魏六朝翻译佛经中有诸多妇产科方面的论述，如《佛说胞胎经》主要阐述胚胎在发育过程中和胎产时期孕产妇所患的疾病，以此来说明孕产期间妇人在饮食上的调养方式和四季寒热方面相应的注意事项，对现今孕产仍有重要的指导意义。《中阿含经》中的"父母聚集一处，母满精堪耐香阴已至，此三事合会入于母胎。母胎或持九月十月更生，生已以血长养，血者于圣法中，谓是母乳也"，论述了怀胎与母乳的形成过程，强调"母乳即血"的思想，对产妇乳少具有一定的指导意义。由此可知，早在汉魏六朝时期佛医擅长妇产科疾病的治疗，且有较为丰富的临床经验。

晋代僧医于法开开创了佛医治疗妇产科疾病的先河，其遇到妇人难产，便令进食羊肉羹，然后施以金针之术，"须臾，羊膜裹儿而出"。自于法开起，南朝僧医开始形成诊治妇科疾病的传统，并且出现寺院开始兴办女科的现象，寺院妇产科对妇人疾病的诊治产生了不可磨灭的影响，其中萧山竹林寺对这一传统继承和发扬得最有成就。

位于浙江省萧山县城厢镇的竹林寺，始称"古崇寺"，开山祖师为悟真和尚。传至五代后晋出帝石重贵天福八年（943年），寺僧高昙"得异授而兴医业"，并重建寺院名为"资国看经院"。他是有史可查的竹林女科创始人。至宋太平兴国七年（982年）竹林寺改赐惠通院，寺僧皆以妇科医相传著称。南宋绍定六年（1233年）竹林寺静逼禅师潜心研究岐黄，医术卓著，并因治愈理宗皇帝谢皇后的重病而"闻名于天下"，同年理宗皇帝改赐惠济寺，封静逼禅师为"医王"，赐"晓庵""药室"两匾，并作浩语。从此"自天子以至公卿，自禁中以至滨海，周不盛称功德，凡瞻礼如来，与诵念药师，盖七百有余载。"竹林寺女科代代相传，直至民国初年，历时近千年，声名遐迩。但是，据史料记载，明代兵火侵扰，群僧四散，竹林寺由盛转衰。

竹林寺治疗女科疾病的确有疗效，其良方也只是秘传而不向外泄漏，直到清初才流传到民间。萧山竹林寺女科方书，版面很多，刻本、抄本达数十种。现在浙江省中医药研究所还保存多种。如《竹林寺妇科秘要》全书20卷，系乾隆三十六年刊行，前集八卷，题"静光禅师"考订，后集八卷，题"云岩禅师"增广续集四卷，题"论印禅师"续纂。竹林寺女科的医疗特色主要体现在两个方面：第一个方面，注重问诊，以活血理气为主。女子以血为本，有经、带、胎、产之疾，隐曲七情之病，所以详细询问病史尤为重要。另外，由于僧人治病，不便于切脉，因此比较注重询问。同时利用病人到寺院治疗对神佛的虔诚心理，可以仔细询问病情，以便对其更好的治疗。妇女以血为本，血赖气行，气血调和，则五脏安宁，经脉通畅，冲任盛荣，故调理气血，为治疗妇科病的重要法则之一。第二个方面，讲究药物泡制、煎服的方法。萧山竹林寺女科以问症发药取得疗效，不仅善于辨症，而且对中药的功用善于研究。所用方药剂型多样化，有汤剂、散剂、丸剂、丹剂、洗剂、酒剂、膏剂等，以适应不同病情的用药需要。另外，寺院当中秘制的太和丸、回生丹的配制，制法精细，效用广泛确切。

竹林寺妇科用药还讲究煎服法，别具一格，如产后服生化汤，二帖共煎，要四点钟时相继服完，临服时，冲绍酒一小杯，如此服法，药力集中，加强活血化瘀，温经止痛之效，对新产后瘀血疼痛效果甚佳。这也是总结诸多经验得出来的服法。竹林寺女科方书系寺庙妇科经验的总结，方书中的许多药方是实用有效的，但是其方药的应用也有局限性，其理论性、系统性、完整性是不够的。佛教宣扬"大慈大悲""普度众生"的教义，而寺院作为传播佛教的载体，假借佛法来行医施药，给人治病。佛教医学的最大特色就是以佛法的精神作用调节人的心理，先治心，然后再加上药物治疗，从而治愈疾病。此外，在《外台秘要》中收录有深师治疗产后中风和产后冷热痢的经验方，《医心方》中载有27首深师妇科疾病治疗的处方。

在外科病治疗方面，古语说："天下名山僧占多"。宋代赵抃诗云："可惜湖山天下好，十分风景数僧家。"佛家寺院古称"寺刹""梵刹""僧刹""兰若"等，一些著名的寺院大多建在风景秀丽的名山中，或郊外山庄，僧侣生活环境恶劣，易造成创伤，平日里吃苦修行，健身护寺，练功习武，极易受伤。因此，寻医辨药产生了包括伤科在内的佛家医药。《深师方》记载了"预备金疮"散方，"疗折腕伤筋骨"膏方，"疗从高坠下伤内"蓄血方，"疗堕落瘀血"汤方，"蹉跌仆绝"急救方药等，这是中国佛家医学中记载最早关于金疮、骨折、筋伤、内伤的书籍，标志着中国佛家伤科的产生。

隋唐是中国佛教发展的鼎盛时期，大量的佛典被翻译。隋代僧医梅师著有《梅师集验方》和《梅师方》，在《梅师方》中记载了伤损筋骨、出血方药，也记载了可以治疗因疮中风、牙关紧禁、四肢强直、腰脊反张的"破伤风"。此时，佛家伤科已积累了大量的治疗经验。527年，印度高僧达摩到嵩山传授禅宗，传有《洗髓经》《诸导气诀》和《易筋经》。少林寺中慧玚、昙宗擅长伤科医术，由此开创了少林武术伤科，形成少林伤科学派，成为佛家伤科的代表。唐代，西藏佛教医学发展迅速。7世纪中叶，玛哈德哇将文成公主带入藏的医著译成《医学大全》；此后应邀入藏的大唐名医嘎列诺著《头伤治疗》。藏传佛教僧侣宇陀元丹贡布继承了多部著作的精华，总结了多年临床经验，编纂了载有各种创伤治疗方法的《四部医典》。据《集异记》记载，唐代西域僧人曾为唐河朔将军邢曹做手术取出肩部"飞矢"，并敷药，不旬月而愈，由此可见佛家创伤外科的临床疗效甚佳。

五代十国时期，少林寺高僧福居取众武术家之长汇集成《少林拳》，少林武术得到发展，也促进少林伤科的发展。同时代的著名僧医福居、智广都精于伤科，他们精通人体经脉，擅长通过穴位治病。宋代有大批僧医，擅长伤科并有著有医术。元代，元世祖忽必烈崇喇嘛教，奉名僧为帝师；少林寺和皇室关系密切，宪宗、世宗皇帝曾敕命少林寺住持福裕在河北蓟县盘山、号安、太原、洛阳等分别建少林寺5座。少林武术基地大发展，少林武医也得到发展。少林僧医智谆、智正收集了明代以前寺院的有效秘方，编著了《少林寺秘方》。

明末清初，著名的僧医有字宽、湛举、湛化、南洲、本园、了然、毛公、太双、梅亭等。湛举、湛化两位僧医整理、补充、完善了少林寺伤科秘方并著有《少林跌打损伤秘方》。清末期间，出名僧医有淳济、寝勤、贞俊、侦绪、恒林、妙月。民国年间，卢俊擅武精医，著《少林秘真球囊》。一直到20世纪80年代，少林寺成立少林拳谱编写委员会，少林寺第三十六世住持德禅法师，将自己几十年的临床经验整理，编著了《少林点穴法》《少林寺秘方集锦》《少林寺伤科秘方》。这都是少林寺历代僧医伤科的结晶。现代中医骨伤科界中，与佛家伤科有源的医家不少，上海王子平、施镇昌、魏指薪，福建林如高、章宝春，四川杜自明、杨天鹏，广东何竹林、蔡荣，佛山李广海，河北李墨林，北京刘通信、刘寿山等。他们继承师传，发扬其特色，为发展中医骨伤事业作出不少贡献。

纵观近两千年佛家伤科的发展史，其产生于魏晋时期，成长于唐宋，形成于明，发展于清，与武术发展息息相关。历代高僧武医相兼，其处方遣药多遵中医理论，是中华骨伤科的重要组成部分，值得研探、发扬。

佛家伤科在近两千年发展的过程中，积累了丰富的治疗经验，尤其善于望诊辨伤，精于手法、药物治疗。

（1）"四望"诊内伤。《少林真传伤科秘方·验症吉凶》较详细地介绍了四望诊伤方法，即望眼、甲（爪）、脚底、阳物。四望中，以望眼、甲（爪）较有临床意义。

（2）"四辨"知生死。佛家伤科认为"伤科者第一要务，即辨伤之生死"（《少林绝技秘本珍本汇编》）。佛家伤科长期以中医辨阴阳、气血、经络、脏腑为基础，以辨穴道、辨脉象、辨特异征象、辨脏腑绝证为方法。其中少林寺跌打损伤方300首。这是历代少林僧医智慧的结晶，从中可领略少林寺伤科的发展历程，及其辨证内外用药特色。

（三）佛教文化对中医养生思想的丰富

《吕氏春秋·孟冬纪》记载"养生"一词"知生也者，不以害生，养生之谓也"。所谓"养生"就是保养生命，它就是根据生命发展的规律以保养身体，增进健康，延年益寿。

中医现存最早的经典著作《内经》在《灵枢·本神篇》中提出"养生"一词，谓"故智者之养生也，必顺四时而适寒暑，和喜怒而安居处，节阴阳而调刚柔。如是，则僻邪不至，长生久视"。意思是说，明智的人养生，必须顺应四时季节寒暖变化，在情志上使喜怒平和，在生活上起居有规律，调节身体的阴阳刚柔，避免偏盛或偏衰，这样，病邪不能够侵袭，人就延年益寿了。

中国汉传佛教是指在中国汉族地区所发展的佛教，"汉族是历代中国各王朝所统治的主要族群，因此，在汉族文化圈中所发展的佛教，自然也成为中国佛教历史中的主流"。"中国佛教指汉传佛教以地域界定。佛教自西汉哀帝元寿元年，从印度经西域传入中国，随着东汉末年佛教典籍的陆续译出，佛教教义开始与中国传统思想文化相结合，在社会上不断深入传播，魏晋南北朝时期它与玄学关系密切，至唐日臻于鼎盛，获得很大的发展，形成了诸多中国佛教派别。佛教认为，人身是难得的，经过修行能够达到对生命的超越。如何能够净化身心，以整体性的思想来谈养生原则，而整体性的养生原则就是从身、心、境这三方面来达到。养生的方法，是透过戒、定、慧三学，在养生的过程中能够达到理念和方法的正确。

在饮食养生方面，俗话说"病从口入"，人类的饮食习惯与生命健康息息相关，在疾病的预防与治疗中，调摄饮食就显得尤为重要。佛教认为，凡具有增益身体作用者皆可称为饮食。在《杂阿含经》中将饮食分为四大类，并认为其可资益众生，"有四食资益众生，令得住世摄受长养。何等为四？一者持食，二者触食，三者思食，四者识食"，持食乃为物质层面，触食、思食、识食偏重于精神层面，可见佛医饮食内容丰富而广泛。佛医饮食观影响了人类的饮食习惯，对传统养生学产生了一定的影响，对现代社会疾病的预防与治疗仍有指导意义。

在素食方面，关于"素食"的概念，唐代颜师古在《匡谬正俗》中对素食作出解释，"胃但食菜果模饵之属，无酒肉也"。素食在我国历史悠久，早在先秦时期，人们就开始将食素纳入出入神圣庄严场合的礼节。凡重大的祭祀活动前夕，一定要"茹素数日，以净其身，清其心"，表达对祖先、鬼神的崇敬。而佛教在创立之初并未对素食做出规定，只是大乘佛教认为饮酒、食肉有悖于佛家五戒，倡导素食，这一观点在《涅盘经》《楞严》等经文中有所体现。中国佛教僧侣食素的戒律是自从南朝梁武帝开始的，梁武帝崇尚佛学，倡导素食并终身吃素，梁武帝推行《梵网经》，经中规定"罪不得食一切众生肉，食肉得无量"，并撰有《断酒肉文》以禁止僧尼饮食酒肉。梁武帝之后，佛教除了食素，还戒除了可能影响清净心的"五辛"（即葱、蒜、韭、薤、兴渠）。

这一时期佛家对素食观念的转变，不仅改变了僧侣的饮食观，而且潜移默化地影响了普通百姓的饮食习惯，有助于清理脑道、调节胃肠功能，有助于减少因欲望而生的烦恼，便于治疗心理压为造成的病理现象。早在汉魏六朝的佛医文献中就已从饮食有度、饮食有时两个层面上对节制饮食进行了阐述。饮食有度强调饮食要适量，切不可过饥、过饱。《释禅波罗蜜次第法门》提到超量进食，则会造成"食若过饱，则气急身满"。此种形成的困扰，只有胀闷或昏昏欲睡之感受，且意识不清楚。《龙树菩萨为禅陀迦王说法要偈》提到"当观美味如毒药，以智慧水洒令净，为存此身。虽应食，勿贪色味。长巍斋惰慢。"说明人面对美食当前的修行，能感受酸甜苦辣的美味仅止于舌根，吃下去之后却要历经消化吸收、新陈代谢种种步骤，最后还要能将不需要的废物顺利排出体外，才不会造成身体的负担。"

《阿昆达磨大琵婆娑论》："食所宜，食应量。生者令熟，熟者弃之。于宜匪宜能审观察"，食量有度方能拥有健康的体魄。《增壹阿含经》指出过饥、过饱对身体的危害，若过分饱食，则气急身满，百脉不通，令心雍塞，坐卧不安"，又"若限分少食，则食赢也悬，意虑无固"。饮食有度还要求饮食要恰当，不食佛家严格禁止的食物，戒酒则是一个例子。佛家认为饮酒有六失，即"一者失财，二者生病，三者闹事。四者恶名流市，五者塞怒暴生，六者智慧日损"，饮酒无益于身心健康，故应当予以解除。饮食有时要求不非时食和不食非时之食。"不非时食"即"过午不食"，有助于身体健康，正如《佛说处处经》所说的"日中后不食有五福，即少涅、少卧、得一也、无有下风、身安隐亦不作病"。不食非时之食表现在食材的选择要因时而食，顺应自然，对不同的时令选择与之相适应的食物。

《佛说佛医经》论述了根据四季的特点选择当食与不当食的食物，"春三月有寒，不得食麦豆，宜食硬米、醒醐诸热物；夏三月有风，不得食芋、豆麦，宜食硬米、孰酪；秋三月有热，不得食赖米、酸醐，宜食细米、麦、蜜、稻、泰；冬三月有风寒，阳与阴合，宜食梗米、胡豆羹、踞醐"，说明佛医重视饮食与季节的关系。由于古印度的地域和气候与中国存在差异，故饮食禁忌上的记载与《黄帝内经》等传统医学有不同，但四时养生的理念是值得我们借鉴的。

揩齿是僧侣禅修前的必经程序之一，也是古代僧侣保持口腔洁净的一个重要方法。杨枝又名齿木，是揩齿的重要工具。《增壹阿含经》论述了杨枝有五功德，即除风、除涎唾、生藏得消、口中不臭、眼得清净，可见杨枝具有保健口腔的作用。《僧祇律》谓："若口有热气及生疮，应嚼杨枝咽汁"，强调了杨枝消肿止痛的功效。北魏的"剃度图"描绘了和尚左手握着漱口杯，其中盛放杨柳枝为材料制作的牙刷，右手则两指伸进口内撒盐揩齿的动作，该壁画被认为是我国现存最早关于口腔卫生的史料。有考证我国最早的牙刷即是以杨柳枝为材料加工而成，这一定程度上说明佛医揩齿对我国的口腔护理有影响。

（四）佛医文化下的中医学集大成者——孙思邈

唐代中医学大家孙思邈，被后世称为"药王"，其著作有《备急千金要方》《千金翼方》，是中医学经典著作，也是集唐代以前诊治经验之大成，在《千金要方》首篇所列的《大医精诚》更是被后世医家奉为行医准则。在大唐盛世中外交流频繁的那个时代，孙思邈还有一个特殊的身份就是中外医学汇通大家。由于唐朝是一个崇尚佛教的时代，而佛教起源于印度。因此，孙思邈进行的中外主要是中印医学的交流。

在生理角度上，孙思邈在《千金要方·序列》中强调"地水火风，和合成人"指出，只有"四气合德"才能"四神安和"，人体健康无病。

在药物角度上，古印度名医耆婆认为：一个高明的医生，必须懂得"天下物类，皆是灵药，万物之中无一物而非药者"。孙思邈把这种观点融合祖国药学后，指出："神农本草，举其大纲，未尽其理，亦犹咎繇创律……且令后学，因事典法，触类长之无穷竭，则神农之意，从可知矣。所以述录药品名，欲令学徒，知无一物之非药耳。"这种汇通后的"万物皆药"的思想，不但影响了孙思邈的临证实践，而且对后世药物学的发展曾产生了极大的影响。如明代著名医学家李时珍在《本草纲目》中，就提出天下无一物不可以为药的思想和观点。他说："敝惟敝盖，圣人不遗，木屑竹头，贤者注意，无弃物也。"方剂学的成就在《千金要方》《千金翼方》，有记载的古印度名医，"耆婆"方就达十余首。如耆婆汤、耆婆丸、耆婆治万病丸、耆婆治恶病方等。孙思邈结合自己的临床体会和经验，对它们的主治、使用注意等进行了全面的论述，并将它们完全中医术语化了。如《千金要方·万病丸散》说："耆婆万病丸，治七种癖块，五种癫病……及上气咳嗽，喉中如水鸡声，不得眠卧……肌肤五藏滞气，积聚不消……五种下痢，府虫，寸白虫……久积痰饮……妇人因产，冷入子藏，藏中不净，或闭塞不通，胞中瘀血……并小儿赤白下痢及胡（狐）臭耳聋鼻塞等病。"本方自孙思邈汇通丰富祖国医学后，清代名医张璐亦尝治十年、二十年痼疾，如伏悬痰饮，当背恶寒，无不神应。民国初年，名医恽铁樵亦曾自服此方，治愈不能名状的药蛊症状。

在按摩角度上，孙氏十分推崇当时传入我国的古印度按摩术，在《千金要方·养性》中专列"按摩法"一节，书中首列"天竺国按摩婆罗门法"，次叙"老子按摩法"。孙氏收载的这套婆罗门按摩术的内容共18

势。如洗手法、拓石法、开胸、抽筋、虎视等法。孙思邈详尽介绍了其具体方法。术后，根据自己的体会与认识，不厌其烦地阐明了该术的效用，即"老人日别能依此三遍者，一月后，百病除，行及奔马，补益延年。能食，眼明轻捷，不复疲乏"。

孙思邈关于中印医学汇通方面的成就，对中医学的发展产生了影响。如"耆婆万病丸"方后云："服以吐利为度。若不吐利，更加一丸，或二丸三丸五丸，须以吐利为度。"（《要方·万病丸散》）这种强调以吐利祛除实邪的方法，为后世张从正氏重视"吐下"，并运用于临证之中，从临床的角度给予了有益的启迪。孙思邈把古印度药物与中药相结合，共同适用于方剂之中治疗疾病。这种使外来药物中医药化的尝试，为中华民国时期中西医学汇通派中坚人物张锡纯提供了借鉴。中医学在自己固有的医学体系指导下，发展至唐代，无论是理论，还是临床都臻于成熟和稳固。因此，此时传入的古印度医学，没能对中医学产生根本性的影响，但是从不同的侧面补充和丰富了祖国医学，为后世医家的临床提供了不同的诊疗思路。

总之，一代名医孙思邈，早在一千多年前进行的中印医学汇通尝试中，重视将汇通医学理论与临床实践的结合，立足于本民族医学基础上，对外来医学取其精华去其糟粕，为我所用，确为今天中西医的临床结合提供了借鉴。

二、中西医汇通学派对中医药理论的影响

（一）外国医学传入史

中医作为我国的本土医学，它对中华民族和中华文明的延续起到了至关重要的作用。据史料记载直到16世纪，中医药学在世界医学中仍处于先进地位，而且对周边邻国如朝鲜、日本、越南等国家的医学发展产生了重大影响，在朝鲜形成了"朝鲜医学"、日本形成了"汉方医学"和在越南形成了"东医"等。西汉武帝时期，张骞曾两次被派遣出使西域，此举客观上促进了中外经贸、文化和医药等方面的交流。《神农本草经》所载胡麻、葡萄等，相传即为张骞沿丝绸之路带回且中药化应用。公元前400—公元前200年，中国的《黄帝内经》与古希腊医著《希波克拉底文集》的问世，为我国与西方医学体系奠定了坚实的理论基础。

东汉明帝时期，又派班超等人出使西域，一直到条支西海（今波斯湾）一带，此次出使进一步促进了中外经济文化医药交流。公元2世纪前

后，我国东汉医学家张仲景与古罗马医学家盖仑分别依据《黄帝内经》《希氏文集》进行新探索和研究，形成各自的临床诊治特点。盖仑的学术宗希氏四体液学说将气质与机体状态联系起来阐述人体生理与病理。同时，他还吸取了萨提拉斯解剖学观点，开创了西医学侧重实验的研究风尚。张仲景继承《内经》思想，编纂《伤寒杂病论》将临床经验进行整理、归纳，提出六经辨外感，脏腑论杂病的辨证论治原则，创立了中医理、法、方、药辨证体系，对中医临床有着重要的指导作用，被誉为"医圣"。

盛唐时期，中医药学的蓬勃发展，对周围各国产生了巨大影响，吸引了亚洲一些国家的留学生到中国学习，又通过海陆交通促进了与波斯（伊朗）、韩国、日本、印度、南洋及中亚地带的文化交流及医药交流。特别是随着佛教从印度传入中国，也传入了印度医药学理论、经验和药物知识，对中医药学也产生了一定影响。《隋书·经籍志》便记载了当时翻译的印度医籍11种之多，如《龙树菩萨养性方》一卷、《龙树菩萨药方》四卷，《婆罗门诸仙药方》二十卷，《婆罗门药方》五卷等，而且隋唐时期的一些中医药书籍也吸收了印度医药理论知识，丰富了中医药学的内容。《千金要方》中记载的"耆婆万病丸"、《千金翼方》中的耆婆治人五脏六腑内万病及补养长生不老丸、耆婆汤等，都源于印度医药；《外台秘要》记载了传自印度的金针拨内障法，并介绍了印度《天竺论》应用于眼科的矿物药如硫酸铜、硼砂、明矾等。此时期，我国从印度输入了阿魏、诃黎勒、郁金香、龙脑、丁香、豆蔻等，并纳入中药应用体系，丰富了中医药学。

宋元时期（960—1369年），此时由于我国造船业已很发达，指南针已应用于航海，海陆交通发达促进了对外贸易。971年，宋置市舶司于广州、泉州等地，与海外50多个国家通商，更加扩大了中外交流。如1973年8月，在福建晋江地区泉州湾发掘出宋代沉没的海船，发现船舱中出土文物中有大批中药，说明宋代对外医药交流已达新阶段。而宋代的《太平圣惠方》卷三十二载"大食国胡商灌顶油法，治疗眼中障翳"；《图书集成·医部全录》卷五二七记载"拂箖有善医，能开脑取虫，以愈目眚"。说明此时期外国的医方医术，不仅被我国吸收采用，而且被纳入我国中医药学医籍。到了元代，疆土横跨欧亚，中外医药交流更趋广泛，特别是与阿拉伯伊斯兰医药交流更为密切。如元代设有广惠司，即用阿拉伯医生配制的回回药物治疗卫士中的患者。1292年在元大都还设立了回回药物院，翻译了阿拉伯医学著作《回回药方》。说明当时阿拉伯医药大量传入中国。另外，元代"客卿"中也有外国医生，如尹塞亚（Frank Isaian）即是一位方言家、天文家和医生，曾在元朝廷做官，并在1272年在燕京开设了上都医药院。1294年法兰西人孟德维诺·约翰（John of Montervino）在燕京传教，同时行医。据文献记载，宋元时代从其他各国输入中国的药物更加增多，如犀角、象牙、乳香、阿魏、玳瑁、龙脑、沉香、檀香、胡黄连、槟榔、蔷薇水、无名异、琥珀、硼砂、麝香、丁香、木香等，都是由当时的交趾国、占城国、安南国、真腊国、罗斛国、丹眉流国、三佛齐国、阇婆国、泾辇国、大食国、勃泥国、高丽国、于阗国、龟兹等国家赠送。

明清时期（1368—1840年），明朝中外交流最典型的代表是1405—1430年派三宝太监郑和（云南人，1371—1435年）率庞大船队7次下"西洋"，开辟海上"丝绸之路"，到达了南洋、印度洋、西非等30多个国家，最远抵达了今非洲的肯尼亚马林迪。通过海上丝绸之路，不仅扩大了中国与外国的外交、经济、贸易关系，也扩大了中外文化和医药交流。郑和下西洋，不仅带去了中医中药，也从外国带回了大量外国药物，如象牙、犀角、片脑、豆蔻、大枫子、胡椒、栀子、沉香、丁香、木香等。

16世纪以后，欧州一些国家先后进入了资本主义社会，随着资本主义的发展与势力扩张，明代中期以后，西方不断派传教士到中国，也带来了西方的科学文化及医药。据史载，西方医药传入中国始于明代隆庆三年，（1569年）这时一部分耶稣会教士来到中国，如卡乃罗系澳门教区主教，即在澳门开办了两处医院，命名为"慈善医院"。到明代万历年间，已有大量西方医药知识和书籍传入中国。如1580年（明万历八年）意大利天主教传教士利玛窦来到我国广州传教，同时也传播了西方的天文、地理、数学、机械和医药知识等，后又到北京，直至1610年病逝。他为西学传入中国开辟了道路，在中外文化交流方面（包括医药知识交流）颇有贡献。1606年熊三拔来到中国，编著《药露学》一卷，成为西药制法传入中国的开始。1612年毕方济到中国译著与神经生理有关的《灵言蠡夕》二卷。1618年日耳曼人邓玉函到中国，1621年在澳门传教并用西药为人治病行医，后来在杭州译著《泰西人身说概念》二册，于1643年出版，这是西方人体解剖学传入中国最早的译著。之后又有龙华民、罗雅谷、邓玉函合译《人身图说》等医书出版。说明这一时期西方医药学已开始传入中国。

（二）明清西方医学的传入

15世纪末、16世纪初，欧洲资本主义国家为了拓殖资本，在全世界范围内进行意识形态的输出和资源掠夺。西方传教士在传教的同时，也把西方的科学技术、临床医学带到了中国。西方的科学技术给中国的知识界带来一场前所未有的刺激，欧洲的科学界也开始全面了解中国的文化传统和医学，从而使中国的医学得以在欧洲传播，中医开始为西方人所了解和关注。正如有学者所言"尽管他们曾花费很大的精力从事传播西学、研究汉学的活动，但毕竟不能与把学术研究和文化传播作为唯一的职业的学者相比。宗教价值观和强烈的传教目标使他们难以做到无保留的传播西学、客观的研究汉学。他们的历史局限性在于以传教的功利主义代替科学发展和文化传播自身的规律，以神学自然观和宗教社会历史观解释自然科学规律性和社会历史现象，介绍西学过程中夹带宗教说教。他们的目的是利用西方科学的威力来支持并抬高西方宗教的地位"。

（三）传播的西医学内容

人体构造理论的传入。德国耶稣会士汤若望的著作《主制群征》和意大利传教士艾儒略所著的《性学物述》，都涉及人体构造方面的知识。艾儒略所著的《性学物述》也介绍了西方早期有关人体生理方面的知识。方豪在《中西交通史》中将其具体内容概括为"卷三言四液红、黑、蓝、白之成、四液之分、四液之藏、四液之用。言口、胃、肝之消化，所谓'三化'又言血液及其循环之理。卷八言心及心囊，言呼吸系统之肺、离、气管及呼吸与循环之关系……卷四言于感官系统，言视觉、听觉、嗅觉、味觉、触觉"。

西洋解剖学的传入。《泰西人身说概》是中国第一部西方解剖学译著，译者是德意志籍耶稣会士邓玉函，其解剖日本神父的尸体，是西方医学家在我国所进行的第一次人体解剖实践。邓玉函还解剖过一位意大利籍沙巴梯努斯神父，此人患病数年之久，最后死在中国。

《泰西人身说概》第一卷讲了骨骼、神经、体内脂肪、经脉、皮肤、躯体和血液，第二卷写了感官、视觉、听觉、嗅觉、舌头、触觉、发音的原理及形成。如果按现代系统解剖学的分类方法，以今天的系统解剖学来看，此书已涉及到了运动系统、肌肉系统、循环系统、神经系统、感觉系统等内容，尤其是对运动系统和神经系统的论述尤为详尽。如讲骨骼时讲了骨头的构造与功用、全身骸骨数目。然而，奇怪的是，该书缺少内脏部分的解剖内容，而这部分内容又是解剖学所不可缺少的。到这里我们必须讲讲另一本西方解剖学专著《人身图说》。

《人身图说》的成书时间目前还没有确定，由罗雅谷、龙华民、邓玉函合撰而成，现收藏于北京大学图书馆。该书分两卷，第一卷论述胸腔和腹腔的解剖生理。第二卷则是配有文字说明的人体解剖图。主要讲人体的呼吸、消化、血液循环、神经、排泄、生殖等六大系统及胎生学。在呼吸系统，讲了食管、胃、肠、十二指肠、直肠、胆囊、脾、肝。

《人身图说》相对于《泰西人身说概》而言内容增加了不少，增加了胎生学、消化系统、排泄系统、生殖系统的内容，特别是有比较多的生理功能的介绍。例如关于血液循环系统的介绍，就比《泰西人身说概》要详细得多。《泰西人身说概》中谈到血液运行，仅限于脉，而《人身图说》则有较多描述，更是弥补了《泰西人身说概》缺少的内脏部分的解剖内容。内容上两者并没有重复之处，而是相互补充，只有把两者结合起来，才是一部完整的西方解剖学译著。清初，西洋医学成果通过那些精通医学、解剖学的耶稣会士首先传到中国上层社会，虽这一时期更侧重医学的实用价值，但也出现了一部满文版的解剖学专著，即法国传教士白晋和巴多明编译的《人体解剖学》。现在医学上实行的验尿查病因的方法，早在三百年前，已由传教士介绍到中国。

西药的引入。除了基本的医学理论外，介绍西方药物的著作和西药的制作也同时传入，并出现了一系列西洋药物在中国的临床应用。介绍西方药物的专著最先有南怀仁的《吸毒石原由用法》、法国耶稣会士白晋、张诚编成的《西洋药书》、石振铎的《本草补》。其中《吸毒石原由用法》中讲此种吸毒石"出西洋岛中，毒蛇脑中石也，大如扁豆，能吸一切肿毒，发背亦可治"。另有早期西方药物学专著传入中国——墨西哥方济各会士石振铎撰写的《本草补》，赵魏竹崦传抄此书时言"其书仅一卷，二十六页"，书中所载药物分六类记述，石类、水类、木类、草类、兽类、虫类。此书国内已散失，法国巴黎国家图书馆有藏本。

赵学敏的《本草纲目拾遗》中摘抄了《本草补》的部分药物。范行准先生认为，此书的传入具有重要的医学意义和历史意义。"自邓玉函、罗雅谷诸人所译《图说》《说概》为西洋初次传入之两部解剖、生理学书，而《本草补》则为西洋传入药物学之嚆矢，与邓、罗之书可称鼎足而三"，甄雪燕、郑金生在研究此书的基础上写有《石振铎（本草补）研究》，全书共载药物13种，另书后附录了3类疾病的单方。书中药物排列，依据其出产来源。先列2种非中国所产，今携种来，可以遍植的药物（香草、臭草），也就是非中国原产，但已在中国引种的药物。再述6种非中国所有的药物（吕宋果、避惊风石、锻树皮、保心石、吸毒石、日精油）。其中前两种为生成者。保心石或生、或制，吸毒石与日精油，则皆制成者也。说明这类药物中国不产，内有3种自然生成，另3种多为人工制造。最后5药（薄荷、姜叶、芥蓝、马齿苋、金丝草）是中国所广有，但该书认为这5种药是"大药"，故为之补充了功效。3类疾病单方则分别是漏痔、痘疹、生产单方。

《西洋药学》作者法国耶稣会士张诚、白晋。1688年（康熙二十七年），二人进宫被任命为御前侍讲，为皇帝讲解西洋解剖学和医药学，故而有许多用满文翻译有关西医药学方面的讲义，后又参考了当时西方医药学的成果，汇编成《西洋药书》。此书"不分卷，按版心排药名、方，分为4册，康熙朝内府满文袖珍写本。"书中主要讲了当时西方流行的药物，如"内服的金鸡纳霜、巴思地略、额尔西林、黄白丹及各式药露、药盐。多种外科药物有治疗伤口膏药、烧伤药、跌打损伤药、红白药水等，还有各种各样的硫磺洗剂、眼药水、配剂、酒剂、水液剂等，共介绍各种西药多种"。还以具体的疾病为例介绍了西洋的医理、治疗知识。"分析论述了瘟疫、痢疾、水痘、疥疮、斑疹、瘫痪、泌尿系统疾病、肺疹、眼齿手足疼痛、肝胆胃肠疾病、骨折等30多种疾病的症状、病因、病理，以及医疗护理、药方与临床使用方法"。

西药在中国古籍中被称为"露"。"露"在熊三拔的《泰西水法》一书中介绍说"凡诸药系果、顽、谷、草诸部，具有水性，皆用新鲜物料，依法蒸馏得水，名之为露。今所用蔷薇露，则以蔷薇花作之，其他药皆此类也"。还有书籍记载"露乃物质之精华，其始于大西洋，传入中国，大则用甄，小则用瓶，皆可蒸取"。赵学敏《本草纲目拾遗》记载："予宗人晋斋自粤东归，带得此药指金鸡纳，出以相示，细枝中空，俨如去骨远志，味微辛，云能走达营卫，大约性热，专捷行气血也。"此药是治疟疾的良药，不论何疟，用金鸡勒指金鸡纳一钱，肉桂五分，同煎服，壮实人金鸡勒可用二钱，一服即愈。疟疾是疟原虫寄生于人体所引起的传染病。本病主要表现为周期性规律发作，全身发冷、发热、多汗，长期多次发作后，可引起贫血和脾肿大，甚至会危及生命。治疗疟疾应采用抗疟原虫药物，如青蒿素、氯哇、奎宁等。奎宁就是上文说的金鸡纳。

牛痘接种技术的传入。中国可以被称为免疫法的发源地，在牛痘发明之前，中国人自己发明的人痘接种法在本国及周边已推广应用数百年。传教士中的殷宏绪、巴多明、钱德明、韩国英等涉及过中国的天花人工接种技术。1796年，英国医生琴纳受到我国人痘接种术的启示后，发明了牛痘接种术。1805年，英国外科医生皮尔逊到澳门、广州开展牛痘接种，并编印介绍牛痘接种术的书《英吉利国新出种痘奇书》，牛痘术传入我国。1806年广东地区爆发天花病，很多人因为接种了牛痘而避免了天花的传染。

（四）中西医学形成史

据文献记载，早在明朝中下叶，即西方医学传入中国的最早期，当中国出现了西方医学知识的时候，面对中西医的客观存在，中国一些思想家、哲学家或中医学家开始思考和对中西医进行比较，从而产生了"中西医汇通思想"。之后，随着西方医学的不断传入，特别是鸦片战争后，近代西方医学大量传入中国，更引起了中医界强烈反响，思考和探讨中西医及中医如何发展等问题的人士愈增，终于在清末民初之际形成了"中西医汇通派"。所谓"汇通"也称"会通"，乃融会贯通之简称，"中西医汇通"即"中西医融会贯通"。其本意为参合中西医两种医学之医理和方法，经全面透彻的领悟而合成一体。另外，"中西医汇通"也是一种学术思想、观点、见解和立场，或是一种思路。

中西医汇通派是指对中西医的融会贯通持相同的思想、立场、观点和见解的一些人。也可以说，中西医汇通派是一些具有中西医汇通观点、立场和见解的人构成的一种思想体系。这一思想体系是中西医的客观存在反映于人的意识，经过思维活动而产生的结果。这是个渐进过程，首先是少数人的思想认识，逐步引起更多人士的思考，从而形成一种思潮或思想体系。但是，清末民初时期的中西医汇通派人士，由于受到当时科学技术以及文化背景的限制，又缺乏对近代科学基本知识和研究方法的掌握，特别是不具备正确的观点和思想方法的指导，更受到尊经复古思想及"中体西用"观念的束缚，致使摆脱不了臆测、推理和思辩的框架而多局限于理念上的回旋。真正做到不断推动和促进中西医结合并逐渐朝着中西医融会贯通目标发展，当是20世纪中叶中华人民共和国成立后开展起来的中西医结合研究。

因此，中西医汇通派的产生与发展，历史上经历了"中西医汇通思想产生—中西医汇通派形成—中西医结合"的发展。

（五）中西医汇通思想的形成

16世纪下叶，西方医学开始传入我国。当时的西方医学在解剖、生理方面取得了一系列成就。1582年，意大利来华的传教士利玛窦著译有《西国记法》《几何原本》等书籍。《西国记法》中有神经解剖方面的介绍，影响较大的是关于脑功能的描述及"脑主记忆"学说。"记含有所，在脑囊，盖颅囟后，枕骨下，为记含之室。故人追忆所记之事，骤不可得，其手不觉搔脑后，若索物令之出者，虽儿童亦如是。或人脑后有患，则多遗忘。""脑主记忆"说对习惯于"心藏神""心主神明"的中国知识界来说是全新的学说，因此为一些开明的中国士大夫和医界人士所接受。

1597年，意大利传教士龙华民与罗雅谷、邓玉函合译《人身图说》。该书含有丰富的解剖学知识，包括人体的神经系统、血液循环系统、呼吸系统、消化系统、生殖系统、胚胎学及排泄系统的知识，是人体解剖学传入中国最早的著作之一。

1606年，意大利传教士熊三拔来华，著有《表度说》《泰西水法》等。《泰西水法》含有西方医学常用药露的介绍，这与传统中医的制药方法大相径庭，给中医制药带来了新观点。该书还有人体生理知识，饮食消化、排泄的生理知识、温泉疗法等。

1610年，意大利传教士艾儒略著有《性学觕述》《西方答问》《几何要法》等。《性学觕述》是一部宗教神学著作，但其中也介绍了西方早期有关人体生理方面的知识。《西方答问》介绍了欧洲玻璃瓶验尿诊断及放血疗法等医学知识。

1621年，瑞士人邓玉函著有《人身图说》《泰西人身说概》。两本书是人体解剖学传入中国最早的著作之一。1622年，德意志人汤若望、意大利人罗雅谷与邓玉函等共同参与《崇祯历书》的修订。罗雅谷著有《测量全义》《人身图说》。汤若望著有《主教缘起》《主制群徵》等。《主制群徵》介绍了西方的血液生成、血液循环等医学知识。

这一时期出现了大批促进汇通思想形成的杰出医家，如方以智（1611—1671年），字密之，号浮山愚者、曼公、无可。安徽桐城人，明清之际思想家、哲学家、自然科学家和医学家。27岁学医，曾拜名医傅海峰为师，对天文、地理、历史、物理、生物、医药、文学等均有研究。著述颇丰，有《物理小识》《医学汇通》《通雅》《东西均》《浮山集》《稽古堂二集》等，其中《医学会通》是中国第一部论述中西医汇通之专著。

在我国中医学史上，方以智是中西医汇通的最早倡导者，是我国产生中西医汇通思想的先行者，是首先明确提出中西医汇通者。他在中西医学汇通方面的思想主要反映在《通雅》《物理小识》等著作中，他引进了西方传教士带来的有关人体解剖生理的一些新知识，曾研读西人汤若望著《主制群征》，并在《物理小识》中设"人身类""医药门"等，收集了当时有关生理病理、药理方面中西医学知识。如《物理小识人身类》引用了《主制群征》有关"脑说"，介绍了脑、脑神经、脊髓和脊神经的解剖，论述"脑散动觉之气，厥用在筋"，以及"血者资养之料也。血以行脉，脉有总络。络从肝出者二，一上一下，各渐分小脉，至细微。凡内而脏腑，外而肤肉，无不贯串……。从心出者亦二大络，一上一下，分细周身，悉与肝络同。所不同者，彼行血有血，此专导引热势及生养气之路耳。心以呼吸进新气，退旧气，直合周身，脉与之应。少间不至，辄生寒热。诸症医者，必从三部跃动之势揣之，病源盖以此也"。这里既有中医脏腑气血之基本理论，又有西医解剖学之描述，并论述了中医脉诊之理，反映了他力图进行中西医学融汇的思想。

在接触到"四元行"学说之后，方以智认识到这一理论同中国五行理论的最大差异性便是存在于认识论层次上的差别，这就使得他能够从东西方文化差异的角度对"四元行"，理论进行认真深入的思考，在对"五行"理论进行追本溯源的考证后，方以智在《物理小识》中论证了"四元行"理论"并非新奇"，认为中国古代文化中早已包含这一思想，并进一步指出，"四元行理论"与中国的"五行"之间并不矛盾，两者只是在不同认识层次、不同认识角度上的发挥。

在分析"四元行"与"五行"的具体关系上，方以智从传统文化（包括中医学内所存在着的）阴阳应象思想的角度进行了分析。中医学内的阴阳应象思想在分析世间万物的分类标准时曾经指出："……阴阳者，不以数推以象谓……"，"……阴阳者，数之可十，推之可百，数之可千，推之可万，万之大，不可胜数，然其要一也……"。这就明确了中医学认识事物，分析事物属性的根本原则，这一思想，同中国传统文化中的认识论思想是一脉相承的，正如被称为群经之首的周易，以简单的阴爻与阳爻两者之间的排列与组合，便形成了对世间万物发生、发展、变化、消亡规律的解释与阐发。

方以智对"四元行"的这种深入性的思考与取舍态度应该得益于他对西学的清醒认识，他在分析"四元行"时将《易经》思想与（中医学中的）阴阳应象思想融合在一起作为说理工具，进行了理论上的阐发，显示出了他对中国传统文化的深刻理解与把握。他指出，对世间万物及其关系的分类，无论是用"水火"二行，"地水火风"四行，还是"木火土金水"之五行，从易理的角度来看，仅仅是反映了不同的认识角度与认识层次，故而都是可行的，各方之间并不矛盾。正是有了这样的观点，方以智在接触了西方的"四元行"理论后并未将其完全引入对中医学的阐发中来，而是仍然以阴阳五行学说作为主要的说理工具，这一点，从其《物理小识》中有关中医学内容的论述以及"水、木、土、火、金"之五行大论中可以充分反映出来。

方以智曾在《物理小识·自序》中提出西学"详于质测而拙于言通几"，这里所指的"质测"，应该是指由西方传教士所引入的包括医学内容在内的自然科学类的知识，如其时传入的西方物理机械学、天文学、历学、数学等内容，方以智在接触这些知识的过程中，敏感地意识到了西学"质测"的偏颇性。所谓"质测"即西方文化所注重的偏重于对事物进行分析性研究的分析性思维方式，这种思维精于对细节的了解与分析，有利于认识的具体化，但疏忽整体特质和对整体完整性的把握，重视部分对整体的作用而轻视整体与部分间的相互影响。而方以智所言的"通几"，应该指的是作为中国传统文化所强调的有机整体性的统一，这种认识可以由某个局部帮助认识另一个局部，也可由一个局部反映出一个整体，也可从整体的角度进一步认识某一个局部，这种多角度、多层次、多方向的有机统一性，使得整个中国传统文化体系充满了生机与活力，而这一点，同时又是使之区别于西学的一个最重要的特质所在，从中、西方医学的角度而言，这种差异更是显而易见，方以智充分认识到这一重要的分歧所在，并且，他显然不是很愿意接受西方医学思想这种过于机械的认识与思维方式，这一点，从他对"四行""五行"的辨析以及对"一、二、四、五⋯⋯"在中国"数"文化内涵中的认识与阐述上便可以得出结论. 以上引证表明方以智确为我国最早提出中西医汇通学者，是中西医汇通开拓者。

汪昂，安徽休宁人，明末清初中医学家，善于接受和吸收西方医学，是早期接受西医学说的代表人物之一，著作有《汤头歌诀》《本草备要》《医方集解》等。其在《本草备要》中介绍中药辛夷时写道："吾乡金正希先生尝语余曰：人之记性，皆在脑中，小儿善忘者，脑未满也；老人健忘者，脑渐空也。凡人外见一物，必有一形影留于脑中。昂思令人每记忆往事，必闭目上瞪而思索之，此即凝神于脑之意也。"汪昂吸收了西医"脑主记忆说"，并据观察和体验予以阐发，论述于中医药著作之中。

赵学敏，清代钱塘县人。编纂药学专著《本草纲目拾遗》。书中收集了来自西方的药物四十多种，包括吕宋国、日精油、吸毒石、保心石等，这些药物多来源于墨西哥传教士石振铎所著的《本草补》。他在《本草纲目拾遗》里介绍了西方蒸馏法及药露法，并记载了二十多种药露的性能与主治。他生活的年代，药露的应用已经非常广泛。本书还记载了从西方传入的数十种药物。如鼻冲水（氨水）、强水（硝酸）、金鸡纳等。可惜的是赵学敏在汇通方面没有完整的理论。但是他在药物学上勇于融汇新知的精神，足以值得后人称道。

王学权，浙江海宁人，为温病学家王士雄的曾祖父。1808年著成《重庆堂随笔》两卷，书中引用了《泰西水法》《人身说概》《人身图说》等西医著作，赞同西医"脑主记性"说，如《重庆堂随笔》论"虚终"曰："健忘，虚劳之萌也⋯⋯。然《人身说概》，谓人之记性含藏于脑，凡人追忆往事骤不可得，其手不觉搔脑后，若索物令之出者，虽儿童亦如是，以其明证也。愚按：天台齐次风先生，学问淹博，记性过人。后官礼部侍郎时，坠马破脑，蒙古医人刳生牛腹，卧公其中，并取生牛脑，剩热纳公颡。愈后尽忘所记，不能握笔。则西士之言，已有征验。"尤引《人身说概》"胰主消化"之说，补中医之不足。他还认为西医的解剖学只解决了人体"形质"问题，而回答不了中医"气化"理论。因此，王氏提出，对西方医学应持以"虽有发明，足补华人所未速，然不免穿凿之弊，信其可信，阙其可疑"。这一见解对中西医汇通思想的发展具有积极意义和影响。

（六）中西医汇通派形成时期

在中国近代史上著名的"洋务运动""维新变法运动"等社会大变革的历史背景下，医学领域由"西学东渐"逐渐变为"欧风东进"的思想潮流，我国医学的发展陷入大量输入西方医学的困难境地，值得注意的是这一时期传入我国的西方医学已逐渐步入实验医学及近代医学阶段，其传播发展的状况也与明朝中期刚刚传入的西方医学迥然不同，西医势力和地位大增。针对中国医药学发展道路的寻求，医学界受到那一时期思想观念的影响，初步显现出了"全面西化""废止中医"与"中体西用""中西医汇通""保护国粹"等关乎中医药学前途命运的不同主张和中西医之争。

当时，一些受西医思想影响的人，把中医看作是封建迷信的产物，当作封建文化的一部分，主张中国的医学发展应"废止中医、全面西化"。中西医斗争日益激烈，从原来单纯的理论对战到后来泾渭分明的生死存亡之争，西医的阵营强大，甚至当时政府的教育总长汪大燮也竭力主张"废止中医"，医科大学也将中医课程排除在外。一些受顽固保守、因循守旧、固步自封等封建思想影响的人，则认为中医药学已经是完美无缺之医学，是中国的"国粹"，必须加以原封不动的保存，以维护中医的主体地位为主要目的。与此同时，某些中医界人士自发地学习西医知识，对中西医加以分析比较，认识到中西医各有长处，主张中西医应该互相取长补短，"以彼之长，补己之短"，或中西医互相"参合"，或"衷中参西"等，提出了一些汇通中西医的见解和认识，并著书立说，清末民初也就是在19世纪末20世纪初，中国大陆上的"中西医汇通派"初具雏形。"中西医汇通派"的形成，是西方医学不断输入中国后，中西医两种医学体系对峙并存、互相接触碰撞的必然结果，是中医界为求自保不断学习的结果，是汇通思想不断发展的必然客观规律。

这一时期，中西医汇通派的代表医家主要有：

唐宗海（1862—1918年），字容川，四川彭县人。清末进士，弃官行医，是中西医汇通派著名代表人物。他深研经典，勤求古训而又以开放包容的态度学习西医，一生写有多部著作，其中《血证论》《金匮要略浅注补正》《伤寒论浅注补正》《本草问答》《中西汇通医经精义》合称为《中西汇通医书五种》。这被称为是生活在半殖民地半封建社会的中医人士力图汇通中西医学的首部代表著作。唐氏较全面地引用了当时西方已经发展起来的解剖学、生理学知识，尝试着用西方较先进的化学和物理学知识，如氧化反应、摩擦生电中的电子移动等科学理论来解释、描述中医的阴阳气化学说的运动变化规律，力证中医理论之不谬。他认为中西医各有所长、各有所短，并在《中西汇通·医经精义·叙》中提到："盖西医初出，未尽周详，中医沿讹，率多差谬"，应当"参酌乎中外"，最终的目的是得到"尽美尽善"的医学理论体系，而不是有"泱泱大国"彼贱我贵的盲目自信，因此主张"损益乎古今"，但以追求真理、治病救人为目的。他还提出无论东西方，人的生理构造基本相同，以此为基础的中医与西医原理从根本上是相通的，有时候只是叫法不同而已，如他在《中西汇通·医经精义·血气所生》中说："西医谓心有出血管，导血出，又有回血管，导血入，西医名管，中医名脉，二而一也"。在《中西汇通·医经精义·脏腑之官》中说："西医言苦胆汁乃肝血所生，中国旧说，皆谓胆司相火，乃肝木所生之气，究之有是气，乃有是汁，二说原不相悖"。唐宗海在我国医学史上影响颇深，其阐述的中医汇通学说，是中医汇通发展史上璀璨的启明星。

朱沛文（约生于19世纪中叶），字少廉，广东海南县人，生于世家，幼承庭训，刻苦研读中医典籍。他生活在当时西方医学传播兴盛的广州，还懂英文，地域与学识的便利条件，使他有机会接触到很多当时传入中国的西医书籍，并且有机会到当地的西医医院观看人体解剖。这些知识储备与经历对他中西医汇通思想的产生有较大影响。1892年，朱沛文撰成的《华洋脏象约纂》一书出版，该书中涵盖了《内经》《难经》《医林改错》等传统中医中大小肠、五脏等有关的人体解剖知识、脏腑形态及当时传入中国的西医解剖学知识和解剖图谱，以及中西方对血液循环系统、消化系统的分别描述，并"合而参之"系统论述，是一部充分反映朱氏中西医汇通思想的代表著作。朱氏在中西医汇通理论和实践上均有独到见解，他认为医生治病救人，首先必须要知道人体各脏腑的解剖结构，不能空谈理论。他说"若不察脏腑骨骸之体用，但举寒热虚实之概，谬与温凉补泻之方，而能愈人之疾者鲜矣。"朱沛文在提倡西医学中仍然保持着理智，能用辩证、理性的思维对待中西医学，他在书中提到"华洋诸说不尽相同，窃意各有是非，不能偏主。有宜从华者，有宜从洋者。"例如中医虽然能够运用"黑箱理论"，一般在解剖知识不先进的情况下较为准确地推测出脏腑的生理特点和功能，但是对脏腑形态的解剖生理不是特别清楚，因此，虽然临床效果尚佳但描述起来难免空洞抽象，没有解剖学指导下的西医形象具体。西医的特点是解剖、细胞、细菌、病毒等，分割研究得过于细致，追求了"形"的东西而"象"的东西就偏于不足，中医讲究五色、五声配五脏，是经过千年验证流传下来的真理，用之临床效果很好，有时候不必过于拘泥，非要从解剖、显微镜下找到理论源渊，而这正是西医的不足，西医过于追求"物"的东西。朱沛文说"夫理非物则无所丽，穷理贵乎其实；物非理则天无宰，格物贵彻其源。"就是这个道理。他在《华洋脏象约纂·自叙》中表明了他对中西医的认识及"合采华洋之说"的见解。可见，其深刻地认识到洋医有"能补中国未备者"，华医也有"洋医未之始者"，因此，主张"合采华洋之说而折衷之"（《脑论》），形成了朱沛文中西医汇通思想特点。他的学术思想和学术特点，比唐容川更为深入，标志着中西医汇通学派的发展又向前迈进了历史性一步。

张锡纯，河北盐山人。其将一生精力用于临床实践和中外医学如何汇通的研究当中，力图在临床实践中开辟出一条中西医汇通的新思路，是中国医学史上第一位在临床处方中探索将中药与西药联合使用的医家。张锡纯认为，西药重在局部，是治标，中药重在求源，是治本，中西合用，奏效必捷，临床用药应当擅于取西药之长而补中医之短，而不是对药物有国家区域的偏见，互相牴牾，固步自封。他不断观察西药临床疗效，总结经验，提倡临床实践中应当发挥中西医学的优点，取长补短，互济互用，尤其是要将中药、西药参伍使用以提高临床疗效，他从内科临床入手开辟了中西药并用于治疗疾病之先河。例如，治疗癫痫疾病时用西药臭素三种（臭素加里、臭素安母纽谟、那笃留膜）及抱水过鲁拉儿以麻醉患者脑髓神经控制癫痫发作，再配合中药以清火、化痰、理气，或兼用健脾镇肝之品，癫痫患者就得到了更好更及时的治疗。

在对西药的使用时，张锡纯又另辟蹊径，在中药理论的指导下将西药分门归类研究其临床疗效。他在西药的专门部分详细记载了多种药物药性，并像中药一样就其不同特点做了对比，如"阿斯匹林，其性凉而能散，善退外感之热，初得外感风热，服之出凉汗即愈"，药性特点类似于中药的薄荷。又如类似于石膏药性特点的歇貌林："虽亦有透表之力，而其清热之力实远胜其透表之力。"诚为汇通中西药理论并运用于临床之典范，是今日主张"西药中药化"之先声。1918年至1934年，张氏分期刊行相关理论成果，后总结整理为书籍《医学衷中参西录》共三十卷，书中总结记录了他的临床经验，对中医、西医的学习与思考，并结合中、西医学理论阐述医理，力求印证中西医之相通。张锡纯自称30岁以后才开始了解西医的医书，自此如获至宝，深入研究30年才了解到其实西医的好多观点和理论与中医所说的是相同的，只不过是说法不一样而已。张锡纯通过临床实践和理论探讨，力求在中西医理论、概念、生理、病理、药理和临床医学等方面，全面汇通中西医的学术思想，是中国医学史上具有重大影响力的中西医汇通派医家。

恽铁樵，江苏武进人。曾就读于南洋公学，曾任商务印书馆编译员，主编《小说月报》历20年之久。中年后因长子亡于白喉，乃奋力钻研医学，受业于名医汪石莲。43岁始以医为业。十几年间，日为人治病，夜著书讲学，共编撰著作达25种之多，如《群经见智录》《伤寒论研究》《保赤新书》《脉学发微》等，汇编统名《药庵医学丛书》。恽氏具有深厚文化素养，接受过系统的近代科学教育，又通晓英文，因此有从近代科学角度展开对中西医理论的研究、打开中西汇通思路的知识基础。恽氏通过对中西医学的系统比较研究，首先认为中西医各有所长，虽然两者理论不同，但治疾病"则殊途同归"，对于谁能治疗急重症的问题，恽铁樵认为精于西医的能治重病，精于中医的也一样能治重病，不存在中医不能治疗急重症的问题。他说："西医之生理以解剖，《内经》之生理以气化。"又在《群经见智录灵素商兑之可商》中详细解释说明了中西医对五脏命名和功能划属的不同："盖《内经》之五脏，非解剖的五脏，乃气化的五脏，故《内经》之所谓心病，非即西医所谓心病。"他在撰书的过程中深刻体现出兼收中西所长的鲜明特点。如《伤寒论辑义按》曰："全书六经关系以《内经》形能为准，全书生理关系以西国书为准，各方配合，以临床经验为准。"其次，恽铁樵明确提出当时情况下的中医改革只能是与西医相克相生，相互促进，充分表达了中医将吸收西医精华的观点，并准确地认识到当代认知中中医"不科学"之处的关键节点，恽铁樵更早地认识到中医的"宝剑"在于验方，而被人诟病很大程度上也是因为验方，他说"中国医学可贵之处在验方，而其受人指责所在，在无标准，盖无标准，则虽有千万验方，不能用之适当，用之不当，虽有千万方，等于无方，乃不成其为医学矣。标准二字，非易言者，必须学理。所谓学理，不但是病理，尤当明生理，欲明生理，则非参用西医不可"，所谓"成也萧何败也萧何"而已。此外，恽铁樵也是在中医汇通发展史上首位倡导将中西医置于同等位置的医药学家。

蔡小香，上海人。清末妇产科学家，著名中医。蔡氏秉承家技，精通妇科，对妇科疾病诊疗造诣颇深。时值"西学东渐"之风盛行，在《医学报·发刊词》中他提到"由是以往，下逮于今，为西医全盛，汉医式微时代，一盛一衰，天渊相判，诡能固步自封，漠然置之耶？"，主张"汲彼之长，为己所用"。1907年蔡小香与周雪樵、何廉臣、丁福保等人组织创办了国内首个"中国医学会"，被推举为会长，学会以"改良医学，博采东西国医理，发明新理新法，取集思广益之效"为办会宗旨，并出资支持周雪樵创办《医学报》为会刊，宣传近代医学。蔡小香是上海中西医汇通学派的支持者与贡献者。

周雪樵，常州人，清末医界著名中医人士。约于1903年到上海行医，1904年创办了当时中国唯一的中文医学报刊《医学报》，直到1910年周雪樵去世，《医学报》才不得已停刊。他又组织成立了医学研究会及中国医学会等，明确提出"以中学为体，西学为辅"的口号，认为"中医之所以能自立，不致尽力为西医所侵夺斯灭者，亦自有道焉，寒热虚实是也"，中医工作者若能把握好"寒热虚实"这四个字，就不但能做到自立不亡，就是与西医相比也一样有很大优势，同时主张"熔铸中外，保存国粹"。同时，周氏是清末中医界最先采用近代方式如学会、报刊等介绍、传播西医的人，又是最早运用体温计、听诊器的中医。他在《医学报》中敬告病家写道："仆之治病，凡治病器具，如寒暑表，听病筒（即听诊器）等概用西法……"因此，周氏又可谓中国最早借助西医检查手段、西医器材来诊病的"中西医结合"医生。

丁福保，江苏无锡人。1896年童子试中秀才，毕业于江阴南菁书院后，又东吴大学肄业并留学日本。26岁时因病不愈，乃潜心习医，跟随赵元益学习，赵氏中西医俱通，丁福保受赵氏的影响也中西医并精。1909年以考察专员身份赴日本考察医学，名声大震。毕生致力于翻译著述、出版杂志、组织医学会、创办医院和疗养院等，试图通过这些社会活动促进中西医学之沟通。丁氏对中西医汇通的贡献有四：一为翻译、著述医学书籍。丁氏一向认为中西医各有所长，互有长短，外国医学可补中医之不足，中国要吸取新医学的精华，积极主张"荟萃中外各科书籍，不分门户之见，不存骑墙之说，擘精覃思，冀有以得其汇通"。为此，他一生翻译和编著医学书籍达160余种（其中1910年汇编成的《中西医方汇通》最能体现丁氏的中西医汇通思想与方法），对传播近代西方医学，沟通中西医学派具有奠基性意义；二是组织创办了国内第一个中西医学研究会。丁氏于1910年组织成立的"中西医学研究会"是以开展中西医学的研究与讨论，振兴中国医学为宗旨，在我国中西医汇通或中西医结合研究史上乃为首创；三为创办中西汇通期刊。丁氏于1910年创办《中西医学报》是中西医汇通界的代表期刊，20余年的时间内，该期刊把大量的西方医学知识介绍到中国，为西医学在中医界的广泛传播做出了巨大贡献；四为学术思想影响深远。

丁氏是一位力主中西医汇通的学者，即使在中西医之争最激烈的情况下，他仍坚持中西医汇通观点。如在其撰写的《论中西医学宜求其会通》一文中说："自咸以来，海外之医家来吾国者，踵相接不绝，而国人习其术者，或留学东西洋，或肄业教会医院，每岁毕业者颇不乏人，及至为人治病，每与中医相遇，彼此互相非难，若水火，若冰炭，若凿枘之不相入，甚矣，夫中西会通之难言也。虽然，吾力求中西医之会通……"他曾明确提倡"吾新中医界在理论方面应接纳传染病学说、内分泌说、维他命说，在治疗方面应采取各种特殊疗法……诚能循序演进"，并说"在40年后中西医学真有沟通之一日，则吾侪今所努力更不为虚矣"。可见，丁氏对中西医汇通的坚定信念。

杨则民，浙江诸暨人氏。毕业于浙江第一师范学校，曾执教于浙江中医专门学校。他开创了从现代哲学的观点理解《内经》的科学价值，并著有《内经之哲学检讨》一书，确立了杨氏在中国医学史上的地位。杨氏在其晚年著述中，多主张客观地分析中西医之长短，认为中西医各有长短，犹如"尺有所短，寸有所长，把彼注兹，各得其所"。杨氏最为突出的学术观点是主张"辨病与辨证"相结合，在其《医林独见》中专论"辨病与辨证"。杨则民认为传统中医侧重于辨证，而西医则侧重于辨病，辨证的目的在于用药治，识病的目的在明了病所，两者都很重要。他又说传统中医并不是就不辨病所了，《金匮要略》就是以病名分篇论述的；相同的，西医也并非不讲究寒热虚实的辨证，但他们要明确专药治疗专病，因此不得不在辨病上下功夫，最后大家都谬以为西医识病的功力远胜于中医。"中医治病愈而仍不知所患何病，西医有明病所而无治法者"，实事求是地分析中西医辨证与辨病的长短，意在将辨病与辨证结合起来，可谓"西医辨病与中医辨证相结合"的先驱。

以上选择了几位中西医汇通派代表人物予以介绍，以期对中西医汇通派"闻一知十"。随着一批主张中西医汇通医家的出现，"汇通派"在中国医学史上崭头露角，在历史的舞台上拥有了一席之地。

（七）近代中西医结合学派的代表医家

思想解放的口子一经打开便如波涛洪水般不可收拾，关于中医、西医的讨论也是愈来愈激烈、愈来愈深入。在中国近代，仍然有越来越多的人保持着理性的头脑，不偏颇中西医任何一方，以治病为目的，以追求临床疗效为最终目标，坚定而理智地走中西医结合的道路。

陆渊雷（1894—1955年），上海川沙人。他认为应注重中医经验的有效性，西医的解剖生理学的先进性，力图将西医学知识与不同门类的自然科学知识相结合来研究中医理论，走"中医科学化"道路。他认为"国医有实效，而科学是实理"。应当用科学的道理来解释实效的原理，发掘出中医经典中尚未被我们发现的真理，用科学的语言体系加以解释，并验效于临床，让不相信中医的人开始相信中医，让不了解中医的人开始了解中医，"然后国医之特长可以公布于世界医学界，而世界医学界可以得此而有长足之进步"。直至今日看，陆氏之言仍不无道理。陆氏在学术上以主张中西医汇通而著称，在教学中力图用西医理论和术语来解释中医学概念及规律，并著有《伤寒论今释》及《金匮要略今释》等。但陆氏过分否定中医之理论，这是学术上的偏见。

施今墨，祖籍浙江萧山，后在北京行医，为20世纪30年代北京四大名医之一。1931年担任中央国医馆馆长并组织成立学术整理委员会；1933年主持拟定中西医统一病名案；1932年在北平创办华北国医学院，开设中西医课程，中西医兼授。学术上主张以科学方法研究中医。他在《中西医及新旧矛盾如何解决》一文中讲"倘我中医也努力攻读现代医学，学会运用其一切技术工具，并将我古老医籍中，不合科学部分及近于迷信唯心和深奥难明之术语，掌握去取，保存理论精华，治疗经验，编成系统书册，与西医学说完全配合，进而推阐古今所未能窥见人体暨医药之秘密，登峰造极，合中西医学之广博，萃中西医师之脑力，使世界上无不治之疾病，以为全人类服务"，可见其对中西医结合的坚定信念，在临床上，施氏很早即采取西医诊断手段，而用中医辨证治疗。在诊治疾病过程中采用中西医名词，参照西医检查结果，并研制主治西医疾病的中成药多种，如气管炎丸、神经衰弱丸等。其后人施小愚曾在《健康报》撰文称其先父施今墨为"坚定走中西医结合道路的一生"。

时逸人（1896—1966年），江苏无锡人，是20世纪著名的中医教育家、南方医学界名流，解放后曾经在南京、江苏等地的中医类院校任职教书。时氏主张传统医学要走科学化的道路，要中西医汇通创立新医学，他主编的《复兴中医》中提倡要用近代科学的方法整理挖掘中医，如他在《复兴中医》发表文章论述："目前中医应能赶上去，改进整理，不墨守陈旧说，不盲从新说，用科学方法检讨过去的错误，采纳现在的特长，希图创造第三者之医学也"，第三者之医学也就是中西医汇通的医学。时氏著作颇多，且皆中西兼融，博采众家之长，如《时氏生理学》《时氏病理学》《中国传染病学》《时氏诊断学》等，均属中西医汇通之著作。

蒲辅周，祖籍四川梓潼县，是现代著名中医学家，信奉道教，曾因有效控制流行性乙脑炎被国家领导人接见。多次担任中医研究院副院长、国家科学委员会专题委员、中华医学会常务理事等职务，蒲氏非常重视中西医结合，真诚地尊重西医，肯定现代医学的科学成就，虚心汲取西医之长，同时发挥中医之长。他认为中西医取长补短能提高疗效。因此，积极主张中西医合作，并指出中西医结合不但是可能的，并且是必要的，蒲氏是一代名医，医术精深，医界叹服，其中西医结合学术思想，对现代中西医界均有极大影响。

西医界也不乏信奉、学习中医的人士，他们曾亲眼所见、亲身体会到中医神奇的临床疗效。因此，主张中西医结合，其代表人物有：

俞凤宾，江苏太仓人，是我国早期著名西医。1907年毕业于上海圣约翰医学校，后自费留学美国获医学博士，是中华医学会第三任会长，并主持《中华医学杂志》编辑工作多年，他虽然不属"中西医结合发展时期"的医家，但他在学术上反对废止中医，认为中西医应当取长补短，是西医界最早倡导将中西医结合起来的人。他认为叫嚣着废止中医的都是一些刚刚接触西医，对西医盲目崇拜的人，他们刚刚看到西医的一点优点就认为中医陈腐落后，这种想法是不可取的。俞凤宾曾在1916年1月《中华医学杂志》上发表"保存古医学之商榷"说："去旧医之短，采西医之长，折衷至当则我国医学行将雄飞于世界矣"，认为日本明治时期对中医的消极政策是不可取的，我们不能走日本汉方医的老路。

傅连暲，福建长汀人，是一位医德高尚、医术精湛的著名西医，是中国人民解放军卫生工作创始人之一，也是一位主张中西并存的西医人士。早在红军时期即成为当时中央根据地与李治、陈义厚、藏济民齐名的"四大名医"之一。1933年任中央红色医院院长时，医院不但有西医，还有中医。特别是他任中华医学会会长期间，主动地与北京名中医肖龙友、孔伯华、施今墨、蒲辅周等交往联系，成立了"中西医学术交流委员会"，促进了中西医团结合作。

朱琏，江苏溧阳人，是一位医术高明的西医。1944年朱琏也开始了解、学习中医，专门拜当地老中医任作田为师学习针灸，并爱上了针灸，潜心研究了一生。1951年8月在朱琏倡议下成立了中央卫生部针灸疗法实验所，这是国内第一个针灸实验所。1955年12月卫生部中医研究院成立（中国中医研究院的前身），朱琏任副院长兼针灸研究所所长。她在长期的临床实践中结合现代医学知识，总结出"简易取穴法""安全留针法"等针灸操作方法。她认为先有穴位，后由点成线而有14经脉，她试图用现代医学解剖发现的神经分布规律来解释人体14条经脉的走向，用巴甫洛夫高级神经活动学说解释针灸治病机理等，她将自己的学术观点最终荟萃为《新针灸学》一书，对后来的针灸研究者有启发意义。

阎德润，辽宁海城人，著名生理学家。1923年毕业于沈阳南满医学堂，1927年赴日本东北帝国大学医学部学习，在巴甫洛夫的学生佐武安太郎教授指导下，对内分泌生理、血液循环生理进行了深入研究并获博士学位。回国后在"满洲医科大学"任教，中华人民共和国成立后在中国医科大学任教授。阎德润不仅是位生理学家，为发展我国生理学科做出了贡献，还是位中医爱好者与研究者，对中医造诣颇深。他认真阅读中医理论书籍，深入研究中医经典，试图用生理学知识阐明和解释中医理论，他在1936年出版的《仲景伤寒论评释》一书，被中医学术界广泛讨论和学习。阎德润是通过生理学探索中西医汇通结合的先驱。

侯宗濂（1900—1992年），辽宁海城人，是中国近现代生理学家和医学教育家。1920年毕业于沈阳南满医学堂，后留学日本京都大学并获得博士学位。他还曾到奥地利和德国深造，研究肌肉神经生理，为日后的相关研究打下了深厚的知识储备。先后在南满医大、北平大学医学院、西北医学院等教授生理学。1978年以他为学术带头人领导的《针麻原理学穴位针感研究》和《肌肉神经普通生理应激、兴奋、抑制及适应》课题研究均获全国科技大会奖励。侯氏首次对传统针刺产生的酸、麻、胀、痛针刺感觉，即"针感"概念及其产生机理，进行了系统实验研究。他首次证实：若针刺穴位的感受器主要是游离神经末梢，则产生酸麻为主的感觉；若针刺穴位的感受器主要为深部肌梭，则产生胀痛为主的感觉，从而更新了传统的针感概念，使"得气"的概念更为形象具体，使医疗工作者在解剖学的层面上更清晰地理解了针灸的有效取穴和准确针刺深度。

张锡钧（1899—1988年），字石如，生于天津。著名生理学家、医学教育家，中国科学院院士。张锡钧少年聪慧，17岁就考入了清华学堂，毕业后远赴重洋到美国的芝加哥大学留学，1926年同时获哲学博士和医学博士双学位。回国后在中国医学科学院等从事生理学研究60多年，对我国生理学发展做出重大贡献。从20世纪50年代后期，他便开始对中医针灸、针麻原理、经络学说等进行研究，在西医解剖学、生理学理论的指导下，根据实验室研究结果，张锡钧提出了"经络—皮层—内脏相关"假说，此假说体现了张锡钧重视通过中西医结合研究人体内在规律的学术思想，有关论文发表后，在国内外学术界引起了积极反响。

方先之（1906—1968年），祖籍浙江诸暨，近现代著名骨科专家和医学教育家。1925年就读于上海沪江大学医预科，后到北平协和医学院继续学习，1933年毕业后留校工作，并到美国进修骨科，获得美国纽约洲立大学博士学位。得益于早年出国留学的经历，方先之对中医并不排斥，是我国老一辈骨科专家中最早接受并认真研究、主张用中西医结合的方法治疗骨折的学者。1951年方氏对"关节骨折"提出"切开复位内固定"的观点。1958年尚天裕等开始学习中医、走中西医结合道路，在天津医院进行骨科研究并试行"手法整复夹板固定"的中西医结合治疗骨折的方案。刚开始方先之对此持保留态度，后来他严格地提出对每个前臂、踝、股骨、胫腓骨骨折病人进行治疗结果的复查。他亲自对治疗前后X线片一张一张地对比查看，对关节功能一个一个地测量……。本来要查100个病例，但当查到70例时，方先之就说："不用查了，这种方法好，解决了一些西医难以解决的问题"，并毫不犹豫地放弃了全面推广"切开复位内固定"主张，进一步系统研究，提出"前臂中主位骨间膜最紧张"的理论，要求骨折整复时要重视"骨间膜"及合理应用"分骨手法"等见解。在方先之带领下，中西医结合治疗骨折研究又得以不断深入。1962年国家科学技术委员会在天津组织召开了"中西医结合治疗骨折成果鉴定会"，北京、上海的骨科专家孟继懋、陈景云、过邦辅、叶衍庆、屠开元、钱允庆等均出席。有的教授问："老方，你过去极力主张切开内固定，为什么现在改口了呢？"方先之回答："过去是没办法，现在的中西医结合方法不用开刀能取得这样好的疗效，为什么一定要去开刀呢？"在事实面前，专家们对中西医结合治疗骨折一致表示通过鉴定，并给予高度评价，从此更推动了我国中西医结合治疗骨折研究。《中西医结合治疗骨折》（与尚天裕合作）专著，是方氏中西医结合学术思想的代表作。1963年9月，在罗马召开的国际外科第20届年会上，方先之宣读了多年来辛苦研究的收获，提出中西医结合治疗骨折的新观点和最新成果，引起与会各国专家广泛重视。

三、阿拉伯医学对中医发展的影响

（一）阿拉伯医学背景

阿拉伯的伊斯兰文化在推动人类文明进程中意义深远，在世界文化史上与中国文化、印度文化、罗马文化等人类文明共存发展。在中世纪时期，当欧洲处于几千年的"黑暗的中世纪"之时，阿拔斯王朝统治者致力于将阿拉伯帝国的伊斯兰文化推向顶峰，她以宽广的胸襟，将东西方的古典文化融会贯通，由此塑造出具有伊斯兰特点的新特质文化。中世纪的阿拉伯帝国在文学、星象学、宗教学、哲学、历史、政治学、法律、数学、医学、天文、自然科学等各门学科上均取得了新的突破，这些成就的取得无疑进一步丰富发展了人类文明的新内容，启迪人类智慧。在社会发展的早期阶段，社会秩序混乱不堪，伊斯兰教尚未诞生，阿拉伯半岛政治动荡、经济落后，大多数居民过着颠沛游离的游牧生活，此时的阿拉伯半岛处于相对落后的状态，战乱频繁，社会不稳定，与其他地区文明的联系与交流更是非常有限。公元7世纪，先知穆罕默德创立了伊斯兰教，带领伊斯兰教徒发动了反对麦加贵族、征服麦加的三次圣战，部分国家及早期从属拜占庭帝国的，以叙利亚、埃及、小亚细亚、北非和庇里尼斯半岛最为典型，自此以后都归附于封建的穆斯林麾下，逐渐确立为世界文化交流的主要区域。伊斯兰教创立后进一步传播，加之阿拉伯帝国的成立，为阿拉伯地区人们思想的转变和社会结构的调整变化起到了铺垫的作用。在阿拔斯王朝统治时期，国内外战争已有所减少，国内政治昌明，经济繁荣，文化、教育、科技开始快速发展，达到了一个极灿烂的时代。

在古希腊、古罗马、古中国、波斯等传统医学的基础上，阿拉伯医学又将印度阿育吠陀医学的理论和实践经验融入到自身体系中，在阿拔斯王朝时期，阿拉伯医学已经得到很大发展，取得了较为辉煌的成果。阿拉伯医生制造出了许多闻名世界的成药，如车前子散、天竺黄散、生沉散、大黄并子方、龙涎香、蔷薇水等，糖浆、软膏、擦剂、乳剂、油脂剂等剂型，丸、散、膏、乳、浆种类齐全，以及丸药的金、银箔衣都是由他们首创的，这些为药物在临床中应用提供了诸多便利。阿拉伯医生对药物的功效性有深入的理解，善于使用复方，能将君、臣、佐、使巧妙搭配，较为精准地使用替代药物。阿拉伯医生使用的药物多达1400余种，后期新增的不下300多种。他们接受大自然的馈赠而长于挖掘新药，较早地将大蒜、大黄、酸角、肉桂、豆蔻、芙蓉、茉莉、菠菜等植物和蔬菜用于医疗活动中。喜欢动手实验的智慧阿拉伯人还提取到了一些化学物质和微量元素，研究了一些化学物质的性质及其药效，发现了一些迄今仍在医疗前沿和化学实验室里的药剂和化学物质，例如他们发现了硝酸、锑、砷、锌、铋、磷、铵等一些重要的矿物质。他们最先知道水银化合物具有极强的杀菌效果，对治疗皮肤病疗效甚佳；最先知道经过发酵的含有糖和淀粉的物质可用蒸馏的方法取得酒精；他们较早地使用动物进行解剖和药物试验，较早地在外科手术中进行消毒并使用麻醉剂。阿拉伯医生的发明创造能力还体现在医疗器械方面，他们发明了滤器、蒸馏器、蒸发器、沉淀器、结晶器等一系列至今仍在使用的器械。公元8—11世纪，是阿拉伯医学发展的黄金阶段。在当时阿拉伯国家的文化中心如巴格达、开罗等城市，大型医院、医学院拔地而起，到10世纪中期阿拉伯帝国境内便已经建有34家医院。这些医院分科很细，除外科、内科、骨伤科、眼科等常见科室外，还设有专门的神经科和妇科，个别规模较大的医院还设有急救中心，各家医院均附设药房，医疗流程逐步实现一体化。

（二）阿拉伯医学对中医学的影响

阿拔斯时期出现了众多举世闻名的医学家，其中以拉齐（Razi，Muhammad b.Zakariya al-Razi）的理论成就尤为显著。865年出生于赖伊城的拉齐一生著述颇丰，撰写近上百部著作，被授予"穆斯林大医生"的光荣称号。《医学集成》和《曼苏尔医书》是拉齐一生的代表性著作，他潜心研究医学，花费15年的时间致力于编著百科全书式医学巨著《医学集成》，在长期的医学理论研究及临床实践的过程中，深入总结了疾病的产生与发展、施行治疗的手段及其作用效果的一般规律及客观发展过程。《曼苏尔医书》最初是用以进献赖伊当权者的一部篇幅不长的综合性医学手册，后人将此书译为拉丁文版本，于1481年在意大利首次出版。同时，他还编写了《天花与麻疹》《医学止境》《医学的奥秘》等大量著作，在《天花与麻疹》一书中，他从发病症状等方面严格区分了天花和麻疹两种不同的疾病。

　　阿拉伯医学的指导理念是人体与世界均由四种元素（土、气、火和水）构成的，这四种元素在人体以不同的比例混合，形成不同温度的体液（即黄胆汁、黑胆汁、血液和黏液）。最早提出四元素学说的哲学家是恩培多克勒，以肌肉为例，其认为肌肉是由土、气、火、水四种元素等量混合构成的。在阿拉伯医学中，身体健康和心理健康同等重要，医家已认识到应将人体视作为统一整体，而并非一系列单独存在的器官和组织。即使是同种疾病，也会因个人体质及其抵抗疾病能力的差异而导致疾病的轻重缓急各不相同。此说法与中医传统理念中同病异治的理念一致。在阿拉伯—伊斯兰传统医学中，疾病治疗手法多种多样，包括精神疗法、药物疗法、饮食疗法、涂抹疗法和外科手术等。

　　中世纪的伊斯兰创造了先进的世界文明，并通过丝绸之路与远在东方的中国建立了丰富而密切的贸易、文化、科学等方面的交流。早在汉代刘家王朝时期，阿拉伯与中国就已经有医药方面的交流，如康居国的"浮苣草"，波斯的"水银、郁金、苏合香、青木香、柯犁勒、安息香"等字眼就出现在《史记》的记载中。张骞出使西域将胡桃、胡蒜、胡豆、石榴、红花等药用植物的种苗和种子带回中原，传授给当时百姓广泛种植，初起是作为食用作物，后来才逐渐归到药物谱中。后来，更是有阿拉伯地区的药方被完整收录到国医经典如孙思邈所著《千金要方》《千金翼方》，王焘的《外台秘要》等书中，可见当时中医人士对外来方药的认可。在公元7世纪，中阿人民之间贸易、文化往来日益频繁，双方的经济、文化、科学都得到快速发展。大唐盛世，丝绸之路开辟了我国与西域各国的陆陆贸易通道，造船业和航海技术比较先进的阿拉伯又从水路同我国沿海地区进行贸易，海上运输耗时短载货量大，促进了国与国之间的经济交流。随着商业往来不断增加，阿拉伯商贾很快发现他们的草药、香料颇受中国朝廷和各阶层市民的好评，便开始在阿拉伯和波斯地区广泛寻找和收集药用植物及香料，大量出口中国。

从唐代开始，中国的历代皇帝都十分重视输入阿拉伯草药。据史书记载，龙涎香、肉豆蔻、没药、明矾、阿魏、乳香等药材，都是那时进入中国的。到了宋朝，中阿之间的药材贸易已由单纯引进发展到依法炮制。唐慎微《政和经史证类备用本草》、周去非《岭外代答》、赵汝适《诸蕃志》也记述和介绍了一些来自伊斯兰国家的药材。波斯、阿拉伯治疗术之一"吹鼻术"（将药末吹入鼻子），被收入赵佶主编的《圣济总录》。当时阿拉伯人提取蔷薇露的蒸馏法及其设备，已传到广州并为民间普遍使用。传统中医自古不分科，但到北宋年间，太医院在培训医生时也如古希腊医学和阿拉伯医学那样，分成了内、外、妇、儿、口腔等十三科。此时受伊斯兰医学的影响，中医也开始进行分科诊治。7世纪的《唐本草》介绍，当时中国的顺产方子提到用酒做药引子。到11世纪的宋代，顺产药的药引子已如阿拉伯人一样改用醋。段成式所著的《酉阳杂俎》记录了大食国的本草与药用。李珣著的《海药本草》归纳了阿拉伯医药的主要特色。中国同伊斯兰国家的文化交往，是通过中亚的丝绸之路和经过印度洋的航海贸易实现的。

元世祖忽必烈十分重视正骨术。蒙古军队进行战争是以骑兵为主，因此，士兵在战争中不可避免地出现脱臼、骨折等外科疾病。而此时阿拉伯医生十分擅长正骨术及其他外科病的治疗。元代政府下令创设了多个研究机构以此来推行阿拉伯医学，同时正骨科也成为了我国一门正式的独立科目。

四、汉方医学对中医学理论的影响

中医文化博大精深，两千多年前在中国大地上形成了较为完整的、系统的医学理论体系。近些年，中医学的理论及实践价值日益被人们所熟知，作为进行西医治疗的重要辅助手段，受到世界上其他国家和地区的认可与重视。古代中国的中医理论深刻影响着周边国家中医学理论的发展，其中以韩医学与日本汉方医学最为典型。韩医学的形成建立在中医学理论的基础之上，属于传统医学的范畴。在公元前6世纪，中国传统中医经朝鲜半岛传至日本，日本的医药学家在吸收中医学的基本理论后逐渐成为日本传统医学，即汉方医学。

（一）汉方医学发展的历史背景

汉方医学是日本的传统医学。在中日医药交流初期，日本医学家前来我国学习中医理论，回国后将中医学理论传播介绍至当地。成书于893年的

《日本国见在书目录》中载医书166部，《张仲景方》已在其中。在江户时代，日本医学积极吸收中国传统医学之精华，形成了"古方派"。古方派医学在设立医学制度、进行医学管理及开展医学教育等各个方面借鉴中医学的发展经验。15世纪左右，是汉方医学的初步形成时期，这一时期，《大同类聚方》《医心方》等系列医学典籍纷纷问世。

自秦汉以来，中日医药文化交流十分频繁。众多日本医药学家来我国求学，在日本掀起了学习中国宋儒理学的社会思潮。其中以田代三喜与其弟子曲直濑道三最为典型，《启迪集》是曲直濑道三的经典代表著作，他充分吸收了古代宋金元等不同时期的传统文化，同时深刻把握了人体的生理及病理的基本表现，参考了中国医学著作近70部，结合日本中医药学发展经验形成了一套独立系统的日本中医药的理论体系，自此，日本开始走向中国传统医学日本化的进程。

17世纪伊始，西医便传至日本，受到了日本医学家的关注。这一时期日本的医学领域逐渐出现了中医与西医在认识上的分歧，从而产生了主张将中西医结合，创立崭新的医疗理论体系的折衷派。日本德川幕府末期，传统医学的主体与折衷派分开，出现考证学派，并取得了支配地位，以山田正珍和丹波氏家族为代表，将中医经典著作研究推向了新的高潮。日本汉方医药学盛极一时。

19世纪中期，日本汉方医学呈现出"学"与"术"的分裂，在客观上阻碍了汉方医学的发展。明治维新时期，统治政府打破封闭自守的状态，受西方资本主义工业文明的冲击，进行了全盘西化的现代改革运动，此时西方医学在医学领域占据绝对领导地位，汉方医学的发展也由盛转衰。

（二）日本汉方医学的集大成者

日本汉方医学"后世派"的创立者是曲直濑道三，后世称他为"日本近代医学之祖"。他首次将日本的医学理论确立为一套系统完善的体系。他潜心研读国内外大量医学典籍，吸收中医学理论之精华，结合自身长期的医疗实践经验，最终集成了医学巨著《启迪集》，后这一著作被传播至世界多个国家和地区。同时他创办了日本第一所医学学校启迪院，为日本培养了大批的医学人才，极大地推动了日本汉方医学的发展。

16世纪中叶，即中国的明朝后期和日本的战国时期，对于中日两国传统医学而言，都是非常重要的发展时期。在特定的社会文化环境下，涌现了一批代表性医家，对整个传统医学后世学术和临床的发展起到了承前启后的关键作用，曲直濑道三正是在这样的社会大背景下涌现出的当时最伟大的医家代表。

金元时期中国医学成就系统传入日本，元代中日断交至明代恢复邦交，其间中国传统医学有了飞速发展，金元时期不断涌现各种著名流派和医学大家，使宋朝以来沉闷守旧的医学体系焕然一新。明代中日建交后，很多日本医生赴中国学习中医，代表性人物有竹田昌庆、月湖、坂净运、半井明亲、吉田宗桂和田代三喜等。竹田昌庆是日本太政大臣藤原公经之子，庆安二年（1369年）到中国，师从金翁道士学医，得其秘传，并娶其女为妻。据说明洪武帝的皇后难产，众医束手无策，昌庆应诏投药1剂，皇子顺利出生，因而被洪武皇帝封为安国公。他在中国学习9年，于1378年返回日本，带回了多种医书、本草书及铜人。后来竹田氏一脉成为著名的医学世家。

僧医月湖于15世纪中期赴中国浙江钱塘行医，著有《全九集》和《济阴方》。坂净运于日本明应年间（1492—1499年）来中国学习医学，重点研究仲景学术，是将仲景之学推广到日本的开辟者和重要贡献者，回日本后撰写了《续添鸿宝秘要抄》（1508年），曾做过后柏原天皇的侍医。半井明亲是宫廷医和气氏的后裔，永正年间在中国16年，师从熊宗立学习医学，回日本后也成为著名的医官。其后，吉田宗桂又两次来到中国，史载他因给明世宗治病而名满朝野，得赐《圣济总录》200卷。1550年他携大量医书回到日本，广为传播。这些医家回日本后，因为在中国的经历和评价，加上高超的临床技术，逐渐得到社会的公认，或进入朝堂为名宦，或悬壶济世为名医。与此同时，中国因为明清朝代更迭，王宁宇、马荣宇、陈宗敬、何钦吉等人也到日本行医讲学，中国金元以来取得的医学成就在日本得到比较系统的传播。

大量医书出版使中国医学广泛传播。16世纪以前，从中国传入日本的医书除了原版就是手抄本，价格昂贵，非常珍稀，没有一定身份地位的人士很难一窥真貌，这无疑大大阻碍了中国医学在日本的传播。这个时期能够看到的，主要是日本出使明朝的僧人，请求明朝赐书、赠书，以及购买的书籍，也有明朝人士来日本携带或著述的，主要包括儒学、佛家经论、政书、诗文和医学等。大永八年日本印刷出版了最早的医书，即明代熊宗立编著的《医书大全》，该书被视为"医家之宝"，对日本汉方医学的发展产生重大影响。此后，虽然日本已开始了雕版印刷，但出版的仅有《医书大全》《勿听子俗解八十一难经》及《察病指南》3种而已，医书的出版和传播还是受到很大限制。

庆长年间（1596—1615年）丰臣秀吉出兵朝鲜，带回来活字印刷机、多种书籍等战利品，使日本的印刷技术和印刷业得到迅速发展，并迅速改变了医学传播的现状。从1596年开始，日本翻刻各种大量的中国医书，至明亡（1644年）前日本翻刻中国医学已有数十种。据调查，至宽永年间，就已出版了不下200种，大半是中国新医书的翻印。到了江户时期（1603—1867年），大量中国书籍传入日本并被朝野接受，其中有804种中国医书传入日本，有314种在日本进行了翻刻，约占总数的40%。在日本刊印的中国书籍都已经过再编或加工精选、节选。这些代表着中国当时最先进医学成就的书籍在日本的广泛流传，为日本汉方医学的形成提供了巨大助力。

日本汉方医学产生的基础和萌芽。日本的汉方医学在曲直濑道三以前，可以说是全面接受和信奉中国医学的时代。562年，南北朝吴人知聪东渡扶桑，将绘有人体经脉经穴的《明堂图》《针灸甲乙经》及其他中医药典籍一百六十余卷带到日本，为中日医学交流起到了促进作用，也是中医学输出到日本的最早记录。其后到奈良平安时代，中国隋唐医学风靡日本，推广医学主要靠僧医，例如，鉴真东渡就为日本带去许多医书，并亲自指导日本医生鉴别药物。由丹波康赖所著的《医心方》也在此时期完成，《医心方》是日本现存最早的中医养生疗疾著作，它荟集了204种中国医药养生典籍之精华，集当时日本汉医之大成，内容广，涉及医学各个领域，比较全面而客观地反映了当时日本汉医的发展，是中日医学交流史上的一座丰碑。美中不足的是由于时代原因以及受作者本身的文化底蕴所局限，《医心方》文言的表达方式晦涩难懂，中日混杂的行草文字辨认艰难，使很多人只能望而兴叹，这在很大程度上使得医学完全由贵族知识分子主宰，与庶民关系不大。镰仓到室町时代（1192—1573年），宋代时的《太平惠民和剂局方》传日并产生很大影响，日本出现了《顿医抄》《万安方》等内容引自中国医书，且开始咀嚼消化，用和文改写的书籍。

《四库全书总目·医家类》说："儒之门户分于宋，医之门户分于金元"，宋元时期的思想解放同样打开了医学思维上的枷锁，这个时期的医家逐步打破了因循守旧、一味崇古的思想局面，打破了以往《太平惠民和剂局方》一统天下的局面。特别是金元明时代名家辈出，流派纷呈，有许多独到见解。独树一帜、色彩缤纷的金元时期各医学流派学术思想流入日本，对日本固有汉医产生了思想上的冲击，日本也逐渐摆脱了既往《太平惠民和剂局方》的绝对领导，改变了多年来汉方医学在理论研究上长期停滞不前的局面，在吸收了中国医学后添加了本土特色，从而向日本化的方向发展，促进新学派的形成，为近代日本中医的形成奠定了基础。

金元医学最初是由室町时代的田代三喜引入日本的，田代三喜远赴中国向僧医月湖等学习刘、张、李、朱学说，并将所学带回本国。现代医史学家大塚敬节认为，田代三喜称得上是日本医学史前后两个时期划时代的分界，田代三喜被日本汉方医学界誉为汉方医学体系后世派的先驱，在日本医学史上有着崇高地位。随着金元医学的流入与传播，15世纪末的日本医界也终于进入了自由发展的中兴时期，许多著名的日本医家以其深厚的汉学素养，更好地汲取了中国医学的精髓，成为著名儒医，其中曲直濑道三被称为"中兴之祖"。曲直濑道三是田代三喜惟一的亲传弟子，跟师学习10余年。以曲直濑道三及弟子曲直濑玄朔等为代表的曲直濑流构建了日本汉方医学后世派的思想体系。

道三的本姓是堀部氏，名正盛或称正庆，字一溪，号道三。道三为什么称自己为"曲直濑"，据曲直濑玄朔的《东井御釈谈》记载，出自苏轼的《泛颍》"上流直而清，下流曲而漪"。道三有正日本医学流派的理想，自称曲直濑，即意为把后世曲折不净的漪医流变为清澈笔直的流水。16世纪初的京都是当时日本的政治、经济、文化中心，思想文化都处于日本社会的顶层，名医云集，吉田家、坂家、竹田家等著名的汉医家族都在此地聚集，1509年，道三就是出生在这样一个医学文化氛围浓厚的土地上。

在田代三喜的悉心培育下，道三系统地学习了汉医的各种理论和方法，特别是李东垣、朱丹溪的医学理论和诊疗方法。"儒医人为重，医为仁术，儒医一本，两者相通"。道三基于深厚的儒学基础，终得汉方医术的真传。据《汉方的历史》记载，"他医术精湛，起死回生，常救人于危难之间，一时名声鹊起，相继获得了当政者足利义辉、毛利元就、织田信长、丰臣秀吉的信任，担任他们的医生"。

行医的同时，道三意识到培养传人的重要性，在京都开设了启迪院，亲自任教传授医术，并制定了身为医者必须遵守的《医工宜慎持法》（亦称五十七条法），言传身教弟子们行医与做人的准则。前后20年间，在启迪院中学习过的599位医者，大多已成为当时医界的中流砥柱，为后世派在日本医学界占据一席之地奠定了基础。道三的亲笔著作多达50多种，有《遐龄小儿方》《摘英集》《要语集》《医灯配剂》《诊脉口传集》《捷径弁治集》《切纸》《日用食性》《养生物语》《云阵夜话》等，涉及内科、儿科、药物、针灸和养生等。天正二年（1574年），倾注半生心血，研究了大量中国经典医学著作并结合自己积累多年临床经验完成的八卷著作，即日本第一部察证辨治全书《启迪集》终于在道三67岁时完成。书中有许多金元四大家理论，收载了许多金元时期的方药，其中对朱丹溪滋阴学说的引用尤为的多。

（三）日本汉方的发展丰富了中医药理论

时至今日，回首汉方医学在日本一千多年来的发展经历，其从无到有、由盛而衰、衰而复兴的历史过程，分析其发展道路中具有重要影响的主客观因素，历史的日本汉方医学给了我们诸多借鉴与启示。

回顾日本西洋医学与汉方医学的发展历程，可以看到，在18世纪中后期西洋医学与汉方医学锋芒相对的关键时刻，日本当局采取的政策方针是全面脱亚入欧，舍弃传统汉方医学。1869年日本政府决定采用德国医学教育体制，西方医学首先从教育领域攻占汉方医学的"地盘"，1876年当局政府又颁布了学习西方医学法律文件，这些政策文件就如裹脚布一般一层又一层禁锢了汉方医学的发展，1880年确立的执业医师（通过西医考试）制度，1883年禁止汉方处方用药，随着一系列的政策措施、法律法规的颁布与实施，汉方医学迎来了史无前例的凛冽寒冬，拥有悠久历史和丰富实践积累的汉方医学全面走向衰落，这段时期内，关于理论方面的研究更是几乎为零。

政治决策影响着医学的发展，而社会现实又决定着政治决策。20世纪中后期，随着人口老龄化的到来，针刺、艾灸、推拿、拔罐的医疗行为作为健康管理手段又重新受到民众的关注。同时，崇拜西医的思想慢慢冷静下来后，人们也逐渐认识到了西方医学的不足之处。种种原因，日本政府经过反思后，决定采取一系列扶持汉医政策并修改相关法律法规：支持创设东洋医学会，出版东洋医学会杂志，设立研究机构；针灸推拿专业的修学年限缩短为3年；鼓励各医科大学设立汉方医学的专门课程和讲座；支持成立了东洋医学研究所，国家开始投入资金以便开展研究工作；同意将汉方制剂及中药饮片纳入国民医疗保险等。汉方医学如枯木逢春，快速全面地走上复兴之路，汉方医学界一派欣欣向荣的景象，并最终在20世纪80年代与20世纪90年代取得飞速的发展，汉方制剂一举占据全球85%以上的市场。由此可见，学术的发展取决于政府决策的正确与否，而一门学科的发展及兴旺，不但需要政府的支持，更需要有利的政策与法律的保障。

日本的汉方医药学家十分重视医疗实践，追求临床疗效。受经济条件和知识储备的影响，早期汉方医学界的传承者基本上是日本僧侣与少数的贵族子弟，后世在派代表留学明朝期间，以学习李东垣、朱丹溪等人的理论思想为主，重视补益理虚，更为注重临床医疗实践活动，开创了医学理论与实践相结合，重视临证应用的风气先河。后在临床实践中认识到了"李朱医学"的局限性，于是又派子嗣与弟子西赴中国进一步吸收刘完素、张元素的学说，重视整体的阴阳平衡调整，提高人体正气，从而使邪不能入，病不得害，完善了汉方医学后世派理论，使后世派得到了长足的发展，成为初始汉医学派的中坚力量。古方派代表人物名古屋玄医更是重视临床实践的改革大家，他所推崇的《伤寒论》等经典医著也是适合于临床应用的经典。具有革命精神的古方派吉益东洞等人倡导的"万病一毒"说与"气血水理论"，以及肇始于江户早期的腹诊方法，都是汉方医学重视实践，密切联系临床的结果，使日本汉方医学迅猛发展，达到了一个新的历史高峰。

日本汉方医药学是吸收我国中医的基本理论之精华，结合日本固有的医学知识，在临床实践中加以验证、补充与发展而形成的一门具有本土特色的医学学科。汉方医药学经历了形成、发展、鼎盛、衰落和复兴五个阶段的发展历程。日本汉方医学始终坚持以社会生活的客观实践获取发展经验为基本原则，吸收引进西方先进的科学技术，怀着"不管哪个学派，只要能为临床所用"的接纳心态，从而出现世界上首先应用中药麻醉剂，并最先成功进行乳腺癌摘除术，还有"腹诊"技术的应用，"汉方药"的产业化等均处于世界领先水平。日本汉医学发展史上所走过的没落与复兴之路给我国传统医学以启示，我国的中医药事业如何更好、更快的复兴，是我们要思考的问题。

第二节　古丝绸之路上中外交流对中药理论的扩充

古丝绸之路连接了当时世界上最著名的文明中心，促进了文化的交流，古丝绸之路为东方带来了和田玉，带来了西域特产，也带来了沿线国家医学理论和方药，对中医药学的完善与发展起到一定的积极作用，对中药学各项理论的扩充也起了很大的影响。古丝绸之路的开辟，沿线各国输入了大量的药材与香料进入我国，开阔了各医家的眼界，丰富了中药学的内容，增长了药物学的理论知识。在《后汉书·马援列传》中记载"援在交趾（越南）尝饵薏苡实，云能轻身资欲，以胜瘴气也"，薏苡仁以能利湿除瘴、轻身延年进入中医家的视野。《开元释教录》中记载东汉名医安世高曾把印度的医药翻译成汉语介绍到中国，丰富了中国医药学内容。

中国香文化源远流长，早在殷商时期的甲骨文中就有"紫（柴）""燎""香""鬯"等字的记载。周代就已经有佩带香囊、沐浴兰汤来辟邪保健的习俗。《礼记·内则》："男女未冠笄者，鸡初鸣，咸盥漱，拂髦总角，衿缨皆佩容臭"，以及天子祭祖祷告之前沐浴、女子成婚前夜香汤沐浴，则更多是祈祷和仪式在里面。《周礼》有以"莽草薰之""焚牡菊以灰洒之"等利用香药防治害虫的记录，至今民间仍有"带个香草袋，不怕五虫害"的习俗。这些都是本土香药的应用记载，本土香药以草本植物为主，多为植物的花、叶部位。据考证，外来香药最早从汉代就开始输入我国，东汉郭宪在其著作《别国洞冥记》中就指出，在汉武帝元封年间，从叙利亚和阿拉伯运来的苏合香已经是宫廷内常用的名贵香料。唐代阿拉伯正式和我国建交，外来香药的输入量就日益增多，至宋金元时期，外来香药的年输入总额达到鼎盛状态。

魏晋南北朝时期，我国与周边国家的交往频繁，医药领域在此时期已经很密切，包括中国政府派医师赴朝，著名医家陶弘景所著的《本草经集注》中详细记载了出自朝鲜药材五味子、昆布、芜荑的性味功效、修治，以及药物的相反相胜，赞美高丽出产的药效要远胜于本土。《拾遗记》记载浮支国进献夜来香后，皇帝命"植于宫中"，说明当时除有药材的输入外，还有外来药用植物的引种栽培。由于佛教在中国的迅速发展，这一时期的中医也自然而然地含有明显的印度色彩，如华阳陶隐居集（卷二）所使用的"百一"二字乃由佛经中一百一病之说发展而来。

隋唐时期是我国历史上的一个繁荣时期，对中医药亦是承前启后的全面发展时期，该时期中国与朝鲜的医药交流越来越密切，《黄帝内经》《伤寒杂病论》《神农本草经》《诸病源候论》等大量中医古籍纷纷传到朝鲜，朝鲜的道地药材与医学知识也被中原舶来运用，如《海药本草》记载的祛痰大将白附子、止痛灵药延胡索、补虚圣品新罗人参等。越南的药物沉香、苏合香及玉龙膏等成药也输入中国，同时期我国与印度的交流也在不断加强深化，《龙树论》《婆罗门药方》等著名印度医书随着佛教在东方的发展被翻译成汉字传播到我国。我国与阿拉伯国家正式通使是在7世纪中叶，即唐显庆二年（651年）。中国史书所记载的阿拉伯国家与现在的阿拉伯不同，是泛指除伊朗外的叙利亚及美索不达米亚的一部分、红海西岸、波斯湾东岸及阿非利加洲的北部等有阿拉伯人的地区，"大食"则是波斯人对阿拉伯国家的称谓。自唐代起，阿拉伯国家屡次来中国进贡，其中不乏许多当地药材。据《诸蕃志》记载，从阿拉伯地区来的药物有乳香、没药、血竭、木香、葫芦巴等。《太平御览》药部及香部中记载有龙脑、安息香、蔷薇水及木香等，这是采用香药的例子。

随着宋代生活水平的提高，人们在饮食、生活、宴会庆典、建筑、婚育仪式、宗教活动、节日习俗等日常生活中广泛使用香药。化妆用的胭脂香膏，佩带的香囊，居处熏香，墨锭加香，食沏香点香茶，沐浴香汤，调服香药、品香、制香等，香文化无处不在，香事仪式普及民间。香文化展现出独特的魅力，尤其是宋代文人之间开始形成的"品香"文化，清丽雅致，世家贵女也争学品香、点香礼仪，静心仪人。唐宋以后由佛教、禅学思维与文人儒家思想的互动类似于东坡与佛印的交往，人们对人生品味得以升华，不断努力追求品香四德（浮心契道、品评审美、励志翰文、调和身心），品香与斗茶、插花、挂画并称为修身养性的"四般闲事"，被富贵人家与士大夫之族摆在雅位。这种香文化的大力发展，对宋金元时期的中医中药产生了巨大的影响。中医学运用其中药理论研究香药，并将香药广泛应用于临床。尤其对外来香料药物的应用，已然到了十分普遍的程度，以后其应用范围日益扩大。在宋政府编纂的大型方书中有大量方剂伍用香药。

　　宋代的中国与阿拉伯地区的贸易往来进一步密切，阿拉伯国家拥有的当时在世界上首屈一指的先进药物制剂技术，如蒸馏花露剂，金箔、银箔包裹中成药等传入中国，中国医家得以借鉴，拓展了中药剂型。明朝时期，大国经济繁荣，海陆交通便利，特别是郑和七次下西洋后，中国与世界的联系更为紧密，中外交流达到新的高度，与此同时大大促进了中外医药交流，许多传教士也致力于医药方面的交流，他们在中国兴办医院并带来西方的医药学书籍《泰西人身概说》《人体图说》等，并与当地名医交往。《疡科准绳》中记载的人体骨骼形状和数目就是在西洋解剖学影响下完成的。郑和七下西洋，带回了如苏合香、降香、芦荟、番木鳖子、大枫子、奇南香、藤黄、脑柴等大量亚非各国特有的珍贵药材。清代，外国人用西药金鸡纳霜治愈了康熙皇帝的疟疾，使得西洋医学暂时在中国得到传播，艾儒略的《西方问答》记载了制药露法，这是是由欧洲传入我国的，赵学敏的《本草纲目拾遗》记载了欧洲的金鸡纳霜、洋虫、氨水、硝酸等。

　　大批香药的传入，不仅为中国药物学增添了许多新品种，壮大了药物阵容，也丰富了方剂学内容，促进了成药剂型的改革，药用范围也更加广泛，而且补充了中国从气血论治疾病理论的诸多新内容，提高了中医急救方面的医疗水平。如以芳香开窍药物为主创立的"凉开三宝"（苏合香丸、至宝丹、紫雪丹）广泛运用于医学临床，使许多过去认为无法救治的高热神昏痉厥的急危病人得以及时抢救。亦间接冲击了古代中国药理学的"四气五味归经"理论，促使了湿温病学的形成与发展。香药与中医理论结合，香药芳香辛散解郁，性香温燥辟秽，有理气、行郁、化滞、开闭、启神等作用，广泛应用于医学临床各科。香药又具祛邪辟秽、净化居室环境、怡神醒脑、抑制细菌等功效，而被用于预防疾病，保健卫生，流传于民间的端午习俗即人人身上佩菖蒲，家家门前挂艾草，佩香、熏香、含香、浴香的习俗更是枚不胜举。香药芳香悦脾，因而具有增食欲、助消化的功效，民间便用它调制、蒸饪食品，增香矫味；因其富含多种挥发油，民间也用其制品化妆护肤、美容生发、爽身健体。

　　古丝绸之路的开辟，打开了中华民族与世界沟通联系的大门，促进了中外医学的交流和中外药物的流通，拓展了中药学的理论，丰富了中药品种与制药剂型，扩大中医药影响。通过古丝绸之路，中国众医家大量吸收、利用、创新药物，为中医药理论与实践的拓展提供了极大的支持。

一、对方剂学的影响

（一）在方剂种类上的扩充

中国的香文化的最早记载出现于先秦时期，发展到春秋战国时期才渐现雏形。随着张骞出使西域、佛教传入中国，以及魏晋时期文化上的互通日益频繁，中国的香药种类也随着文化交流而丰富起来。因此，大量香品被制成了香药，在中医理论指导下形成的香品类方剂也呈现出增长趋势。除了古丝绸之路沿途的药材被中医医家所采用外，很多来自于西域诸国的的方剂和治疗手段，也被中医所吸纳。《后汉书》中记载西夜国用百草经过加工医治箭伤的方法，说明两汉时期通过古丝绸之路，不仅在药物学方面密切交流，而且在方剂方面也密切交流。汉文典籍中西域内科病的记载：罽宾国头痛症状的记录，"又历大头痛小头痛之山，赤土身热之阪，令人身热无色，头痛呕吐，驴畜尽然。""身毒国在大夏东南，可数千里，其俗土著与大夏同，而卑湿暑热。""会连雨雪数月，畜产死，人民疫病。""于阗王令胡医持毒药著创中，故致死耳。"汉文典籍中西域药物配方的记载：关于葡萄酒，"栗弋国，属康居，出名马牛羊葡萄众果，其土水美，故葡萄酒特有名焉"。苏合香的制作："合会诸香煎其汁，以苏合。"毒草的记载："地生百草有毒，国人煎以为药，傅箭镞，所中即死。"

东汉末年，张仲景撰写《伤寒杂病论》的时候，西域的药物就已经传入中原，被应用到中药组方之中。如《金匮要略》中治疗气利，用诃黎勒散治疗："气利，诃黎勒散主之。"诃黎勒即是诃子，据《本草纲目》记载其名"梵言天主持来"，最初产自西域天竺和大食。张仲景用单味诃黎勒十枚为末和粥顿服治疗肠虚不固之气利，也就是采用了诃子涩肠止痢的功效。经过了秦和两汉的发展和普及，到了隋唐之时香文化已经基本完备成型了。唐代有养生的"服菖蒲方"，其方法便是采用菖蒲修治常服。《千金翼方》特意标出为"天竺摩揭陀国王舍城邑陀寺三藏法师跋摩米帝以大业八年（613年）与突厥使主至武德六年（624年）七月二十三日为洛州大德护法师净土寺主矩师笔译出"，说明了现在中医所用的菖蒲最初来源于天竺国，是通过古丝绸之路才传入中原，后在洛阳被佛教僧侣翻译为汉文。大抵由西域传入中原的方药大抵也都经历了类似的流传过程。

《备急千金要方》及《千金翼方》还收录了多首耆婆方（耆婆为古印度名医，诸多医书与方剂都假托其名），如耆婆万病丸、耆婆大士治人五脏六腑内万病及补益长年不老方等。另在《千金翼方卷二十一·万病》篇中的阿伽陀药，（紫檀、小蘗、茜根、郁金、胡椒各五两），其临床疗效在医疗实践的反复验证中得到了医家的广泛认可。此时期，社会治安稳定，经济得到一定发展，人民的基本物质生活有不错的保障，"衣食足而知礼仪"，人们开始关注其他方面的消费，各种香料就是在这样的社会基础上渐渐出现在人民日常生活当中，上流社会钟爱各种香药，普通百姓也跟风追捧，从洗脸、洗澡用的澡豆到日常保养的面脂、口脂，从生活中熏衣、燃香到食品药品里的各种香药，香文化已经渗透到了生活的各个领域中。

我国古人很早就发现，可以利用气味芳香的药物来预防和治疗疾病。这一传统源远流长，《山海经》中就指出佩带薰草（即零陵香）可以"已疹"，这说明最晚在先秦时期我国人民已发现了芳香药物的医疗价值。先秦以来，历代医家应用香药来预防和治疗疾病的例子较多。西域方剂被中医学众医家吸收后，普遍用于民众的疾病治疗。魏晋南北朝时期香料在医疗方面已多有应用，葛洪编著的医学著作《肘后备急方》不仅收录了如沉香、苏合香、青木香、藿香等多种外来香料，还有许多以香料疗病的医方。如《肘后备急方》卷六载有治疗狐臭的医方："青木香（二两）、附子（一两）、石灰（一两），细末著粉腋中，汁出即粉之。姚方有礬石半两烧。"或用"鸡舌、藿香、青木香、胡粉（各二两），为散内腋下，绵裹之，常作差"。

葛洪所著的《抱朴子》中载用鸡舌香、黄连、乳汁一同煎，"诸有百疾之在目者皆愈，而更加精明倍常也"。《千金翼方》记载治疗痈疽毒肿的汤剂多达几十种，其中"连翘五香汤方"是用"连翘、青木香、薰陆香、麝香、沉香、射干、独活、桑寄生、通草、升麻、丁香、大黄"十二种药同水煮，效果极佳。"五香汤"则是用"沉香、丁香、麝香、薰陆香、青木香"和水煮。《备急千金要方》卷二十二亦有用青木香、紫檀香、磨香治疗郁热类型痈疽的汤剂例子。主治小儿杂病的医方中用到的香料也是品类繁多，如《千金翼方》记载治小儿头痛、壮热之方中用了麝香、青木香；《外台秘要》第三十六卷"刘氏疗小儿天行头痛、壮热方"用青木香、白檀香捣散水调涂顶；又有名为"拓汤"的医方则含白芷、沉香、青木香，可以治小儿数十种病。若是治疗风湿、耳聋，可以用龙脑香及膏香。"味辛、苦、微寒。一云温，平、无毒。主心腹邪气，风湿积聚，耳聋明目，去目赤肤翳……膏主耳聋。"若鼻中窒塞，用薰草、白芷、羊髓等炼成的香膏即可使鼻子通畅。由香料合成的香品也具有医疗养生的作用。如前所述，唐人饮食之香追求味美与养生，身上佩香、薰香衣被、日常焚香，注重除秽消毒，还有祛黑美白、除皱抗老的面脂，治疗口臭的口脂等，均可使生活更丰富美好。孙思邈《千金方》和王焘《外台秘要》皆收载了"西州续命汤"这首西域方剂。西域回纥药司曾为唐顺宗炮制龙膏酒。龙膏酒是西域人御寒爽神的滋补饮品。

通过中医理论的指导调配和使用香药，开始于宋朝时期。宋人配制香方和修制香药时吸取了中医药有关配伍和炮制方面的宝贵经验，使得配成的香方更具实用性和科学性。薰香是香药主要用途之一，薰香的制作过程运用了"君臣佐使""七情合和"等合香的中医理论，在修制方法上，则采用中药炮制中的烘、炮、炒、蒸等方法，使得入香方的香药更加柔和，薰燃的效果更佳。某些芬芳的香药不仅可使人心情愉悦，还能醒脾开胃促进食欲。因此，除了薰香之外，宋人还将香药用于食品之中，但这类香药绝大部分是来自于花和果实。绍兴二十一年（1151年）张俊宴请高宗时就摆上了一行缕金香药，其中包括脑子花儿、甘草花儿、朱砂圆子、木香丁香、水龙脑、使君子、缩砂花儿、官桂花儿、白术人参、橄榄花儿。到了宋代，以海外贸易大量进口香药为背景，宋人对香药的药性和疗效有了更深更好的理解，芳香药性理论于宋代以后逐步形成。所谓芳香药性理论，主要是对芳香类药物的药性和疗效的明确认识与归纳总结。芳香开窍、芳香化浊、芳香醒脾、芳香化湿、芳香解表、芳香理气等都是中医中常见的术语。它表明所用药材药气芳香，而它的疗效则是或开窍，或化湿，或解表，或理气等。芳香开窍药，主要是利用香药辛香走窜的性质，来通关开窍、苏醒神志、疏通经络，还可以消肿去腐。开窍药又分为温开和凉开两种，对表现为面青、身凉、苔白、脉迟的寒闭，须选用温性的开窍药物；而对温病热陷心包的热闭，要选用寒性的开窍药，香药种类繁多，性寒性温的都有，因此在闭证的应用中极为广泛。

在香药大量进口的背景下，宋代医家对这一医理的应用更加方便。宋代官方巨型医方《圣济总录纂要》用白术丸治疗小儿脾胃受湿、濡泻不止，方用白术、人参、干姜各三分，紫朴一两。显而易见，此方主药是紫朴，它是用紫苏叶、生姜煮汁浸泡炮炙厚朴而得的，功能芳香化湿，燥湿运脾，温燥行气。在儿科专书《小儿卫生总微论方》中则用温脾散治小儿寒湿吐逆，方用厚朴一两，丁香、白术、干姜各半两，肉桂一分。这首医方中所用的药物全部都是香药，可见香药化湿醒脾作用之佳和宋人对香药这一作用的了解和重视。《太平惠民和剂局方》中则用大顺散治，因夏季冒暑受热，饮水过多，导致脾胃受湿、脏腑不调而导致的呕吐；也用温中良姜散治疗湿泄冷泻，而且日常服用可以健脾开胃，促进食欲；方用高良姜四斤，干姜、白术各二斤四两，甘草一斤，肉桂二十八两，也是以香药为主药用于脾胃不适的。芳香理气作用主要是因为香药芳香辛散，多归于肝、脾经而性升性动，中医利用香药调畅气机而达到治疗气机不畅之气滞或气逆、胀痛、呕吐、呃逆、抑郁不乐等目的。香药在理气方面的作用深受宋代医家重视。

在《太平圣惠方》一书中，仅第四十二卷上气论一章，以进口香药命名的医方就有16首，其中以诃黎勒命名的4首，以白术和木香命名的各3首，以细辛命名的2首，其他的是以草豆蔻、干姜、桂心、胡椒、麝香为汤头的医方。此外，《太平圣惠方》中还有和气白术散、宣毒气麝香圆、去恶气麝香散方、调气木香圆等，将理气这一功能标注在药方的名称上，可见宋代医家对香药芳香理气这一作用的认识和把握。朱丹溪对香药理气的作用指出"气之郁滞，久留清道，非借香药不足以行"，理气非香药不可。芳香解表，主要是利用香药发散的特点，通过使患者发汗或微汗来解表驱邪。解表也是香药医药作用的一个重要方面，但是应用于解表的气味芳香的药材大多不是进口的。如《圣济总录纂要》收录了伤寒门下五苓散方和解表汤方两首医方，其中五苓散方中的桂和白术并非主药，而解表汤方中的生姜与甘草在用量上相对占优势。解表汤方中应用的香药、生姜，其产地在我国境内分布很广。芳香药性理论是一个很完善和全面的系统理论，它的内涵很广，除以上所示的四种外，还包括芳香发散、芳香祛风、芳香温里、芳香和胃、芳香活血、芳香补益等。

《宋代医家学术思想研究》指出，用如白蔻、砂仁、广霍香、木香、檀香、丁香、良姜、干姜等辛香理气之品治疗胃痛，为后世所效仿。祛风和活血二者是一个问题的不同方面。芳香补益是指利用香药作为补药，从而补虚益损，形成"医风先医血，血行风自灭"理论。《圣济总录纂要》中记载的地黄沉香丸方就是一个典型的补益医方。方中使用香药沉香、木香、桂心、襀香子（茴香的异名）、桂心、安息香，再加上如鹿茸等补虚益气的药，来扶正驱邪，补虚扶弱。芳香药性理论在宋代并未得到完整的论述和概括，这一名称更是没有确定。宋代是这一理论的萌芽期，这一理论的发展，建立在宋代通过海外贸易大量进口海外优质香药，进而在平民中普及的基础之上。随着宋代香文化的发展，中医学对香药的应用，比以前更加普遍了。

香药是宋代海外贸易中最重要的进口品，当时我国对外贸易的一大特点就是香药的进口量大于珠宝，占到进口品数量的三分之一以上。宋代时期与中国建立海外贸易关系的国家众多，从东面日本、朝鲜半岛，南边的爪哇、印度尼西亚群岛，到西边的阿拉伯半岛与非洲东西两岸，形成了宋代频繁而又兴盛的瓷器——香药海外贸易新格局，为香药的传入提供了许多便利条件。

随着香药应用的日渐广泛，宋朝有识人士也曾尝试发掘本土香药、引进种植国外香药，取得了一定成果，但仍有许多名贵的、重要的香药在质量与产量方面远不及海外进口的香药。因此，在一些对香药质量要求较高的医方中，会明确注明方剂中涉及的香药需要使用"舶来品"。仅《太平惠民和剂局方》中就要求小独圣丸中的丁香是舶来者，沉香荜澄茄散、黑锡丹、茱萸内消丸、麝香大戟丸、复元通气散中明确提出是用"舶上茴香"，五香连翘汤亦点明青木香须是"舶上"者为佳。安息香、龙脑香、乳香、龙涎香、木香、没药、阿魏、沉香、苏合香、郁金香、肉豆蔻、白豆蔻、丁香等香药都出现在宋代的药学或者方剂学专著中。通过对香药功能和用法的长期观察和实践，创制了大量应用香药的方剂。宋代统治者十分重视医药领域，多次组织专人，用大量人力、物力收集、整理、修复了大量医学古籍，并编纂许多大型方书。其中具有代表性的《太平圣惠方》中就有大量的方剂用到了香药，仅乳香就被提到65次之多。有些方剂甚至是以香药命名的，《太平惠民和剂局方》中"诸汤"一科中以香药为汤头的全部医方，依序为：豆蔻汤、木香汤、桂花汤、紫苏汤、仙术汤、生姜汤、茴香汤、茴香汤（与前同名异方）、檀香汤、缩砂汤、胡椒汤。《太平惠民和剂局方》中"诸心痛门"里以香药命名的医方就有沉香散3首、沉香丸1首、木香散6首、木香丸6首、丁香丸1首，还有作为中医芳香开窍的著名代表方剂之一的苏合香丸等。有学者做过统计，《太平惠民和剂局方》中以香药命名的医方有：安息香2首，白术11首，豆蔻5首，草豆蔻1首，柴胡5首，沉香13首，芎藭3首，丁香12首，高良姜2首，桂3首，诃子3首，胡椒2首，茴香3首，藿香4首，鸡舌香1首，姜5首，荆芥3首，龙脑4首，木香13首，蒲黄1首，肉豆蔻2首，乳香5首，麝香5首，苏合香2首，缩砂2首，檀香1首，细辛2首，香薷3首，阿魏1首，紫苏7首，此类的方剂多达120余种。

在《太平惠民和剂局方》中香药在药方中所起的作用很大，并以功能而非所用药材来命名的也有很多，如至宝丹、润体圆、摩挲圆、透冰丹、八风丹、排风汤、消风散、八风散、清神散、活血应痛圆、通关散、追风散、拒风丹、五痹汤、活络丹、惊气圆、秘方换腿圆、左经圆、追风应痛圆、追风散等。《太平惠民和剂局方》为宋朝官方制药局即太平惠民和剂局制药的根据，流传程度极为广泛，是宋代香药广泛应用情况最好的代表。

在宋代，私人编纂的方书也经常见到香药的应用。由王衮撰写的《博济方》各科兼备，内容丰富，在宋代也是一部较为重要的方书，足以反映香药在宋代医药领域的应用情况。《博济方》：阿魏2首，豆蔻2首，荜茇1首，荜澄茄3首，草豆蔻2首，柴胡4首，沉香10首，丁香8首，豆蔻3首，桂2首，诃子3首，藿香3首，龙脑2首，麦门冬1首，没药2首，木香7首，荆芥2首，乳香3首，茴香1首，麝香3首，姜1首，术2首，芎2首，血竭1首，紫苏3首。其他如《圣济总录》中以香药作丸散汤剂之名甚丰，如以木香、丁香为丸散的方就多达上百首，仅"诸风"一门即有乳香丸8种，乳香散3种，乳香丹1种，木香丸5种，木香汤1种，没药丸5种，没药散2种，安息香丸2种，肉豆蔻丸1种。其余诸痹门、伤寒门、疟病门、霍乱门、心藏门、脾藏门、小肠门、胃病门、肾藏门、三焦门、心痛门、心腹门等各门中均有外来香药的大量使用。宋代严用和编纂的《济生方》中的四磨饮，以人参、槟榔、沉香、天台乌药四味入方，可治疗七情感伤、上气喘急、胸膈不快、烦闷不食等症。《集验背疽方》载五香连翘汤，用了木香、丁香、乳香、沉香等药。《小儿药证直诀》中有木香圆、龙脑散、犀角圆、豆蔻散。

《产育宝庆集》卷上载：调经散以没药为主，济危上丹以乳香为主，还有沉香桃胶散和当归没药丸。《洪氏集验方》载：肉豆蔻散、阿魏良姜圆、神应乳香圆、丁香草果散、沉香荜澄茄汤、肉豆蔻汤，以及木香分气圆等。《苏沈良方》中载：治痹用丁香丸，治脏腑冷木然用木香散，治肺痿客忤用苏合香丸。《妇人大全良方》中很多方剂应用了外来香药，如以香药命名的木香枳术丸、木香化滞汤、苏合香丸、没药散、阿魏膏等。《类证普济本事方》中有治风寒湿痹诸证的麝香圆，治反胃呕吐的木香圆，治伤寒时疫的肉豆蔻汤，治妇人诸疾的木香圆、琥珀散。

在香药的使用上，宋代详细记载了各种香药的具体用法：如直接内服法、以酒调下法、嗅香法、佩香法、燃香法、熏香法等。正因为宋代香药的大量应用，使我国中医学中的芳香化湿理气、辟秽开窍、止痛活血等治疗方法日趋完善。上文已经谈到过宋代医书中外来香药在方中作主药并以它来命名的方剂，或在方中作药引子的情况很多，如《鸡峰普济方》中105种，《普济本事方》7种，《小儿药证直诀》5种，《洪氏集验方》7种，《和剂局方》44种。不仅方书中有大量的香药应用，当时许多本草专著，如《证类本草》《本草衍义》《汤液本草》等书对香药也有诸多记载。关于香药使用的知识在坊间广为流传，促进了我国香药的大范围应用，丰富了我国的药学内容。

元朝医学家萨德弥实在泰定年间（1324—1328年）曾为建昌州知州。其在为官闲暇之余对中医学多有研究，曾收集考订名医药方，搜取当时医家试用多次且有效的单方、验方，访求民间验方，于泰定三年（1326年）集成《瑞竹堂经验方》。其书分15卷，在元明两代曾数次刊行，后多卷亡佚，仅存《永乐大典》所载5卷24门。从辑佚本知其内容丰富，而且药方富有北方各民族用药特点，用回回香药较多，书中仅记载治疗骨伤及风寒湿痹的方剂中，就有用乳香的活络丹、黑弩箭丸；用乳香、木香、安息香枫香脂的木瓜虎骨丸；用麝香的换骨丹等。调补一门，不轻用金石而善用香药，处方最为柔和醇正；女科之八珍散，即四君子汤、四物汤之并方，用途尤广；疮科所载返魂丹，与后世梅花点舌丹、夺命丹相类，内托千金散以治痈毒见效，组方中亦用到麝香。《瑞竹堂经验方》对元代医方的擅理与保护，起了积极作用。《四库全书》论其道："盖金元方剂，往往如斯。由北人气禀壮实，与南人异治故也。"

明清时期，是温病学发展的鼎盛时期，尤以清代成就最著，期间温病名家辈出，多部专著出现，温病辨证论治的理论和方法不断完善和丰富，温病学形成了一门独立的学科。此时，外来香药输入中国时日已久，其性味归经、功能主治均已被中国医家透彻理解，大量外来香药在温病中的广泛应用，为温病学派的方剂在临床实践中获得桴鼓疗效做出了巨大贡献。外来香药按功效主要分为芳香宣气化湿药，如白豆蔻、砂仁；芳香辟秽开窍药，如苏合香、冰片、安息香；芳香温里助阳药，如小茴香、补骨脂等；芳香活血止痛药，如乳香、没药等，以上药物在温病治疗中均有相对应的治则及方药。

芳香宣气化湿药的运用：化湿药有一共同特点就是气味芳香，性偏温燥，主入脾胃二经。香药中具有宣气化湿作用的药物以其芳香通气，能行中焦之气机，芳香之品又能醒脾化湿，在湿热病中被广泛使用，如湿温初起之代表方三仁汤。三仁汤治疗湿温"头痛、恶寒、身重、疼痛、舌白、不渴、脉弦细而濡、面色淡黄、胸闷不饥、午后身热"，用外来香药砂仁、白豆蔻，芳香开泄，宣通气滞，透化湿浊。

芳香宣闭开窍药的运用：本法即以辛香透络，辟秽开窍之品合清心化痰凉营之剂，宣通窍闭，清泄痰热，使闭锢深伏之邪从内透达，主治温病邪热内闭，蒙闭心包而致神昏谵语等症，代表方如苏合香丸、安宫牛黄丸、紫雪丹、至宝丹等，其中均应用龙脑、苏合香、安息香等芳香开窍药物。苏合香丸首载于《太平惠民和剂局方》，治疗温病神昏确有效，据《苏沈良方》记载"霍乱吐痢，时气诸疟瘴血，月闭癥，丁肿惊痫，邪气狐媚，瘴疠万疾"，《千金方》谓此药"大能安气血，祛外邪。凡疾自内作，不晓其名者，服此往往得效。唯治气痙气厥，气逆不和，吐利，荣卫阻塞，尤有神功。"此方由众多香药配伍组成，应用的15种药物中，有10种为外来香药，分别为苏合香、沉香、诃子、丁香、木香、白檀香、乳香、荜茇、安息香、龙脑。外来的芳香开窍药物的广泛应用，促进了温病学派开窍法的蓬勃发展，使其理、法、方、药日臻完善。

叶天士首创"逆传心包"之说，为芳香开窍法的应用奠定了理论基础。其他温病学家亦多有发挥，何廉臣在《重订广温热论》中将此法专篇祥述，言"凡能芳香开窍，辛凉透络，强壮心机，兴奋神经等方，皆谓之开透法，惟一则去实透邪，一则补虚提陷为异耳，此为治温热伏邪，内陷神昏，蒙闭厥脱等危症之要法，急救非此不可"。吴鞠通更对此法进行了详细的阐发，在紫雪、至宝的基础上创制了安宫牛黄丸，此三者被称为治疗温病神昏闭证之"三宝"，其中多有外来香药的运用。《温病条辨》中载安宫牛黄丸，可"芳香化秽浊而利诸窍"，其中所用四香（梅片木之香，郁金草之香，雄黄石之香，麝香精血之香）冰片、郁金芳香辟秽，化浊通窍，以增麝香开窍醒神之功。佐以雄黄助牛黄辟秽解毒；使闭锢之邪热温毒深在血分者，一齐从内透出，而邪秽内消，"使邪火随诸香一齐俱散也"；紫雪丹方中木香、丁香、沉香、麝香等"诸香化秽浊，或开上窍，或开下窍，使神明不致坐困于浊邪"；局方至宝丹中用安息香"补心体，通心用，除邪秽，解热结"，以上所述梅片（龙脑香）、木香、丁香、安息香均出自阿拉伯地区，可见外来香药在芳香开窍剂中应用之广。在现代，芳香开窍法在临床急症治疗中仍被广为应用，在剂型上亦进行了改革，如变"安宫牛黄丸"丸剂为"清开灵"口服液的新剂型，改变了传统的给药途径，从而提高了疗效。

芳香温里祛寒药的应用：温里祛寒的外来香药——小茴香常用于治疗寒疝腹痛之证，如《温病条辨》载"暴感寒湿成疝，寒热往来，脉弦反数，舌白滑，或无苔不渴。当脐疝，或胁下痛，椒桂汤主之"，其中用小茴香直入肝脏，又芳香化浊流气。又载"寒疝少腹或脐旁，下引睾丸，或掣胁，痛不可忍，天台乌药散主之"，亦用小茴香温关元，暖腰肾，透络定通。

芳香活血止痛药的应用：芳香活血止痛的乳香、没药也被用于治疗温毒证，用治温毒敷水仙膏后不效，且皮肤上生黍米样小黄疮者。吴鞠通用三黄二香散治疗此病，二香即乳香、没药，取其可"透络中余热而定痛之效"，这两味香药最初都是从阿拉伯地区进口而来。综上所述，外来香药在温病学中有着较为广泛的的应用，在很大程度上促进了温病治疗学的发展。

（二）外科、眼科方剂的增加

外来香药在治疗外科疾病中的应用极为广泛，几乎各种外科疾病的治疗方剂中都含有外来香药，如治疗痈疽的主方内消散，其组成含乳香；治疗脑疽的梅花五气丹内有乳香、没药、血竭；治疗疔疮的主方蟾酥丸中有乳香、没药；治疗脱疽肾水亏虚，孤阳独旺的阴阳二气丹中用冰片，治疗脱疽毒积甚者的清神散中用冰片；治疗瘰疬的活血化坚汤中用乳香，大红膏中用血竭、乳香；治疗瘿瘤初起的枯瘤方中用乳香、没药，秘传敛瘤膏中用血竭、乳香；治疗流注的先天大造丸中用丁香、木香；治疗痔疮的生肌散中用乳香、没药、血竭、冰片，生肌凤雏膏中用乳香、血竭等。

外来香药气味芳香，有效成分多为各种挥发油，乳香、没药、血竭树脂类药物煎煮易使汤剂浑浊。因此，外来香药在煎剂中的应用远远少于丸散膏丹等成药，当然也有外来香药后下在汤剂中的使用记载。《外科全生集》中治疗痈疽的各型方剂中，除煎剂类无外来香药使用外，其余各种剂型均可看到外来香药的使用。如丸散类中治疗疔毒恶疮，痈疽发背的梅花点舌丹中用到乳香、没药、冰片、血竭、沉香等，主治痈疖疔疮的飞龙丹中含血竭、乳香、没药；敷药类中的一笔消（闹羊花）、六和散（小茴香）；吹药类用于痈疡溃烂，久不收口的珍珠散（麝香）；膏药类生肌收口的紫微膏（乳香、阿巍）、治痈疖脓熟不溃的咬头膏（制乳香）等。可见，外来香药在丸散类和膏药类中的应用最为广泛，《外科全生集》治疗痈疽的丸散类药24方中，有14方用到外来香药；《外科大成》膏药类方，12方中5方用到外来香药，又有4方乳香、没药同用。

在外科用药方面，中唐时期的著名医师蔺道人很重视乳香的外科应用。蔺道人，骨伤科大家，因出家为僧，故称道人，记载其理论临床经验的《仙授理伤续断放》是我国现存最早的骨伤科专著，具有奠基意义。书中介绍了正骨手法的14个步骤、方法，并论述了处理损伤、关节脱臼，以及伤科常用的止血、手术复位、牵引、扩创填塞、缝合等具体操作技术。其中详细记载了骨关节外固定方法是伤科的重大改革，也是后世小夹板固定的渊源。蔺氏对伤科疾患的处理既重于手法整复，又重视内服方药的作用，奠定了骨科辨证论治、内外并治的基础。其内服方以大活血丸、小红丸、大红丸等活血祛瘀止痛之剂，常用药有草乌、乳香、没药、血竭等，这些方药一直广为临床习用。蔺道人在《理伤续断方》中强调"合药断不可无乳香、没药"。只是唐代乳香进口量不多，他只能不无遗憾地用三倍的枫香代替乳香。前已述及乳香在《外科精要》中的重要应用。在其他方书中乳香应用于外科治疗，也所在多有。《苏沈良方》卷七云母膏方，用多种名贵进口香药治外伤，乳香为其中一种。《圣济总录篡要》乳香涂方以乳香为君药治疗乳痈，腻粉乳香散治疗恶疮经久不愈者，乳香丸治疗痔瘘和反花疮。《太平圣惠方》用乳香膏方治疗痈疽。麝香用于外科，也是利用它的消毒杀菌作用。《医说》用唾液调涂麝香来治愈老鼠的咬伤。更常见的是将麝香用于治疗各种疮症。《苏沈良方》用黄连、铜绿、麝香、水银一钱和枣制作麝香散，治疗"小儿走马疳、牙龈腐烂、恶血口臭、牙齿脱落"，合药之后，"漱口净，以药敷疮上，兰香叶覆之。内蚀为坎者，一敷即生肉"，效果明显。龙脑应该对败恶的生血中的有害病菌有杀灭作用。《医说》中记载，有一位道士教一位患者用朱砂、麝香涂抹患处治愈"木痴之疮"。另有记载，说道士周守真"用荆芥、黄皮、马鞭草、甘草剉，入葱煎汤洗之，去脓厴，以诃子烧灰，入麝香少许，干掺患处，令睡，睡醒服冷水两三口"，治愈下疳疮。

外伤科与兽药中很早即与香药结缘，正是因为香药大多可以抗菌消炎，强力抑制真菌。宋人虽然没有认识到用香药治疗外伤和动物咬伤的原理，但是对它的应用却早已得心应手。香药应用于外科也可能与它麻醉止痛的作用有关。乳香别称薰陆香，《普济方》引用宋代医书《太平圣惠方》指出薰陆香有镇痛作用，可用于缓解牙痛，"治牙蛀痛不可忍，嚼薰陆香咽其汁立瘥"。宋代以后，医药学者对乳香的镇痛作用认识更多。元代医书《外科精义》里提到"世人皆谓乳、没珍贵之药，可住疼痛"。"痛甚者，加芍药、乳香"一句可见于《外科精义》《普济方》《证治准绳》三书中。研究指出，香药应用于外科，还可在同一疾病的不同发病阶段发挥作用。以痈疽为例，分初起、成脓、溃后三个阶段，几乎每个阶段都可见到含有外来香药的方剂在临床中的应用。

初起：治疗痈疽初起未成脓的内消沃雪汤，内有乳香、没药；治疗痈疽热甚焮痛，防毒气内攻的内固清心散，内用乳香、冰片、白豆蔻；治疗发背初起熏发背奇方，内含血竭、没药；治疗发背，脑疽，遍身壅肿，附骨痈疽初起的黍米寸金丹，内涉乳香、没药、白丁香。

成脓：如治疗发背已成，瘀血不腐及不作脓者的化腐紫霞膏，治疗痈疽已成流脓时的生肌玉红膏，组成均含有血竭。

溃后：如治疗痈疽溃后，血虚疼痛不可忍的托里定痛散，内设乳香、没药。同时，香药以丸、散、膏等不同剂型广泛应用于外科，所起的作用主要是活血行气、消肿止痛、敛疮生肌。

清人对外科广泛使用香药这一现象进行了解释："气血闻香则行，闻臭则逆，大抵疮疡多营气不从，逆于肉理故郁聚为脓，得香味则气流行。"宋人还将香药用于药物的进一步加工。宋人应用香药加工成药半成品，时人称为"养药"。《博济方》将夺命丹制成后，在地上掘坑埋藏，三伏时取出，除去上面的黑物，"以麝香裹养之"。宋人还将我国传统香药的典型代表——麝香用于宁神。宋代知识分子对香药的宁神作用是比较认可的，有多处记载。宋代医家日常应用香药，范围广泛，遍布中医各个分科。在日常应用形成经验的基础上，宋代中医从业者形成了对香药各种药性、疗效各方面的全面的认识。在这一过程中，芳香药性理论处于萌芽时期，呼之欲出；寇宗奭提出了中药药物性、气不同的新说法；另外，宋人还将香药应用于醒酒，治疮则是主要基于香药杀菌消炎的作用，最具特色的养药应用可能也是这一特性。

宋人将香药也应用于醒酒。《清异录》记载冯瀛王用金杏和生姜、甘草、草丁香、蜀椒、缩砂、白豆蔻、盐花、沉檀、龙麝制作爽团，若遇到宿醉未醒，一枚即效。宋代香药专书《陈氏香谱》记载用龙脑为衣制作玉华醒醉香，置于枕间，可以醒醉。医书《传信适用方》中有醉乡宝屑一方，方中仅用香药就有缩砂、生姜、丁香、白豆蔻仁，可以宽中化痰，治酒后呕吐恶心。《医说》和《济生方》两处提到麝香可以解酒。《医说》认为"麝香能败酒，瓜果近辄不结"。《济生方》用麝香汤调下阿魏丸来治愈"生果伤"。有解酒作用的香药还有鸡舌香。《香乘》转引《酒中玄》的记载，说饮酒的人如果"嚼鸡舌香则量广，浸半天，回而不醉"。据魏了翁记载，鹧鸪沉香和龙次香也有解酒作用。宋时笔记《都城纪胜》里介绍香药局时，讲到它"专掌药碟、香球、火箱、香饼、听候索唤、诸般奇香及醒酒汤药之类"。醒酒汤药成为香药局职掌的一项专门业务，可见宋人对香药醒酒作用的重视。

从治疗外科疾病的方剂中可以看出，所采用的外来香药主要为乳香、没药、血竭、阿魏、冰片、沉香、丁香、肉豆蔻等，其中乳香、没药、血竭、冰片在外科方剂中的出现频率尤为高。乳香辛香走窜，入心、肝经，味苦，通泄入血，既能散瘀止痛，又能活血消痈，祛腐生肌，为外伤科要药，故《本草纲目》云其能"消痈疽诸毒，托里护心，活血定痛，治妇人难产，折伤""散血消肿，定痛生肌""为痈疽疮疡、心腹痛要药"。《本草备要》言乳香"香窜入心……能去风伸筋，活血调气，托里护心，生肌止血"。没药味苦，辛、性平，归心、肝、脾经。其辛散苦泄，气香走窜，入心肝脾经，为地丁树干燥树脂，擅于活血散瘀，消肿止痛，又能活血消痈，生肌敛疮，亦为外伤科要药。乳香、没药二者主要功效相似，皆能止痛消肿生肌，但乳香擅于活血，没药更长于散血，故临床上常将二药作为药对儿使用。《得配本草》载："乳香功专活血而定痛，没药功专散血而消肿，气血疼痛，疮毒壅肿，皆用乳、没治之，盖血滞则气瘀，气瘀则经络满，故痛而且肿，得乳、没以通其气血，肿痛自除。"血竭的作用主要为活血定痛，化瘀止血，敛疮生肌，《新修本草》云其："破积血、金疮生肉。"《海药本草》云："主打伤折损，一切疼痛，补虚及血气搅刺，内伤血聚，并宜酒服。"《得配本草》称其"入厥阴血分，止痛生肌，为和血之圣药。"冰片的作用主要为清热止痛，防腐生肌，《本草纲目》载其："疗喉痹、脑痛、鼻瘜、齿痛、伤寒舌出、小儿痘陷。"从上述本草类书籍里关于外来香药的记载中，我们可以看出，在外科跌打损伤中运用这些香药的目的主要是为了起到活血行气，消肿止痛，敛疮生肌的作用，符合外科疾病的基本病机，即为气血凝滞，经络不通，由此导致的局部疼痛、血败肉腐更是外科疾病的主要症状，因此具有活血行气、消肿止痛、敛疮生肌作用的外来香药便成为外科用药中的常用之品。故《外科正宗》中载："溃后多疼，乳香定痛散，功奇莫缓"，元代齐德之的《外科精要》中亦有："世人皆以乳、没珍贵之药，可住疼痛""痛甚者，加芍药、乳香"的说法。《外科全生集》中记载的生肌类方，7方中3方用到外来香药，生肌定痛散中用冰片，定痛生肌散中用乳香、血竭、冰片，腐尽生肌散中用乳香、没药、血竭，均取其良好的敛疮生肌作用。

在《疡医大全》中专篇论述香药在疮疡治疗中的宜忌，曰："气血闻香则行，闻臭则逆，大抵疮疡多营气不从，逆于肉理，故郁聚为脓，得香散药则气流行。"因恐世人过用香燥，又论述了数种疮疡治疗过程中忌用、少用香药的情况。"脾喜馨香，药品香燥，固能行气散邪，若真阴不足，虚火上炎，素多痰之人，又所当禁""溃后疮疡生肌药中，务须少加冰麝，盖冰麝香窜，多用则走泄真气，反令疮口难敛""溃后忌房中焚烧安息、沉香，烧则疮口燥痒"。当时乳香、没药为疮疡活血定痛专药，世人往往不及辨证，率用乳、没止痛，故顾世澄又有"论疮疡泥用止痛药"之篇，言"疮疽之证候不同，寒热虚实皆能为病，止痛之法，殊非一端，世人皆谓乳没珍贵之药，可住疼痛，殊不知临病治宜，自有方法"。

印度眼科在当时处于领先地位，超过了中国中原地区在此领域所处的医疗水平。精通眼科技术的国家，除天竺国之外，还有大秦。当时婆罗门僧在华以眼科业医者颇多，刘禹锡有《赠眼医婆罗门僧》诗云："看朱渐成碧，羞日不禁风。师有金篦术，如何为发蒙"，记载了眼疾视物昏花、羞日怕风的症状。表达了希望婆罗门医僧能帮助疗疾的愿望。另白香山《眼病二首》也有"人间方药应无益，争得金篦试刮看"的记载。在唐朝时期上层人士罹患眼疾，很多都请天竺医诊治。当时杜环在《经行记》中认为"大秦善医眼及痢"。《龙树菩萨眼论》中总结眼病的主要病因为"凡所患者，或因过食五辛，多啖炙煿热物麫腻之食，饮酒过度，房事无节，极目远视，数看日月，频挠心火，夜读细字，月下观书"。

（三）剂型的改良与创新

中医用药的传统剂型主要为汤剂，散、丸、膏、丹等使用较少。不同的药材原料剂型各有所宜。药学原料中香药的大量增多，对中药剂型产生了一定影响。由于香药中有效成分多为挥发性物质，长时间煎煮会破坏有效成分，香药在药学中被大量采用后宋代方书中成药的比例大幅度增加，丸散丹的使用量增加迅猛。外来香药多用草本植物的汁液和木本植物的胶脂（如乳香是来自索马里和埃塞俄比亚橄榄科植物乳香树及同属植物树皮渗出的树脂、安息香是安息香科植物白花树即越南安息香的干燥树脂等），这些凝脂富含多种挥发油，如仍沿用煎汤，其有效成分就会流失。自波斯医学传入中国后，这种单一剂型的模式发生了很大变化，以《回回药方》内容为例，在中国应用的新剂型有两大类，口服类包括舐剂、醋蜜剂、散剂、解毒剂、片剂、粉剂、泻剂、丸剂、饮剂、化食丹、药酒、油剂等；其中外用类又包括软膏、灌肠剂。此外，《回回药方》还有薰药、坐药、搭药、搽药、敷药和鼻内药。

《沈氏良方》记载："汤散丸各有所宜，古方用汤最多，用丸散者殊少，煮散古方无用者，唯近世人为之。"宋代以前中国没有用糖或蜜煎药的记载。《太平惠民和剂局方》中有"龙脑天麻煎"。其煎是"用雪水，白沙蜜化开，用绢袋子滤过，银、石器内慢火熬成稠膏。"当时将这种煎药命名为"舍里别"，亦书写成"舍里八"或"撮里白"。至元代时这种用法已很普遍了，凡是煎、膏、浆等，皆属此"舍里别"一类，系用葡萄、木瓜、香橙等药法与蜜糖水调合而成，其事略见于《元至顺镇江志》卷九，书中记载了马薛里吉斯将希腊医学、阿拉伯医学嫁接到中洲土壤之上，在中国大地上传播回回医药，且在闽、浙、滇等地设作坊造制成药并流行于中国历史事迹。元代名医朱丹溪多将此法用以入药，在其《局方发挥》中引述了制作方法。阿拉伯地区进口的蔷薇水是经蒸馏制得的露剂，此剂型启示了中国医者制作露剂成药来治愈疾病，到清代的《本草纲目拾遗》收录的药露达二十多种。

在药引的使用上，唐宋中医也受到阿拉伯医学的影响。宋人唐慎微著于11世纪末的《证类本草》引《经验方》道，兔头加乳香制成催生丹，使用时用"醋汤下"，这正受到伊本·西牵《医典》中"野兔的胃洗净后，用醋寝泡三日，然后服用，能顺产。并能除净子宫的湿液"记载的启发，意识到食醋活血止痛兼以收敛，又能矫正兔子之腥味，有助于催产的作用。在此之前，公元7世纪中期唐人苏敬的《新修本草》在记"兔头骨"疗难产医方中，所用药引是酒。可见，用醋作药引的方法，是受了阿拉伯医方的启示，后人常将食醋作为药引子，因其具有散瘀止痛、收敛固涩的功效，故应用于临床中，治疗妇人带下、血热崩漏、蛔虫内扰、诸痛等症。

阿拉伯人提取蔷薇露的蒸馏方法和蒸馏设备，最早是在北宋时期传到现在我国广州一带，经过在广州一带改良和传播，花露制品最终被上层社会认识并追捧。大食国以蔷薇水露为尊贵，北宋乐史《太平寰宇记》记载占城国在世宗显德五年（958年）"其王释利因得漫遣其臣蒲诃散等来贡方药中有洒衣蔷薇水一十五琉璃瓶，言出西域"，这里蔷薇露作为贡品出现。蔡絛《铁围山丛谈》谈到"故大食国蔷薇水虽贮琉璃缶中，蜡蜜封其外，然香犹透彻，闻数十步，洒著人衣袂，经数十日不歇也"。据蔡絛说，北宋时的广州人仿大食国造香，用素馨茉莉代替蔷薇花，香味不及大食真货，而其所记大食国蒸取蔷薇水之法，极为精致。《本草纲目拾遗》水部各种花露条载"其法始于大西洋，传入中国"。又载蔷薇露"出大食、占城、爪哇、回回等国，番名阿刺吉，漉衣经岁其香不能歇"。从上述资料可以看出，大食蔷薇水（经蒸馏法制取的露剂）等此类制剂的输入，促进了露剂提取技术在中国的迅速传播与普遍应用，对中药制剂中多种药露剂的出现提供了直接助力。药露制剂有诸多好处，意大利传教士熊三拨将《泰西炼制药露法》介绍到中国，在他口授、徐光启笔释的《泰西水法》一书里，有如下记载："今用诸水、皆诸药之精华，不待胃化脾传，已成微妙，才于下咽，即能流通宣越、泌入筋脉、裨益弘多。又蒸馏所得，既于诸物体中，最为上分，复得初力，则气厚势大焉。"赵彦晖介绍了药露的治疗功效，"轻清之品，宜于气津枯耗，胃弱不胜药力，与夫伤阴化燥之症"，药露制剂其实多为挥发油提取物，其属阴，药性偏于温和而清灵，易于被人体吸收，因小儿脾胃稚嫩，故在儿科中用处尤为广泛。

到清代医学家赵学敏撰写《本草纲目拾遗》的时候，已经有二十多种药露的应用记载，除上文所述蔷薇露以外，还有金银花露、薄荷露、玫瑰露、佛手露等，言"凡物有质者，皆可取露，露乃物质之精华"，并与汤剂比较论述了露剂的特点，"用药露者，取其清冽之气，可以疏沦灵府，不似汤剂之腻滞肠膈也"。花露制剂的蒸馏技术不但用于提取药露，而且也用于卫生消毒方面，在康熙的《庭训格言》里，有如下记载："若遇不得好水之处，即蒸水取其露，烹茶饮之，译布尊旦巴胡突克图，多年以来，所用皆系水蒸之露也。"

到宋代，丸、散的比重迅速增大，汤剂减少。以《太平惠民和剂局方》为例，其与宋代以前的方书相比，丸、散跃居一、二位，汤剂则退居第三。这就从某些方面说明中医使用阿拉伯药物的数量在急剧增加。阿拉伯名医阿维森纳的《医典》中有用金、银箔做药剂丸衣的记载，这在当时是比较先进的医药技术，它不仅对药物能起到防腐等作用，对提高药剂疗效也有重要作用。据西欧鲁《世界药学史》说："他（阿维森纳）又为用金银包裹丸剂的创始人，此种丸剂，不仅在外观上有一种美化之感，且亦能增高医治上的效果。"阿氏创制金银箔为丸衣，意在增加外观上的美观和保护药效，金银本性较刚，服之伤人，用特殊工艺加工做成金箔、银箔之后就能镇心安神、清热解毒。当时中阿交流频繁，很快就传到中国来。这种技术在宋时传入中国后得到进一步的发展与应用，促进了中国丸衣剂型的多样化。宋初还没有金银箔为丸衣的记载，在《和剂局方》里始采用了金银箔为丸衣，如润体圆、牛黄清心圆、娄金圆以金箔为衣，和太师牛黄圆以金、银箔为衣，并且还采用了朱砂、青黛等，如防风圆、天南星圆等以朱砂为衣。

《外台秘要》引用广济疗风邪狂乱失心，安神定志方中，有用"金银箔各一百，和合之"之语，这是金银箔入药用之始，不过在唐五代至宋初的二三百年间，未见有用金银箔为丸衣者，直到宋代和剂局方时期，始有其事，很明显的是受了阿维森纳的影响。因本草典籍上记载金、银能"疗小儿惊伤五脏，风痫失志，镇心安魂魄""安五脏，定心神，止惊悸，除邪气"，因此，中国医家不但利用其为丸衣发挥其医疗作用，病情严重，单用金箔、银箔作丸衣量不足时，甚至在有些方子里直接适量研和一些金、银箔。后来许叔微推广采用丸衣法，其所著《普济本事方》里"治膀胱疝气，外肾肿胀，痛不可忍"的念珠丸，是以蛤粉为丸衣；"治历节肿满疼痛"的茵芋丸以轻粉为丸衣，这些都是从金银箔的用法衍化而来，是丸衣方法传入中国以后，中国人民用智慧结合了中国的医理和实际需要灵活运用发展创新的结果。

随着外来药物数量和种类的大幅度增加，医药学界大有为之作综合记述的必要。李珣，字德润，五代时期人，其家以营香药为业，而李氏文学功底深厚，擅长作辞，文句皆美，故有《海药本草》之撰，书中记录了唐末时期南方和海外药物，其中又以香药为多，介绍了许多外来药物知识，对药物的气味和功效也有诸多新见，是我国第一部海药专著，意义深远。除李珣《海药本草》外，还有一部杰出的医药著作即《回回药方》，该书实为用汉文表述伊斯兰医学的百科全书，其目录残卷分金疮门、接骨门、肠风肚腕门、众香汤煎门、初益门、杂澄门、众疮肿毒门、疥癣门、脱肛痔漏门、杂证门、咳嗽门、泻痢门、妇人众疾门、小儿众疾门、折伤门、针灸门、棒疮门、恪合药饵门和辟虫门等43门，收载阿拉伯香药数百种，方剂582首，剂型有汤、丸、丹、散、膏、饼及滴鼻剂，点眼剂，取嚏剂等多种，内容包括外、妇、儿、骨伤、神经、皮肤、眼、口齿、五官等科，是一部理、法、方、药、术齐全的自成体系的回回医药典籍。不同于古丝绸之路的文化经济贸易往来的输入方式，阿拉伯药物学知识及更多的奇药名草是随着元代回回人的东迁而流入我国的。元朝时期，蒙古人统治中国，马背上的民族骁勇善战，开疆扩土，创造了我国历史上国土面积最广、版图最大的朝代，疆土"东极三韩，南尽交趾，药贡不虚岁；西逾于阗，北逾阴山，不知名几万重，驿传往来，不异内地，非前代虚名羁縻。而异方物产遭不可知。"这时"西北之药，精疾皆良，而西域医术号精，药产实繁"。因地理和品种原因，西域药物产量高、疗效好，因此，在元代备受青睐，有着良好的声誉。

元世祖时期，当政者认为旧《本草》"中土且遗阙多，又略无四方之蓟"，于是下令召天下名医补充、修正《本草》。经过几个朝代的输入与改进，当时西域药物已在中土有很大的影响，它不仅为西域人所掌握，而且也被其他民族医人所采用。元朝对西域医药尤为重视，史中有记载："各询其人所能，出示西域异药，使辨其为何药也"，忽必烈时期甚至以西域药物示于中土医人，以考其是否有真才实学。据苏天爵《滋溪文稿》载，当时名医韩麒就能很好地辨析这些西域药物。元朝不仅将西域药物补入中国医典，而且朝廷设立专门的广惠司，以执掌"修制御用回回药物及和剂"。除了官方组织修著药学专著外，还有许多个人总结的外来用药、外族用方，丰富了我国医学内容。例如元代回回医药学家沙图穆苏·萨谦斋编撰的《瑞竹堂经验方》，据明刊本该书15卷、24门，集方300余首，运用香药颇多，这是继《回回药方》后又一部集内、外、妇、儿、眼、齿、调补、美容等科的回回医疗经验的方书。

二、对中药四气五味理论的补充

芳香药物难以按中药学传统理论的寒、热、温、凉四气和酸、苦、甘、辛、咸五味来准确解释药性、说明作用机理，因为此类药物有个显著的共有特征，就是气味芳香醇厚，因而又有芳香药性之说。芳香药在中国古代早期多用以辟秽防病，如屈原的《离骚》中说："扈江离与辟芷兮，纫秋兰以为佩"，后来由于外来香药不断输入，宋代以后其应用范围日益扩大，对芳香药的药性特点及治疗机理的认识不断加深，逐步形成芳香药性理论，使其成为中药药性理论的一个重要组成部分，从而发展了中药药性理论。

芳香药的主要作用及指导临床用药意义归纳如下：

辟秽防疫：芳香药有独特浓烈的芳香气味，古人认为芳香药能上通神明，有辟除污秽浊垢之气，抵御邪气的作用，达到辟秽养正，防病治病的目的。因此，古代士大夫有随身佩戴香囊的习惯，民间端午节于屋内门外摆放艾草也是此意。芳香类药物还能够杀菌防腐，在治疗南方瘴气所用到的霍香一类就是运用芳香类药物此类功效的特点。古人常用由芳香类药物制作的熏香、炷香、枕香、佩香等用以防病祛邪，今人燃药香防治感冒流行，都是辟秽防疫的具体应用。

解表散邪：芳香药，味辛，发散，以其疏散之性，外走肌表，开宣毛窍，具有芳香疏泄，解表散邪之功。发散风寒的如桂枝、白芷、紫苏、香薷、胡荽等。发散风热的有薄荷、豆豉等，在外感表证中应用极为广泛。

悦脾开胃："土爱暖而喜芳香"，脾主升而又不及肝之大升，芳香药味辛、轻灵向上，正符合脾脏缓升的特点，又善入脾胃经，投其所喜，有加强运化，增进食欲，悦脾开胃的功效，如木香、檀香、沉香等，都是悦脾开胃，是治脾胃食积气滞，胃呆不思饮食的良药。

化湿去浊：擅于化湿去浊的本类药物气味芳香，性偏温燥，性主升主动，故能疏通气机，宣化湿浊，多入膀胱、脾、小肠，经而走水道，有化湿运脾之功。临床上主要用于内湿症，如湿浊中阻，脾为湿困，运化失调所致的脘腹痞满、口淡多涎、呕吐泛酸、大便溏泄、食少体倦、口腻发甜、舌苔白腻等症，《黄帝内经·奇病论》有"治之以兰，除陈气也"，用佩兰治疗口甘的脾瘅的记载。此外对于湿痰壅滞，以及湿温、暑温、霍乱、痧胀等症，亦可适当选用，以化除湿浊。砂仁、白豆蔻等是芳香药物中具有此类功效的代表。

温中助阳：产自东南亚等地的芳香类药物，因地理之宜，得天地之阳气，而性辛温燥烈，可温里助阳，祛寒止痛，如小茴香、荜茇、补骨脂、腽肭脐等均为芳香温里助阳的代表药，临床中用来治疗脾胃虚寒，下焦寒湿，肾阳虚衰等病证。

行气活血：这类芳香药，其性主动，归肝、脾、胃经，色红色深善入血分，能够疏散气机，透达经络，行气活血，通经止痛，消肿散结。如香附、乌药、玫瑰花为芳香疏泄、行气活血、调经止痛的代表药，主治肝郁气滞、月经不调、胸胁胀痛等症；又乳香、没药等树脂一类药物，本就是树木为自己疗伤分泌出来的，是行气活血、通经止痛、散结消肿的代表药，主治气滞血瘀、心腹诸痛、经闭痛经、癥瘕积聚、痈肿疮毒等证。

开窍醒神：芳香药因其气味芳香浓烈的优点又有开窍启闭、苏醒神志、能上通神明、直达入脑的功效，如麝香、冰片、苏合香、安息香、樟脑等都是芳香开窍的代表药，主治邪蒙心窍、神志昏迷的病证。

　　古丝绸之路不仅给中原地区带来了沿途国家和地区的药材，很多来自于西域诸国的有效的方剂和治疗手段也被中医吸收采用。东汉末年时期，张仲景撰写《伤寒杂病论》的时候，西域的药物就已经传入中原，并被应用到中药组方之中。如《金匮要略·呕吐哕下利病脉证并治》篇治疗下利滑脱，粪便随矢气一起排出的气利，诃黎勒散治疗。诃黎勒即是诃子，据《本草纲目》记载其名"梵言天主持来"，最初产自西域天竺和大食国。张仲景用单味诃黎勒十枚为末，调入粥中服下治疗痢疾，就是采用了诃子涩肠止痢的功效。

　　唐代《千金翼方》中的"服牛乳补虚破气方"也是来源于西域的方剂，书中有"张澹云：波斯国及大秦甚重此法，谓之悖散汤"。书中还详细记载了该方的治备方法："牛乳（三升）荜茇（半两，末之，绵裹）上二味，铜器中取三升水和乳合，煎取三升，空肚顿服之，日一。二七日除一切气，慎面猪鱼鸡蒜生冷"，此方中的两味药都不是中原地区原本有的，当中采用了牛乳补虚，用荜茇温中破气，治疗一切气滞兼有虚损的症状。又有用作养生的"菖蒲方"，是将菖蒲炮制后日常服用，有延年益寿、益智的功效。《千金翼方》特意标出为"天竺摩揭陀国王舍城邑陀寺三藏法师跋摩米帝以大业八年（613年）与突厥使主至武德六年（624年）七月二十三日为洛州大德护法师净土寺主矩师笔译出"，说明了其来源于天竺，是经过古丝绸之路来到中国，后在洛阳被僧侣翻译为汉文后得以流传。大部分从西域传入中原的方药也都经历了类似的过程。《外台秘要·许仁则疗黄方七首》在"秦艽牛乳二味汤"后面特意备注此方来自西域。又有"崔氏疗三五十年眼赤并胎赤方"，文后也注明是西域法，是以半鸡子体积的生乌麻油在铜器中用细蛎石磨，再加入杏仁、黄连、鸡粪、盐、乱头发等五味药，在瓶中烧干，再用艾炷熏，收集其烟脂敷于眼上。本法用了七味药物，基本都为中原常用药物，仅有鸡粪在当时中原不常使用，为西域特色药物。然而用法很有特色，属于涂擦外治法。

　　《海药本草》在药性方面记载有温、大温、微温、温平、平、冷、寒、大寒，在药味方面记载有酸、甘、咸、涩、甘酸、甘涩、咸涩、甘酸涩、酸咸涩，突破了前代本草对药性的传统认识。《本草拾遗》云："味甘温"，《海药》作"味辛温"。藕车香，《本草拾遗》云："味辛平"，《海药》作"味辛温"。补骨脂，《药性论》没有记载它的配伍有相畏相忌的药物，《海药》提出"恶甘草"。该书极其重视临床实践经验，不囿于以往书籍，颇具创新意义，发展了《神农本草经》四气五味理论，为深入认识和研究香药奠定了良好基础，充实、发展了前代本草对药性药味的认识。

三、对饮食的影响

香药中有一部分香料专入脾胃经，气味芳香，引人入胜，闻之使人口水涟涟、悦脾开胃，性温而又无毒，可以长期食用，因此被人们作为食用香料使用。中国作为文明古国，在深厚传统文化的沃土上孕育发展的饮食文化亦悠久深远，我国以香料调味的饮食文化源远流长。中国幅员辽阔，地大物博，中国人民参天地规律，悟五行、五味之理，花草兽鱼皆可入菜上桌。中国的饮食文化中所用食材极为广泛，尤其是动物食材的腥臭味难免影响菜肴的可口程度，此时具有校臭、校味作用的香料就显得尤为重要。香料分为动物类香料、植物类香料和人造香料，古代用于食品工艺的多为植物香料，通常是用于炖肉或其他肉类食品的添加，可使肉类食物香味浓郁，同时又能校正肉类食材的腥膻味和血腥味。可以说植物类香料为"舌尖上的中国"画了点睛一笔。

在古丝绸之路开通、外来香料引入我国以前，我国当时使用的香料种类单一、味道单薄。如当时常用的、产自本土的香葱，葱分为普通大葱（又分为长葱白、短葱白）、分葱、胡葱、楼葱，除产自现在辽宁、北京的长葱白辣味稍微浓厚一些外，其他品种的葱都辣味平淡甚至可以直接食用。又如作为江南一带的传统特色小吃的青团，是用艾草汁拌进糯米粉里，再包裹豆沙馅而成，不甜不腻，带有清淡而悠久的艾草气息，是艾草作为调味品香料的应用。

汉晋时期已经有许多西域商人来华，唐时数量更多，许多大食、波斯商人长期居住中国，遍及长安、洛阳、开封、广州、泉州、扬州、杭州等地，香药便是他们最为重要的经营内容，包括檀香、龙脑香、乳香、没药、胡椒、丁香、沉香、木香、安息香、苏合香等。此时期其香料具有用量大、价值高的突出特点，从《汉书·车千秋传》记载的椒房之宠——"椒房殿名，皇后所居也，以椒和泥涂壁，取其温而芳也"就使用了价值昂贵的沉香、檀香木材和香粉涂料为原料，用于建筑、装潢等大型工程，从士女们洗脸用的澡豆，涂脸用的面脂、唇膏，到士大夫们日常之薰衣、裹衣；从传尸骨蒸的大病到咳嗽气短之小疾，张仲景的《伤寒论》和《金匮要略》中已经多次涉及香药的应用；从他们常吃的胡盘肉食，到他们惯喝的三勒浆酒，无一不与外来香药有关。

早在先秦时期，生长于我国南方地区的萧、艾、蕙、留夷、杜衡、芷等芳香植物香料因气味芳香而被广泛用于食物加工过程，起到调味增香的作用。商周时代对调味有了初步认识，如"若作和羹，尔惟盐梅"，盐是指咸味，梅是指酸味，强调了咸味与酸味在食谱中的重要地位，但此时香料调味品的种类仍是贫乏。随着外来香药的流入，汉代时期采用的调味香料开始日益丰富，到西汉时期礼学家戴圣所编《礼记》中已记载诸多用于调味的芳香植物类香料，如芥、葱、蒜、梅、花椒、桂皮、生姜等，其中已多有外来香料。如芥末即有为绿芥末和黄芥末之分，其中绿芥末来源于欧洲，是用辣根制造，添加色素而成，辛辣气味强于黄芥末，且有一种独特的香气。芥末微苦，辛辣芳香，对口鼻舌有强烈刺激，味道十分独特，具有催泪性的强烈刺激性辣味，对味觉、嗅觉均有刺激作用。现在常作拌凉菜的调味品，也常与生抽一起食用，充当寿司、生鱼片的美味蘸料，芥末后传入日本，在日本应用也极为广泛。开元以来，"胡食"逐渐出现在人们的日常生活当中，《旧唐书》卷四十五《舆服志》有载为证："贵人御馔，尽供胡食"。据唐代段成式创作的笔记小说集《酉阳杂俎》载，当时官宦之家的桌上佳肴有"萧家馄饨，漉去，其汤不肥，可以瀹茗；庾家粽子，白莹如玉；韩约能作樱桃饆饠，其色不变；又能造冷胡突，绘鳢鱼臆，连蒸獐獐皮索饼，将军曲良翰能为驴鬃驼峰炙"。这些俸禄在身的"朱门"之家银两充足，又对饮食上多有讲究，因此，请了专门做"胡食"的厨师，而平常百姓如果想吃胡食的话，就得到出售胡食的胡姬酒肆去。关于胡姬酒肆兼营胡食之事，张旭的《赠酒店胡姬》一诗有明确的表达："玉盘初绘鲤，金鼎正烹羊。上客无劳散，听歌乐世娘。"由上可知，胡姬酒肆之所以在唐朝一代享有盛名，除了出售名酒外，更为重要的是普通人也可以在这里品尝到异域风味的胡食。

胡食与汉食之显著的不同点是所用的调料不同，成书于北魏末年的《齐民要术》卷八"胡炮肉法"云："肥白羊肉，生始周年者，杀，则缕切如细叶，脂亦切，著浑豉、盐、擘葱白、姜、椒、荜茇、胡椒，令调适，净洗羊肚，跟之。以切肉脂内于肚中，以向满为限，缝合。作浪中坑，火烧使赤，却灰火。内肚著坑中，还以灰火覆之，于上更燃火，炊一石米顷，便熟。香美异常，非煮、炙之例。"这里提到了两种外来香辛味调料，即胡椒和荜茇。《千金翼方》卷三《本草中》云："胡椒，味辛、大温、无毒，主下气、温中去痰，除藏腑中风冷，生西戎。形如鼠李子，调食用之，味甚辛辣，而芳香当不及蜀椒。"胡椒原产自印度尼西亚、马来西亚、巴西等东南亚地区，胡椒的主要成分是胡椒碱，含有一定成分的芳香挥发油而气味芳香，闻之能增进食欲，能祛腥臭，解油腻，助消化。因此，传入我国作为调味品香料用于饮食物中。荜茇作为香辛调料，更是早在晋人嵇含的《南方草木状》中就已提及，"蒟酱，荜茇也。生于番国者，大而紫，谓之荜茇。可以调食，故谓之酱焉"。

陈藏器的《本草拾遗》中还记载了另外一种调味用的香辛料，即波斯草豉，"味辛，平，无毒。主恶气，调中，益五脏，开胃，令人能食。生巴西诸国，草似韭，豉出花中，人食之。"《唐语林》卷六载，"时豪家食次，起羊肉一斤，层布于巨胡饼，隔中以椒豉。润以酥，入炉迫之，候肉熟食之，呼为'古楼子'"。有人认为，古楼子就是胡食，此处椒豉当为胡地之调味品，即草豉。而白居易盛赞之胡麻饼或许也有诸如草豉之类增食味的调科。此外，据唐代高僧义净记载，古印度人之饭食中多添加阿魏等香药。《南海寄归内法传》卷三"进药方法"云："又由东夏时人，鱼菜多并生食，此乃西国成悉不飧。凡是菜茹，皆需烟煮，加阿魏、酥油及诸香和。然后方瞰。"胡人喜食阿魏之事，唐代的本草学家苏恭已知，又婆罗门云："熏渠即是阿魏，取根汁暴之如胶，或截根日乾，并极臭，西国持咒人禁食之。常食用之，云去臭气，戎人重此，犹俗中贵胡椒。"可见，胡人食用阿魏，主要是为了去除体臭之气，且阿魏本身也有极佳的帮助消化的功能。

唐代用于食物调味的香料并不局限于胡椒、姜、桂皮、葱等，食用香料谱丰富多样。除上述所论外，还有八角、胡荽、辣椒、葫（又名蒜）、三勒等。八角原产于东南亚和北美洲地区，其果皮、种子、叶都有芳香油，是化妆品、制酒业、食品的重要原料，其香气浓郁，味辛稍甜，是重要的调味品，主要用于肉类食品的烹饪。

外来香药的传入也丰富了我国的食谱，如唐代宝历元年，宫廷大暑之日曾做过混合了龙脑香末的"清风饭"，"宝历元年，内出清风饭制度，赐御庖，令造进。法用水晶饭、龙睛粉、龙脑末、牛酪浆，调事毕，入金提缸，垂下冰池，待其冷透供进。惟大暑方作"。此外，据谢弗对鸡舌香的考证，唐代有一种"'浸在丁香中的'精制的肉片，这种肉片应该是放在调入鸡舌香的汤汁中腌制成的"。足见唐人饮食用香日益追求丰富、精致。外来香药在食物中的使用受到中原地区人们的欢迎，上及天子大夫下及黎民百姓，香料调味品进入人们生活当中，不仅丰富了人们的饮食内容，改善了菜肴口感，同时对医者也有很大启示，中医药使用者对这些食用香料的药用价值的认识也逐渐提高，补充了当时医疗用药的种类。

大胆创造的中国人民又尝试着将食用香料应用到茶文化当中。三国时期荆州、巴州一带烹煮茶时，"用葱、姜、橘子芼之。其饮醒酒，令人不眠"。唐代也有把香料与茶同煮的风习。唐代茶圣陆羽《茶经》记载了这一现象："或用葱、姜、枣、橘皮、茱萸、薄荷之等，煮之百沸，或扬令清，或煮去沫，斯沟渠间弃水耳，而习俗不已"。唐人樊绰《蛮书》亦有"蒙舍蛮以椒、姜、桂和烹而饮之"。相较之在调味、酿酒中的广泛应用，食用香料的佐茶中用途就逊色许多。唐人继承和发展了我国传统的饮食文化，将外来香料创造性地与食物搭配调味，又与酒配合进行酿制，使酿造出来的酒味香美独特，其酒醇香暖体，为唐代丰富多彩的饮食文化增添了重要一笔。

西晋时代，我国已知胡椒酒之做法，见载于张华所著的《博物志》，北魏贾思勰的《齐民要术》卷七引其文曰："《博物志》胡椒酒法：以好春酒五升；乾姜一两，胡椒七十枚，皆捣末；好美安石榴五枚，押取汁。皆以姜、椒末，及安石榴汁，悉内著酒中，火暖取温。亦可冷饮，亦可热饮之，温中下气。若病酒，苦觉体中不调，饮之。能者四五升，不能者可二三升从意。若欲增姜、椒亦可；若嫌多，欲减亦可，欲多作者，当以此为率，若饮不尽，可停数日，此胡人所谓荜茇酒也。"《齐民要术》卷七还记载了一种"和酒法"，其中也用到胡椒、荜茇两味外来香辛调料，"作和酒法：酒一斗；胡椒六十枚，乾姜一分，鸡舌香一分，荜茇六枚，下筛，绢囊盛，内酒中。一宿，蜜一升和之"。由上可知，此类胡椒荜茇所制之酒，不仅味美，且具温中下气之功效，故为人所喜喝，直到唐代，胡椒酒仍很流行。一种唐代知名的酒即是三勒浆酒，李肇的《唐国史补》卷下云："又有三勒浆类酒，法出波斯，三勒者，谓菴摩勒、毗梨勒、诃梨勒。"其中诃黎勒在印度和大食等地均被认为是能包治百病的良药；菴摩勒在唐代是西域诸胡国向唐朝皇帝所贡之长生药品。唐代流行的胡椒酒，荜茇酒、三勒浆酒等外来酒类，都受到了波斯、粟特等伊朗语系诸胡族的影响。

在汉译律藏部的经典中，记载了印度传统的用荜茇、胡椒等做粥与浆的方法。《摩诃僧祗律》卷二十九云："阿阇梨是一食人，应当须粥，取多水着少米，合煎去两分，然后内胡椒荜茇。粥熟已，盛满瓮，持诣祗洹精舍。"《根本说一切有部毗奈耶》卷八："佛在室罗伐城给孤独园，去此不远有一聚落，彼有长者，大富、饶财、多诸仆使，有净信心，意乐贤善……有六十客荔刍来至寺所，长者闻已。惊喜交集。报家人曰：汝等可取酥蜜、沙糖、石榴、石蜜、蒲萄、胡椒、干姜、荜茇，堪作非时浆物持往寺中。"用胡椒、荜茇、诃黎勒、菴摩勒（即余甘子）做粥，不仅见于汉译佛经中，作为一种醒脾开胃、温胃消食、杀虫解毒、祛风化痰的药粥，还广泛见之于医学领域，属于食医的范畴，印度梵文医典《鲍威尔写本》就有可查阅到的记载。《新修本草》云："酒……有葡萄、秫、黍、粳、粟、曲、蜜等，作酒醴以曲为"，葡萄酒具有活血养颜的功效，又能止呃逆、安眠。采用葡萄原酒浸泡食用香料，再经调配而成的酒称为加香葡萄酒，属于开胃型葡萄酒，如丁香葡萄酒。至今，葡萄酒仍是大受人们欢迎的酒类饮料，其营养价值和保健功能仍被广泛的认可。

元代时期宫廷饮膳太医忽思慧延负责宫廷皇室的饮膳调配工作，是元代著名的卫生营养学家。当时各地向皇宫进奉天下各种奇珍异宝、膏煎和诸家本草、名医方术，他遂取其中性味补益者，"并日所必用"，继而将回回医药学与汪、鞑靼、畏兀儿、女真等民族医药学相结合，集汇前人营养学之大成，于天历三年（1330年）编成我国古代第一部饮食卫生与营养学专著《饮膳正要》，在我国食疗史上占有重要地位。书中强调营养学的医疗作用，他认为平时注意饮食调节，营养平衡，食物也可以发挥药物的作用，达到不吃药就可治病的目的。他对春夏秋冬"四时所宜"之食物，都有详细论述。书中还附有许多惟妙惟肖的图画，对每种食物的性状及其对身体益处，能治何类疾病等，都进行详细说明。除记载有许多饮食营养品外，还录有不少应用于治疗的药物，如"八儿不汤""阿八儿忽鱼""赤赤哈纳"等。

参考文献

[1]［汉］张仲景.伤寒论[M].北京：第二军医大学出版社，2012年.

[2]［汉］张仲景.金匮要略[M].北京：人民卫生出版社，2000.

[3]［唐］苏敬.新修本草[M].合肥：安徽科学技术出版社，1981.

[4]［唐］李珣.海药本草辑校本[M].北京：人民卫生出版社，1997.

[5]［宋］许叔微.普济本事方[M].上海：上海科学技术出版社，1959.

[6]［宋］王怀隐.太平圣惠方[M].北京：人民卫生出版社，1958.

[7]［宋］唐慎微.证类本草[M].北京：华夏出版社，1993.

[8]［宋］官方和剂局.太平惠民和剂局方[M].北京：人民卫生出版社，1959.

[9]［宋］陈敬.陈氏香谱[M].上海：上海古籍出版社，1987.

[10]［元］朱震亨.局方发挥[M].北京：中华书局，1991.

[11]［元］忽思慧.饮膳正要[M].北京：人民卫生出版社，1986.

[12]［明］朱棣.普济方[M].上海：上海古籍出版社，1987.

[13]［明］李时珍.本草纲目[M].北京：人民卫生出版社，1982.

[14]［清］赵学敏.本草纲目拾遗[M].北京：商务印书馆，1954.

[15]［清］吴仪洛.本草从新[M].上海：上海科学技术出版社，1958.

[16]郑彭年.丝绸之路全史[M].天津：天津人民出版社，2016.

[17]郑曼方.中华医药学史[M].台北：台湾商务印书馆，1982.

[18]薛愚.中国药学史料[M].北京：人民卫生出版社，1984.

[19]温翠芳.中古中国外来香药研究[M].北京：科学出版社，2016.

[20]温翠芳.唐代外来香药研究[M].重庆：重庆出版社，2007.

[21]王孝先.丝绸之路医药学交流研究[M].乌鲁木齐：新疆人民出版社，1994.

[22]唐廷猷.中国药业史[M].北京：中国医药科技出版社，2001.

[23]谭启龙.海药本草集解[M].武汉：湖北科学技术出版社，2016.

[24]潘桂娟.日本汉方医学[M].北京：中国中医药出版社，1994.

[25]马伯英.中国医学文化史[M].上海：上海人民出版社，1994.

[26]刘进宝.丝路文明的传承与发展[M].杭州：浙江大学出版社，2017.

[27]李秀艳.世界通史[M].沈阳：辽海出版社，2006.

[28]李经纬.中外医学交流史[M].长沙：湖南教育出版社，1998.

[29]傅京亮.中国香文化[M].济南：齐鲁书社，2008.

[30]冯立军.古代中国与东南亚中医药交流研究[M].昆明：云南美术出版社，2010.

[31]董志文.话说中国海上丝绸之路[M].广州：广东经济出版社，2014.

[32]崔秀汉.朝鲜医籍通考[M].北京：中国中医药出版社，1996.

[33]陈邦贤.中国医学史[M].上海：上海书店，1984.

[34][美]爱德华·谢弗.唐代外来文明[M].北京：中国社会科学出版社，1995.

[35][美]希提.阿拉伯通史[M].北京：商务印书馆，1979.

[36][埃及]艾哈迈德·艾敏.阿拉伯——伊斯兰文化史[M].北京：商务印书馆，1982.

[37][英]多比尔.危险的味道：香料的历史.天津：百花文艺出版社，2004.

[38][法]阿里·玛扎海里.中国——波斯文化交流史[M].北京：中华书局，1983.

[39]徐兆寿，金西源.丝绸之路上的使者[M].北京：清华大学出版社，2016.